LES RECETTES
DE BEAUTÉ ET DE SANTÉ
D'EDGAR CAYCE

DANS LA MÊME COLLECTION

C. Berlitz, *Le Triangle du Dragon*
    Événements inexpliqués et personnages étranges du monde
J. Bernard et B. Duboy, *Medhi, l'initiation d'un soufi*
J. Blum, *Mystère et Message des Cathares*
    Rennes-le-Château, Wisigoths, Cathares, Templiers
C. Darche, *Pratique du tarot de Marseille*
M. Dem,, *Le Troisème Secret de Fatima*
P. Drout, *Des vies antérieures aux vies futures*
    Guérison spirituelle et immortalité
    Nous sommes tous immortels
    Mémoires d'un voyageur du temps
Dr R. Fix, *L'Amour, clé du bien « être »*
J.-C. De Fontbrune, *Nostradamus, historien et prophète*
H. S. Fridman, *Les Secrets de l'autoguérison*
C. Griscom, *L'Éveil intérieur*
G. Gruais et G. Mouny, *Le Grand Secret de Sphinx de Guizèh*
L. Jampolski, *Affirmez votre personnalité*
C. Kisacanin, *Dialogues avec les morts*
D. Koechlin de Bizemont, *Edgar Cayce : guérir par la musique*
E. Kubler-Ross, *La Mort, dernière étape de la croissance*
    La Mort et l'Enfant
H. Kurth, *Dictionnaire des rêves de A à Z*
A. Le Kern, *La Géomancie, un art divinatoire*
R. Le Lann, *Ces ondes qui nous soignent*
A;-M. Lionnet et J.-P. Sermonte, *La Rencontre des anges*
W.A. Mac Garey, *Les Remèdes d'Edgar Cayce*
J. Mandorla, *Le Livre de vos énergies*
T. Moore, *Le Soin de l'âme*
Dr J. Murphy, *Comment réussir votre vie*
    Découvrir votre dimensin cosmique
    Le Télépsychisme
    Comment utiliser les pouvoirs de votre subconscient
    Les Ressourves infinies de votres esprit
R. Réant, *La Parapsychologie et l'Invisible*
L. Renard, *La Médecine de l'âme du Dr Edward Bach*
K. Ring, *Projet Oméga*
C.-G. Sarrazin, *L'Expérience de la réincarnation*
J. Sider : *Ovnis : dossier secret*
M. Simonet, *Images et Messages de l'Au-delà*
    Réalité de l'Au-delà et transcommunication
G. Sorgel, *La Bible à l'aube de l'Ère du Verseau*
J. Stiegler, *Dernières Révélations avant l'an 2000*
M. Thurston et C. Fazel, *Créez votre propre futur avec Edgar Cayce*
Y. Tywoniak, *Le Guide de la voyance par téléphone*
J.-M. Weiss et M. Chavelli, *Se soigner et guérir par les couleurs*
S. Wilson Estep, *La Communication avec les morts*

LAUWRENCE M. STEINHART

LES RECETTES DE BEAUTÉ ET DE SANTÉ D'EDGAR CAYCE

Traduites et adaptées
par Dorothée Kœchlin de Bizemont

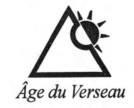

Âge du Verseau

ÉDITIONS DU ROCHER
Jean-Paul Bertrand
Éditeur

Tous droits de traduction, de reproduction et d'adaptation réservés pour tous pays.
© Éditions du Rocher, 1990
ISBN 2 268 01913 6

Ce livre est humblement dédicacé à la Beauté qui est en chacun de nous — en tous! — et qui attend d'être reconnue.

« *On parle des soins physiques, mais où sont les soins moraux ? Les soins de beauté doivent commencer par le cœur et par l'âme, sinon les cosmétiques ne servent à rien.* »
Coco Chanel (citée par Paul Morand in « *L'Allure de Chanel* », Hermann, Paris)

« LA BEAUTÉ EST UN ÉTAT INTÉRIEUR, PLUTOT QU'EXTÉRIEUR, CAR CE QUI EST EXTÉRIEUR FINIT PAR SE FANER. AU CONTRAIRE, LA BEAUTÉ D'UNE VIE, DE L'ÊTRE UNIQUE QUI ILLUMINE UN REGARD, VOILÀ CE QUI LUI DONNE LA VRAIE BEAUTÉ, CELLE QUI NE SE FANE PAS. (...)
QUANT À L'APPARENCE PHYSIQUE, À LA PRÉSENTATION EXTÉRIEURE DU VISAGE ET DE LA SILHOUETTE, REMODELEZ-LES SELON VOTRE IDÉAL PERSONNEL, DE TELLE SORTE QU'IL DEVIENNE ÉVIDENT QUE C'EST VOTRE ÊTRE INTÉRIEUR QUI ÉCLAIRE VOTRE CORPS PHYSIQUE. »

Edgar Cayce

Avant-propos de la traductrice à ses lecteurs et lectrices français (et francophones)

Je suis heureuse de présenter à mes lecteurs et lectrices la pensée d'Edgar Cayce sur un sujet qui lui était cher : la Beauté, dans cet excellent livre de synthèse.
Cayce estimait que la Beauté appartenait au programme cosmique de la France éternelle. Voici cette fameuse lecture que j'avais déjà donnée dans « *L'Univers d'Edgar Cayce* »[1] :

« CHAQUE NATION S'EST CONSTRUITE, DE PAR L'ESPRIT MÊME DE SES CONCITOYENS, UNE POSITION CORRESPONDANT À LA PLACE QU'ELLE VEUT TENIR DANS L'ÉCHEVEAU DES AFFAIRES DE LA TERRE. ET NON SEULEMENT DE LA TERRE, MAIS AUSSI DE L'UNIVERS. EN CE QUI CONCERNE LES FRANÇAIS, ILS ONT CONSTRUIT UNE DÉPENDANCE, ET UNE INDÉPENDANCE, SUR LA

---

1. Éd. Robert Laffont, Tome I, pages 306-307

JOIE DONNÉE PAR LA BEAUTÉ ; AINSI QUE SUR LE RESPECT DU CORPS, CONSIDÉRÉ COMME SACRÉ. » (Lecture 1554-3)

Autrement dit, la Beauté, c'est notre affaire ! Voilà pourquoi Cayce dit aussi que la France ne disparaîtra pas : elle illustre une indispensable leçon cosmique. Encore très récemment, chez nous, chacun s'efforçait à son niveau de créer de la beauté : dans la présentation des repas familiaux, dans la table, dans le vêtement, dans l'aménagement de la maison, dans le jardin, dans les formules de courtoisie, dans l'architecture, dans l'urbanisme... Les plus humbles outils de travail de la vie quotidienne étaient beaux ; même les armes étaient sculptées et décorées de façon à en faire des objets d'art... Ce n'est que très récemment que nous nous sommes laissé envahir par le béton triste, les objets en plastique au design hideux, les néons agressifs, les blousons aux couleurs hurlantes et les bloudjinnzes crasseux... Tout cela, hélas, importé d'Amérique. Dans ce pays, le puritanisme encore dominant tient la Beauté pour un péché.
Lorsque j'étais à Virginia Beach, je m'attirais des commentaires moralisants (et réprobateurs) chaque fois que je faisais l'effort de mettre une simple jupe, des escarpins classiques et un chemisier discret. J'étais pour bien des puritains l'image même du « péché », puisque je m'efforçais d'exprimer la beauté sur ma personne physique. Et pourtant, je n'arborais jamais de minijupe, aucun bijou voyant, et ne mettais pratiquement jamais de maquillage !... Mais l'élégance classique et discrète, éloignée de toute provocation, qui est chez nous l'expression de la dignité la plus élémentaire apparaissait à la puritaine Amérique comme suspecte de « péché ». Hélas !

Ainsi que l'exprimait Cyril Scott dans un livre fameux: « *Le puritanisme, cette étrange déviation de l'esprit qui considère tout ce qui est beau comme antispirituel.* » (« *La Musique* », p. 201[1]). Cyril Scott, anglais lui-même, savait bien de quoi il parlait! En France, on m'avait appris que la première des charités chrétiennes était d'offrir au regard d'autrui un spectacle agréable... Assise dans mon coin de bibliothèque, à la Fondation Cayce, je voyais défiler la horde des vacanciers s'abattant chaque été sur Virginia Beach, station balnéaire à la mode: une marée de jeans effilochés sur des cuisses éléphantesques, des T. shirts dont les tons criards auraient fait loucher le plus bigarré des perroquets (T. shirts agrémentés souvent de slogans délibérément obscènes flottant sur des mégas-lolos...). Plus de cheveux, mais des tignasses; plus de souliers, mais des baskets éculées; plus de bijoux puisqu'ils attirent l'agresseur...

Cette marée de monstres hideux finissait par me donner la nausée. Je n'étais pas la seule. Parmi les libraires de la Bibliothèque Cayce, certains m'ont avoué que ce spectacle de laideur quotidienne était également pour eux une épreuve. Jeunes ou vieux, hommes et femmes, c'étaient tous des gens de valeur, avec lesquels j'avais grand plaisir à travailler. Un jour, mon amie Alma, qui dirigeait alors la Bibliothèque, me dit: « Merci Dorothée de nous offrir un spectacle de dignité en faisant l'effort d'être élégante. Nous sommes tellement désolés de voir la laideur et le laisser-aller de ces foules qui déferlent sur nous!»

---

1. Éd la Baconnière, à Neuchâtel (Suisse)

Pour nous Français, la Beauté est toujours une expression de la Divinité. Et nous avons toujours su que les forces du mal passaient à coup sûr dans la laideur. Leur dernière attaque, chez nous, est l'invasion de ces hideux petits personnages, intitulés « les crados », destinés à accoutumer nos enfants à la laideur. Alors que depuis des générations, chez nous, on s'efforçait au contraire de leur former l'œil et l'oreille à la Beauté, qu'elle soit littéraire, musicale, plastique... Mon père et ma mère, si différents et opposés sur tant de points, étaient néanmoins fondamentalement d'accord sur ce principe français : on respecte la Beauté et on l'enseigne à ses enfants. Tandis que mon père m'emmenait patiemment dans les musées et m'expliquait chaque vitrine, ma mère, au cours de longues promenades dans les rues, m'apprenait à apprécier le charme des vieux monuments, leur style, leur époque.
Oui, nous sommes tombés bien bas, et nous devons réagir. Sinon, nous perdons notre âme ! Sauvons la Beauté, c'est-à-dire la qualité de nos traditions, qu'il s'agisse de la maison, de la mode, des manières, de l'architecture, de la langue, de la musique, des arts. Pourquoi est-ce que le prix des objets d'art français atteint aujourd'hui une telle cote sur les marchés mondiaux ? Parce qu'ils expriment la très haute qualité de l'environnement que nous avions créé de siècle en siècle. Nous suivions alors notre programme cosmique, tel que l'a défini Cayce dans la lecture que je viens de citer. On se souvient d'ailleurs que dans la Kabbale, l'un des attributs de Dieu est « Tipheret », la Beauté.
Dans ce contexte de laideur absolue qu'est devenue la vie américaine — où même la Nature, qui

fut splendide, disparaît tous les jours un peu plus sous la marée du béton —, dans ce contexte navrant, donc, mon ami Lawrence Steinhart est bien courageux d'avoir choisi un tel sujet. Peut-être le doit-il à son origine européenne, et à sa culture d'homme de l'Ancien Monde. Je souhaite en tout cas que, grâce à lui, la voix de Cayce soit entendue. Et que, grâce à la traduction que je fais de son livre, mes concitoyens prennent enfin conscience de leur patrimoine artistique et culturel ! Afin que, retrouvant une démarche spirituelle, ils retrouvent en même temps le sens de la Beauté qui fut leur gloire pendant tant de siècles. Je remercie de tout mon cœur mes collaborateurs Arielle Fonrojet, Denise Fouin et Tanneguy de Petiville, qui expriment si bien la Beauté en eux et autour d'eux, dans cette ville qui est l'une des plus belles du monde.

Dorothée Kœchlin de Bizemont
Paris, 1989

Préface

La philosophie d'Edgar Cayce apporte un nouvel éclairage sur la Beauté. L'auteur, Lawrence M. Steinhart, orfèvre en la matière, travaille depuis des années à mettre en valeur la beauté féminine.
Son approche est pratique. Pour commencer, il donne des conseils sur le plan physique : des suggestions pour améliorer la peau, les cheveux, les ongles, les dents, le poids, le maquillage... Il suggère des régimes alimentaires ; il donne les « remèdes de bonne femme » d'Edgar Cayce (remèdes que le grand public commence à redécouvrir aujourd'hui) ; il explique massages et cataplasmes, souligne l'importance de l'élimination des toxines.
Ensuite, l'auteur progresse dans la vision caycienne de la Beauté : il vous invite à réfléchir sur votre réalité profonde, et sur le principe que « tout est dans la tête ». Autrement dit, ce sont vos comportements et vos émotions qui créent votre santé et votre beauté — ou votre maladie et votre laideur. L'auteur poursuit son exposé par la théorie de la réincarnation, selon laquelle ce que

vous êtes aujourd'hui est le résultat de ce que vous avez construit en vous de vie en vie.

Sa vision de la Beauté et de la Santé forme un tout, englobant le physique, le mental, l'émotionnel et le spirituel: c'est la philosophie d'Edgar Cayce.

Ayant dirigé moi-même en tant que médecin le département de Chiropractie de la Fondation Edgar Cayce pendant cinq ans, et ayant participé à de nombreux travaux de recherche, je trouve que l'idée de Beauté va de pair avec celle de santé, exprimant le Tout humain.

A l'Age du Verseau, l'art de guérir regroupera toutes les thérapies, de façon à ramener l'Homme tout entier à l'harmonie. Actuellement, nous n'avons pas une seule thérapie qui sache intégrer tous les concepts d'Edgar Cayce à la fois[1]*. Les diverses professions de la santé devront nécessairement un jour coopérer.*

Le régime alimentaire, adapté à chaque cas, devrait être le premier pas, et parfois sous la direction d'un médecin, dans les cas où la phytothérapie exige une prescription médicale. Néanmoins, la plupart des plantes prescrites par Cayce peuvent se consommer sans ordonnance.

Il faudra s'attacher à maintenir un équilibre des systèmes nerveux, sympathique et parasympathique — en s'aidant de diverses techniques: hydrothérapie, massages, drainages lymphatiques, cataplasmes, ostéopathie, médecines naturelles...

L'équilibre glandulaire dépend beaucoup des émotions — donc d'une bonne hygiène de vie, avec un équilibre entre le travail et les loisirs, l'exercice et le repos; et, en

---

1. L'auteur de ce texte, médecin, parle pour l'Amérique. En Europe, c'est différent. Nous avons des thérapeutes qui soignent en suivant *tous* les concepts de Cayce (par exemple, la médecine anthroposophique!). C'était aussi le cas du fameux guérisseur Maître Philippe, qui guérissait à Lyon au début de ce siècle absolument dans l'optique de Cayce (réincarnation comprise!). (N.D.L.T.)

fin de compte, d'une ouverture spirituelle à partir de la prière et de la méditation.
Ainsi, les prescriptions de Lawrence en vue d'une « beauté totale » vont beaucoup plus loin que les techniques physiques. L'auteur vous invite à écouter de la bonne musique, à vous entourer de parfums, de couleurs, de lumière ; à choisir à bon escient pierres et bijoux, à travailler vos rêves ; à tenir compte des aspects astrologiques ; à rayonner la beauté et la joie pour le service d'autrui !
L'auteur vous séduira en vous apprenant à découvrir la beauté qui est la vôtre. A travers ces pages, il met toute sa finesse et sa sensibilité à vous faire arriver au but, sans danger, comme si vous glissiez sur un arc-en-ciel. Grâce à lui, vous deviendrez rayonnante de beauté, irradiant l'amour et l'énergie de la Lumière Christique qui est en chacun de nous.

Dr Geneviève Haller
Virginia Beach

Introduction de l'auteur pour la première édition (1973)

Lorsque Edgar Cayce, à l'état éveillé, admirait la Beauté, c'était avec un œil de photographe professionnel, sous un angle « photogénique ». Lorsqu'il était endormi[1], c'était autre chose : il voyait la Beauté dans une perspective universelle. Le grand médium, en transe, décrivait la Beauté sur trois plans : le corps, l'esprit et l'âme, indissolublement liés.
Le but de ce livre est de donner une approche de la Beauté selon Cayce. Le prophète de l'Age du Verseau en avait une perspective grandiose et totale : c'était la Beauté Absolue, perçue par tous

---

1. Pour le lecteur qui ne connaîtrait pas Edgar Cayce : celui-ci se mettait dans une transe médiumnique qui prenait l'apparence du sommeil, pour donner ses « lectures », c'est-à-dire ses consultations. Cf. « L'Univers d'Edgar Cayce », de Dorothée Kœchlin de Bizemont, Éd. Robert Laffont, Tomes I et II. (N.D.L.T.).

les sens, y compris ceux dont nous ne sommes pas conscients.

A notre époque où ceux qui ont des secrets les gardent jalousement pour eux, que ce soit en politique ou dans les affaires, peut-on concevoir un personnage comme Edgar Cayce, qui fit don de toute sa science au public ?

Voici ce qu'il dit dans ses « lectures »[1] :

« VOUS AVEZ VOS RECETTES PERSONNELLES : CONSERVEZ-LES. MAIS SI VOUS VOULEZ QU'ELLES VOUS PROFITENT, DONNEZ-LES. CAR N'OUBLIEZ PAS QUE CE QUI VOUS APPARTIENT VRAIMENT, VOUS NE POURREZ JAMAIS LE PERDRE ; INVERSEMENT, CE QUI APPARTIENT VRAIMENT À AUTRUI, VOUS NE POURREZ JAMAIS LE GARDER. C'EST UNE LOI UNIVERSELLE, QU'IL S'AGISSE D'UN BIEN SPIRITUEL, MENTAL OU MATÉRIEL ! » (Lecture 3654-1)

« SACHE QUE CE QUI EST VÉRITABLEMENT TON BIEN NE PEUT PAS T'ÊTRE ENLEVÉ ; PAREILLEMENT AUCUN TRAIT DU CARACTÈRE PERSONNEL NE PEUT SE PERDRE. » (Lecture 2448-2)

Aucune femme, quels que soient son âge et sa situation, ne reste indifférente à un espoir d'améliorer sa beauté. Illusion ? Futilité ? Cela dépend de la motivation profonde :

« C'EST À L'ENTITÉ[2] DE DÉCIDER, DANS SA VIE ACTUELLE, À TRAVERS SES CONTACTS HUMAINS ET SELON LES CIRCONSTANCES, CE QU'ELLE VA FAIRE ; ET COMMENT ELLE VA UTILISER SES ATOUTS DE FAÇON CONSTRUCTIVE. ET QUAND SURGIRONT CES

---

1. Les noms de personnes sont remplacés par des numéros, pour protéger l'anonymat des consultants de Cayce. Le 1er chiffre désigne le consultant, le 2e la lecture (beaucoup de consultants (les veinards !) ont obtenu plusieurs lectures de Cayce, sur des mois, et parfois des années !). (N.d.L.T.)
2. L'ENTITÉ : c'est ainsi que Cayce désigne toujours son consultant, présent ou absent. (N.D.L.T.)

PASSAGES À VIDE, CES DÉCEPTIONS, QU'ELLE S'ACCROCHE À SES PERSPECTIVES SPIRITUELLES, À SES PROJETS, À SES IDÉES ET À SES IDÉAUX, POUR ÉVITER D'ÊTRE VICTIME DES PASSIONS CHARNELLES.» (Lecture 5250-1)

D'où Cayce tirait-il ses connaissances? De la source universelle de toute connaissance. Il était capable de répondre à n'importe quelle question, fût-ce la création de l'Homme, les lois de la géophysique ou celles de l'Univers. Aucun problème médical ne lui était étranger. Et il répondait avec le même souci du détail à toutes les questions, quelles qu'elles fussent — y compris même les recettes de beauté! Il portait autant d'attention à un problème considéré comme mineur, une verrue par exemple, qu'à un cas considéré comme grave. En effet, malgré l'infinie variété des problèmes de santé, chacun considère le sien comme très important!
Des lectures de Cayce, on peut tirer certaines règles générales, qui sont sans équivoque. Parfois, des vérités d'une simplicité biblique:

«FAITES CE QUI EST À VOTRE PORTÉE, UN PAS APRÈS L'AUTRE.»

Cayce savait combien un simple petit défaut esthétique peut gâcher la vie de quelqu'un! Un soulagement local amène des répercussions souvent très positives sur des problèmes de fond. Il faut donc commencer par là, par la beauté!

«SOUVENT, CHEZ L'HOMME, UNE BELLE INTELLIGENCE DOIT BEAUCOUP À LA BEAUTÉ DE CE QUI L'ENTOURE.» (Lecture 1771-2)

Très significatifs, et intéressants, sont les schémas pathologiques qui émergent d'un ensemble de lectures indiquant à quel type de comportement correspond telle particularité sur le plan physique, qui en est la conséquence.

Ceux qui eurent la chance de bénéficier d'une lecture personnelle de Cayce y trouvèrent des encouragements lorsqu'ils suivaient la bonne voie, des avertissements pour leurs négligences, et beaucoup de «Faites ceci, ne faites pas cela». Plus rares étaient les cas où la lecture pouvait profiter à tous, lorsque Cayce précisait :

« C'EST VALABLE POUR TOUT LE MONDE. »

L'une de ses prescriptions préférées était :

« CEUX QUI SE FONT UN MASSAGE D'HUILE D'ARACHIDE CHAQUE SEMAINE N'ONT PAS À CRAINDRE L'ARTHRITISME. » (Lecture 1158-31)[1]

Les lectures étant clairement numérotées et classées par sujet, il n'est pas difficile de retrouver ce que l'on y cherche, et de l'appliquer à son propre cas.

Ayant eu à donner professionnellement des conseils d'esthétique, je connais bien les problèmes de ceux qui cherchent à améliorer leur aspect physique. J'ai donc eu, bien souvent, l'occasion d'étudier les lectures pour y trouver des réponses aux multiples questions que l'on me posait dans ce domaine. Le but de ce livre n'est pas de dire à chacun ce qu'il doit faire, mais de faire profiter le lecteur de mon expérience en

---

1. Que j'ai traduite dans le Tome I de *L'Univers d'Edgar Cayce*, Éd. R. Laffont, page 85 — L'huile d'arachide peut être remplacée par d'autres huiles, voir plus loin. (N.D.L.T.)

tant que conseiller esthétique averti par sept ans de fréquentation des lectures cayciennes.

Il y a quelques années, j'eus l'honneur de conseiller l'une des plus grandes beautés du monde, anglaise et baronne, qui avait dépensé des fortunes dans une clinique de Suisse. Là, on lui avait dit qu'il y avait un certain nombre de choses qu'elle devait faire elle-même pour que le traitement réussisse. A son vif déplaisir, il y avait une longue liste de recommandations, au nombre desquelles figurait un régime sans alcool (à l'exception d'un peu de vin rouge), sans viande rouge, sans cigarette — mais avec de l'exercice, du grand air, et dix heures de repos par jour. Recommandations que l'on trouve tout au long des lectures de Cayce — et que l'on n'a pas besoin d'être richissime, ni baronne, ni dans une clinique suisse, pour appliquer. Toutes les règles de vie saine sont là: il n'y a qu'à les mettre en pratique. Lisez-les, et vous y trouverez des perles rares... Vivez-les, et vous verrez l'éclat de votre beauté rayonner tout autour de vous.

Lawrence M. Steinhart

Remerciements

Merci à Hugh Lynn Cayce qui m'a donné l'idée d'écrire ce livre, en m'y encourageant.
Merci à Thelma Barrett, exemple vivant de Beauté à la façon caycienne — dont l'inspiration a contribué à la naissance de ce livre.
Merci à Tom Johnson, qui m'a aidé dans mes recherches et me les a facilitées.
A l'équipe de l'A.R.E., qui s'est également efforcée de faciliter mes recherches.
Aux souriants visiteurs de la Fondation Cayce (A.R.E.) à Virginia Beach, qui furent mon premier public.
Enfin, « *last but not least* »[1], à Beth Blasko, dont les encouragements constants et la foi permirent à ce livre de voir le jour.

Lawrence M. Steinhart

---

1. Expression anglaise de plus en plus usitée en français signifiant : «dernière chose, mais pas la moins importante». (N.D.L.T.)

Note de l'auteur pour l'édition de 1988
(Quinze ans après la première)

J'ai peine à croire que déjà vingt-cinq ans ce sont écoulés depuis que je fis dans les lectures de Cayce ces recherches qui me permirent d'écrire « *Les recettes de beauté et de santé d'Edgar Cayce* ». Cela me semble être hier, par certains aspects — et il y a une éternité, selon d'autres : comme disent les lectures, le temps et l'espace sont des illusions ! Et seul est évident le plan matériel de la Terre.

Lorsque j'écrivis la première version de ce livre, je l'avais conçu comme un classique, un manuel de beauté et de santé que je pensais indémodable. Cayce étant mort en 1945, le livre écrit en 1971 et publié en 1973, je considérais que le matériau avait passé victorieusement l'épreuve du temps. Alors, quoi de nouveau ?

Eh bien, personnellement, j'ai découvert que c'était mon style qui avait changé[1]. Mais plutôt

---

1. « Le style, c'est l'homme », disait Boileau. (N.D.L.T.)

que de réécrire le livre en entier, j'ai décidé de le laisser dans sa version d'origine.

A l'époque, je prenais au pied de la lettre tout ce que disaient les lectures. Aujourd'hui, si je continue à croire que les lectures de Cayce ont beaucoup à nous apporter, à force de les étudier constamment, j'ai appris à les voir autrement. J'ai traversé des étapes dans ma prise de conscience, qui m'ont fait évoluer jour après jour. Car n'est-il pas vrai que, pour n'importe quelle expérience, tout est dans l'idée que l'on s'en fait ?

Il me paraît certain que les lectures médicales affirment clairement un principe absolu : en cas de maladie ou de malaise, la première chose à faire est de se désintoxiquer. C'est-à-dire de nettoyer l'organisme par différentes techniques : jeûne, massages, lavements, bains de vapeur, etc. Il faut contrôler sévèrement ce qui est absorbé par le corps dans un esprit calme et clair. C'est par là que commencent toutes les lectures données pour des malades. Si ces mesures drastiques ne suffisent pas à rétablir la situation, alors d'autres prescriptions sont données.

Après la publication du livre, je réalisai que les lectures de Cayce ne devaient pas être prises au pied de la lettre, dans un esprit étroit. Je demande à mes lecteurs de le comprendre.

Étudier est bon, mais il est plus important encore de passer à l'application concrète de ce que nous avons appris par l'étude. Si nous passons notre vie à lire et à étudier seulement, nous devrons nous réincarner pour vivre ce que nous avons appris — si vous avez compris et accepté ce qu'implique la réincarnation.

Après avoir écrit ce livre, et voyagé pour le faire connaître, je passai un été en Europe, où je travaillai avec Tina Frausen à la traduction hollandaise. J'animai avec elle des séminaires sur « le Nouvel Age et les changements personnels qu'il implique en nous ». Nous avions toujours un public enthousiaste.

Puis je revins en Amérique, et achetai une maison au bord du lac Holly à Virginia Beach, tout près de l'endroit où Cayce avait vécu et donné ses lectures. Depuis, j'y ai bâti une maison en forme de « dôme », et j'y habite. Je collaborai au travail d'une association à but non lucratif, l'A.D.E., qui pendant 13 ans mena des recherches sur les « diagnostics médiumniques » — à la façon dont le faisait Edgar Cayce, et prolongeant son œuvre. Je revendique la responsabilité d'avoir contribué à ouvrir les yeux à quelques médecins — jusque-là cristallisés dans la médecine officielle !

Depuis la première publication de livre, bien des choses qui passaient à l'époque pour révolutionnaires ne le sont plus : elles font partie aujourd'hui de notre mode de vie. Certaines prescriptions finissent par être peu à peu acceptées par le public — d'autres sont encore tabou. Le meilleur exemple en est l'astrologie, qui a été tantôt décriée, tantôt à la mode — et cela depuis les Babyloniens. Bien que cela ne se fasse plus tellement de demander, comme entrée en matière « Et vous, quel est votre signe ? » (comme cela se faisait à l'époque où j'écrivais ce livre), notre président Reagan s'est vu accuser de faire appel à l'astrologie pour prendre certaines décisions dans les affaires d'État. En réalité, ça n'est pas nouveau qu'un chef d'État, chez nous, cherche un conseil par des voies « irrationnelles ». Après tout, est-ce que Mary Todd Lincoln n'était pas considérée comme une voyante ? Tout le monde savait qu'il y eut à la Maison-Blanche des séances de spiritisme, lorsque Abraham Lincoln était président. Bien des gens ignorent par contre qu'Edgar Cayce fut convoqué à la Maison-Blanche par le président Woodrow Wilson, avant la création des Nations Unies. Certains pensent que ce fut Edgar Cayce qui suggéra les quatorze points de la Charte des Nations Unies que le président Wilson présenta à l'Assemblée, mais comme personne d'autre n'était présent à cette «lecture», on n'en est pas sûr — (et encore, lorsqu'on dit que Cayce était «présent», c'est une façon de parler![1]). Bien que l'on en parle assez peu, il est cependant notoire que les voyants sont bien souvent consultés dans la vie politique et les affaires criminelles. Les intéressés ne l'avouant jamais, on ignore les pourcentages de réussite! Je connais deux voyants à qui la police a souvent fait appel et qu'elle estimait compétents.

En ce qui concerne la réincarnation, elle est davantage admise aujourd'hui, dans certains milieux du monde occidental. C'est qu'elle donne des explications logiques à des phénomènes autrement inexplicables. L'étude des lois de la réincarnation (loi de cause à effet, «on récolte ce que l'on sème») évite aux gens la tentation de croire que nous sommes dans un monde où tout est livré au hasard: la réincarnation explique pourquoi un enfant innocent peut être malade ou mourir — alors qu'aucune explication n'apaisera le chagrin des parents. La réincarnation explique les inégalités, les apparentes injustices sociales. Elle réaffermit notre foi en un

---

1. Allusion à la façon dont Cayce donnait ses «lectures», allongé sur un divan, apparemment endormi, et prenant une voix différente de celle qu'il avait à l'état éveillé. (N.D.L.T.)

Dieu de l'Univers, dont chaque décision est en parfaite harmonie avec les lois de la Vie selon lesquelles Il nous a créés.

J'appartiens à l'Association nationale des orateurs ; à la dernière réunion de notre association à Charleston (Caroline du Sud), on ne parlait que de la nécessité de « visualiser ses objectifs », d'assumer la totale responsabilité de soi-même et de mener sa vie ainsi. C'est tout à fait ce que répétait Cayce dans ses lectures : « VOTRE ESPRIT EST LE CONSTRUCTEUR DE VOTRE VIE. »

En ce qui concerne l'interprétation des rêves, dont parlaient autrefois uniquement les gitans et les psychanalystes freudiens, c'est devenu quelque chose de très répandu. Aujourd'hui, de nombreux psychologues, thérapeutes et conseillers de diverses écoles prennent les rêves comme base de diagnostic. Ils ont accepté l'idée que le rêve est, pour le rêveur, un maître intérieur, un guide spirituel, une voie de libération des tensions émotionnelles, un rééquilibrant, une compensation aux désirs secrets que nous refusons à l'état éveillé.

Autre exemple : les lectures conseillaient de ne pas prendre de bain de soleil entre 11 h du matin et 2 h de l'après-midi, parce que, disait Cayce, le bronzage est un moyen de défense du corps contre l'excès de soleil et : « QU'IL EST MAUVAIS D'ABUSER DU BRONZAGE AU SOLEIL » (Lecture 3172-2). Aujourd'hui, le public est averti des dangers du soleil, aggravés par la disparition de la couche d'ozone ; et les crèmes solaires, au lieu de vanter les peaux d'ébène, prétendent plutôt être des « écrans » contre les rayons du soleil.

Les lectures dénonçaient également « LES DANGERS DES DÉODORANTS » (Lecture 2072-6). Or l'actuelle augmentation des cancers du sein (une femme sur

dix, selon l'«American Cancer Society») pourrait bien être la conséquence de l'usage généralisé de produits qui bloquent complètement la transpiration. Celle-ci est l'une des voies naturelles pour éliminer les toxines; et si on empêche ce mécanisme naturel d'auto-nettoyage, les déchets toxiques produits par l'organisme, ne pouvant s'éliminer, viendront encrasser le système lymphatique et perturber les autres fonctions d'élimination du corps et ses défenses naturelles.
Cayce disait encore: «IL N'Y A PAS DE MEILLEUR DENTIFRICE QUE LA SOUDE ET LE SEL» (Lecture 1467-8). Un article de la revue «*American Health*», de 1987, parle de nouvelles découvertes sur les effets positifs de cette vieille formule de dentifrice.
En ce qui concerne la thérapie par la couleur, elle a gagné bien des partisans, depuis dix ans. Sur les effets de la couleur dans la vie quotidienne, et sur son emploi, bien des livres ont été écrits, parfois avec un succès considérable. La mode s'en est mêlée, encourageant ceux qui font l'effort d'assortir les couleurs de leurs vêtements, ou celles de la décoration de leur maison[1].
Depuis une quinzaine d'années, de nombreux lecteurs, amis et parents m'ont dit avoir utilisé les recettes que je cite dans ce livre. Je me rappelle d'un cas particulier : c'était une adolescente obèse qui souffrait de verrues plantaires. La malheureuse avait à marcher chaque jour jusqu'à l'école où elle était inscrite, et c'était pour elle une vraie épreuve. Sa mère l'avait traînée chez

---

1. Dans les ateliers de lecture d'auras de l'Association «Le Navire Argo», nous analysons l'effet des couleurs du vêtement sur la santé. Bien des gens «cassent» leur énergie en mettant sur eux des couleurs qui «jurent» avec leur aura, et cette désharmonie peut les rendre malades. (*Le Navire Argo* BP 674-08, 75365 Paris Cedex 08 (France)

divers spécialistes, qui avaient tout essayé pour faire disparaître les verrues : le scalpel, les aiguilles électriques, le brûlage, les produits chimiques, etc. A chaque fois, les verrues réapparaissaient après une semaine ou deux. Je suggérai une potion recommandée par les lectures (voir plus loin) et lui dis même que si elle dépensait plus de deux dollars, je les lui rembourserais ! Un mois plus tard, la mère de la jeune fille me téléphona que je lui devais 20 dollars — mais que, vu la joie de sa fille (et la sienne) d'être débarrassée des verrues, elle m'en faisait cadeau ! Que s'était-il passé ? Un matin, la verrue était partie toute seule, avec le pansement imprégné de la lotion prescrite. Et c'était définitif.

Je tiens le témoignage suivant de ma propre mère. Elle souffrait d'un ongle incarné depuis sa jeunesse C'était sans aucun doute une conséquence de la mode des années 20, où l'on portait des chaussures fines et pointues. Elle avait accepté de souffrir pour être à la mode... Ce ne fut que 3 ou 4 ans après avoir lu mon livre qu'elle se décida à en appliquer la recette, un mélange de cristaux de soude et d'huile de ricin (voir un peu plus loin). Elle m'avait appelé une nuit pour me dire que son orteil lui faisait si mal que le simple contact avec les draps la réveillait lorsqu'elle se retournait dans son lit. Le lendemain matin, après une nuit blanche, elle se décida enfin à essayer la recette que je lui avais donnée. Sa douleur disparut : un miracle ! Elle a plusieurs fois depuis eu l'occasion d'utiliser la même recette et me dit qu'elle en remercie Dieu chaque fois qu'elle enfile une chaussure sans souffrir ! Pourquoi diable a-t-elle attendu si longtemps pour essayer ? Je crois que c'est pour illustrer le proverbe : « on n'est jamais prophète dans son pays » !

Une autre recette qui a beaucoup de succès est celle de la pommade cicatrisante (voir plus loin). Cayce, à l'origine, l'avait donnée pour une enfant qui s'était ébouillantée avec une casserole d'eau sur le feu — et ceci à plusieurs reprises. La pommade est également efficace contre les vergetures dues à la grossesse. Elle a été employée avec succès après des opérations de chirurgie esthétique, et de chirurgie générale, pour faire disparaître les cicatrices.

La formule anti-névralgie (Lecture 326-5, voir plus loin) a beaucoup de succès auprès de mes amis, de ma famille, de mes lecteurs — et je l'utilise moi-même. Elle soulage merveilleusement toutes sortes de douleurs musculaires et de courbatures, par exemple lorsqu'on a jardiné un peu trop longtemps. Moi-même je l'emploie lorsque j'ai des courbatures d'avoir trop joué au piano (c'est-à-dire d'avoir utilisé des muscles qui s'étaient rouillés !).

Beaucoup de gens ont reconnu avoir été soulagés par des massages à l'huile d'arachide seule ou combinée à d'autres huiles[1]. J'ai eu beaucoup

---

1. Pour le lecteur français, il est important de préciser que la Virginie, où écrit l'auteur, est un pays producteur d'arachide. On peut donc y trouver de l'huile de provenance locale, et même de culture biologique (éventuellement). Ce n'est pas le cas chez nous, en France : notre climat froid ne permet pas la culture de l'arachide. Celle qui arrive sur nos tables vient d'Afrique, après un long circuit industriel et commercial, donc excessivement traitée. Cette recette n'est pas utilisable pour les lecteurs de France — puisque Cayce dit qu'il faut se soigner avec les produits du pays où l'on vit. On peut remplacer l'huile d'arachide par de l'huile de noix ou de l'huile de noisette, productions locales qui ont des propriétés analogues. (N.D.L.T.)

d'échos positifs sur la recette contre la calvitie ; il s'agissait de pétrole brut, à masser sur la tête, suivi d'une application d'alcool à 10 %, puis d'un shampoing à l'huile d'olive. Par contre, j'ai recueilli moins de témoignages sur l'emploi de la pomme de terre râpée pour les yeux — (c'est dû sans doute au fait que l'on trouve chez les pharmaciens des gouttes d'un emploi facile). Mais j'ai eu davantage d'échos sur l'huile de ricin, utilisée contre les poches sous les yeux — ainsi que l'emploi de quelques gouttes de cette même huile comme calmant à l'intérieur de l'œil.

Personnellement, j'ai obtenu de grands succès avec les cataplasmes d'huile de ricin, comme une foule de gens ! Ces cataplasmes sont efficaces dans tous les cas où la circulation lymphatique est en cause (et qui ne voudrait essayer d'en bénéficier ?).

Certains lecteurs m'ont raconté leur succès avec les pierres dures ou précieuses que Cayce recommande de porter sur soi. Quand on voit l'intérêt du public actuel pour les cristaux, on comprend que les gens commencent à se sensibiliser aux phénomènes vibratoires. Une autre recommandation caycienne, écouter de la musique pour se calmer, a fait beaucoup de bien à ceux de mes lecteurs qui l'on mise en pratique. Ceci dit, la vogue des « musiques du Nouvel Age » a déjà largement informé le public là-dessus. Récemment, on s'est aussi mis à parfumer l'ambiance, et l'emploi de l'encens s'est répandu, si l'on en croit le chiffre des ventes de ce produit dans les grandes surfaces. En ce qui concerne les parfums proprement dits, pour hommes et pour femmes, il n'y a qu'à entrer dans les magasins pour comprendre à quel point ils se sont démocratisés.

En somme, j'ai l'impression d'avoir publié ce livre dix ou quinze ans trop tôt. Edgar Cayce a été surnommmé le Père de la Médecine Holistique, et la génération de ses enfants commence à en prendre conscience. Les médecines douces commencent à être reconnues. Le grand public commence à entrevoir les désastreux effets secondaires des drogues chimiques, d'autant plus terribles qu'on les utilise depuis longtemps. On prend conscience qu'il est important de manger sainement, et de consommer davantage de verdure. Les emballages portent maintenant la mention « naturel », et « sans colorants ni additifs »[1].

Les nombreux livres parus sur les médecines

---

1. Voir le « *Guide de l'Anticonsommateur* », Éd. Seghers/Robert Laffont. La prise de conscience actuelle est le résultat d'une longue lutte où de courageux pionniers s'efforçaient d'ouvrir les yeux du grand public — et de l'administration ! Nous nous retrouvions tous aux premiers salons Marjolaine, dans un enthousiasme indescriptible. Le mouvement, appelé « consumerism » aux États-Unis, et « défense des consommateurs » en France, encourageait le public à exiger davantage d'honnêteté des fabricants et des producteurs. Honnêteté de la fabrication et de la production, honnêteté dans les étiquettes et la publicité. Nous avons essayé de faire interdire les produits dangereux, en intervenant au niveau de l'opinion et des services publics. Nous avons essayé d'avertir les Français des dangers de la pollution ; qu'ils comprennent enfin que notre pays est en danger. A certains égards, nous avons gagné la bataille: le public commence à réfléchir, et à en tirer les conséquences pratiques. De nombreux écrivains et journalistes, comme moi-même, se sont voués à cette cause. Mais la tâche est loin d'être accomplie. Cayce a beaucoup parlé des effets de la pollution qu'il considère comme une conséquence de la décadence morale (voir les autres livres de la collection, en particulier « *Les Prophéties d'Edgar Cayce* »). (N.D.L.T.)

naturelles[1], dont on a vendu des millions d'exemplaires, ne sont que l'illustration éclatante des propos que tenait Edgar Cayce dans la première moitié du siècle.

Le public est bien davantage prêt à accepter ce livre aujourd'hui qu'à l'époque où Cayce donnait ses lectures. Tout mon espoir est que mes lecteurs le mettent en pratique dans leur vie quotidienne.

Ceux d'entre eux qui ont des expériences à partager peuvent me les communiquer, pour m'aider à établir la liste des remèdes les plus efficaces. J'attache une grande valeur à ce contact avec mes lecteurs.

Lawrence M. Steinhart
Virginia Beach,
juin 1988

---

1. En particulier « *Médecines douces pour nos enfants petits et grands* » que j'avais écrit sans connaître Edgar Cayce. Lorsque j'arrivai à Virginia Beach, et explorai à fond les « lectures », je réalisai (avec joie!) combien nos braves médecines douces traditionnelles étaient « cayciennes »! Elles faisaient écho aux prescriptions de Cayce à la fois dans les principes, et dans les détails. Nos médecines ancestrales — que nous n'avons jamais cessé de pratiquer, à la différence de ce qui s'est passé en Amérique — coïncident exactement avec la pensée de Cayce: thermalisme, phytothérapie, aromathérapie, thalassothérapie, magnétisme, chronothérapie, homéopathie, musicothérapie, etc., tout cela est recommandé, encouragé, prescrit par Cayce à chaque coin de lecture!... (N.D.L.T.)

Avertissement

Ce livre n'est pas une encyclopédie médicale couvrant l'ensemble des problèmes médicaux sur la beauté et la santé ; mais seulement le résultat de recherches dans les lectures d'Edgar Cayce sur le sujet.
Il ne faut pas oublier que les prescriptions données par Cayce le furent toujours pour des cas individuels précis. Et bien que ses formules soient le plus souvent composées d'ingrédients non toxiques, l'auteur décline toute responsabilité quant à l'abus que pourraient en faire les utilisateurs.

QUI ÉTAIT
EDGAR CAYCE ?

Pour le lecteur non informé, voici un bref aperçu sur Edgar Cayce, le fameux médium qui a passionné l'Amérique — et qui passionnera bientôt le monde entier.
Alors qu'il était encore enfant, Cayce manifesta ses dons de voyance. A l'âge de 13 ans, (ayant lu la Bible chaque année en entier depuis qu'il était capable de lire)[1] il eut une vision : une belle « dame », agrémentée d'ailes, vint lui dire que ses prières avaient été entendues. Elle lui demanda quel était son vœu le plus cher. A quoi il répondit : « guérir les malades, et en particulier les enfants ».
En classe, cependant, le jeune Edgar était parmi les cancres. Le soir, alors que son père exaspéré essayait en vain de lui faire apprendre ses leçons, la « belle dame » réapparut dans ses rêves. Il

---

1. Très important pour la respectabilité professionnelle aux États-Unis... C'est pourquoi tous les auteurs américains insistent sur ce fait en parlant de Cayce. (N.D.L.T.)

l'entendit lui dire qu'elle pourrait l'aider s'il s'endormait. Ce qu'il fit... Et, à son réveil, il découvrit qu'il se rappelait non seulement de la leçon du jour, mais encore du livre entier. Grâce à quoi son classement à l'école s'améliora beaucoup.

Plus tard, il fit la rencontre d'un célèbre hypnotiseur[1], et cette rencontre fut le point de départ de la découverte de ses dons de médium. Edgar, atteint d'une affection des cordes vocales qui le rendait muet, fut placé sous hypnose : il fut alors capable de parler en réponse à la suggestion de l'hypnotiseur. Malheureusement la guérison était illusoire : dès qu'il se réveillait, il redevenait aphone. Ni le célèbre hypnotiseur, ni le médecin qui vint ensuite ne réussirent à le guérir. Un troisième larron eut davantage de succès : il eut l'idée, après l'avoir endormi, de demander à Cayce de diagnostiquer lui-même sa maladie, puis de se donner une prescription médicale. Ce que fit Edgar ! Il guérit, et n'eut plus besoin d'un hypnotiseur pour se mettre lui-même dans cet état de sommeil[2].

Ce qui amena à chercher s'il était capable de diagnostiquer avec autant de succès les maladies des autres, et de leur prescrire les traitements nécessaires. C'est ainsi que peu à peu Cayce découvrit ses pouvoirs médiumniques. Mais il lui fallut ensuite des années pour comprendre le sens réel de sa destinée.

---

1. Si le lecteur veut davantage de détails sur ces épisodes de la jeunesse de Cayce, il peut se reporter aux premiers chapitres de *«L'Univers d'Edgar Cayce»*, Tome I (Éd. Robert Laffont). (N.D.L.T.)
2. Très spécial, que la science actuelle n'est pas encore capable de définir. Il s'agissait en fait d'une forme de transe médiumnique. (N.D.L.T.)

Bien qu'à l'état éveillé il soit resté un primaire sur le plan culturel, Cayce endormi était une encyclopédie vivante. Il pouvait répondre avec exactitude à n'importe quelle question — et d'abord à une question médicale sur un malade donné. Il était alors capable de faire un diagnostic précis. Peu à peu, on s'aperçut que la personne n'avait même pas besoin d'être présente : Edgar « fonctionnait » sur la simple demande de rendez-vous. Les voyances de Cayce, c'est-à-dire les réponses à ces consultations, furent appelées des « lectures »[1].

Le pauvre Cayce ignorait absolument ce qu'il racontait alors qu'il était endormi. Dans les premières années, il vivait dans la terreur que ses prescriptions médicales puissent être nuisibles à son patient. Au début, il insista pour que ses voyances soient mises par écrit, et qu'il y ait le contrôle d'un vrai médecin. A la longue, il se rendit compte qu'il pouvait très bien faire confiance à son don de voyance, en particulier après que ses lectures eurent permis de guérir sa femme Gertrude de la tuberculose. Il put également sauver son fils, qui risquait de devenir aveugle à la suite d'un accident — et que les médecins estimaient (déjà !) condamné à la cécité ! C'est à ce manque de confiance en lui à ses débuts que nous devons la transcription par écrit des

---

1. Comme je l'ai raconté dans *« L'Univers d'Edgar Cayce »* (Éd. Laffont), Cayce disait « lire » dans un grand livre tout ce qui concernait son patient. Il a raconté avec moult détail ce qui se passait lorsqu'il était « endormi », et comment « on » l'emmenait dans une grande salle d'archives, où une main mystérieuse lui présentait ce grand livre ouvert à la page concernant la personne qui consultait ou la question posée. C'est ce que notre Tradition appelle le « Livre de Vie », et l'Inde l'« Akasha ». (N.D.L.T.)

voyances, qui constitue son œuvre: plus de douze mille[1] lectures accompagnées chacune d'un dossier.

Pendant les dix-neuf premières années, Cayce donna donc des lectures médicales. Jusqu'au jour où le destin mit sur son chemin un certain Arthur Lammers, imprimeur de son état, dans la petite ville de Dayton, Ohio. Celui-ci ouvrit de nouveaux horizons à Cayce, en lui posant des questions autres que médicales : métaphysiques, ésotériques, astrologiques, etc. Ce fut au cours de l'une de ces lectures non médicales qu'éclata une bombe: la réincarnation! Évidemment totalement hérétique pour un Cayce élevé dans un protestantisme étroit.

Les lectures se répartissent de la façon suivante: 8 976 sont axées sur un diagnostic médical, et la prescription des traitements appropriés; 2 500 sont axées sur une analyse des vies antérieures du consultant; 799 donnent des consultations professionnelles; 667, des interprétations de rêves; 401, des conseils psychologiques et moraux; 24, des consultations conjugales; et 879 touchent des sujets très divers.

Cette masse d'informations qui arrivaient avec les lectures nécessita la création d'une association pour gérer ce fonds: l'A.R.E., association à but non lucratif, selon les lois de l'État de Virginie, dont le but est de donner un cadre légal à la recherche parapsychologique et également de faire connaître la pensée d'Edgar Cayce, par le

---

1. J'avais donné le chiffre de 12 250, dans plusieurs ouvrages précédents. Mais ce chiffre ne cesse d'augmenter au fil des années, parce que l'on retrouve des lectures qui avaient été perdues (au début de la carrière de Cayce). (N.D.L.T.)

moyen de conférences, séminaires, congrès, groupes d'études, etc.

L'A.R.E. attire surtout, à travers les lectures de Cayce, les personnes intéressées par les recherches de pointe en médecine, psychologie et théologie [1].

L'ensemble des lectures de Cayce donne une réponse aux questions que se pose l'humanité depuis si longtemps, en proposant une vision nouvelle du corps humain et de ses mécanismes. Cependant, Cayce dédaignait de donner un nom latin aux maladies, estimant que les étiquettes ne faisaient qu'apporter de la confusion. De plus, il traitait chaque malade comme un tout, comme une unité vivante, et non comme un cas abstrait. Parfois même, il allait jusqu'à ignorer les symptômes, allant droit à la cause profonde de la maladie. Et estimant qu'une fois celle-ci éliminée, les symptômes disparaîtraient d'eux-mêmes.

Mais ce qui est encore plus important dans l'ensemble des lectures, c'est qu'elles donnent une nouvelle vision de l'Homme et de sa destinée – question à laquelle peu de grands penseurs ont donné une réponse complète.

C'est donc de cette extraordinaire source d'information que nous avons extrait ce qui suit. Aux questions sur la Beauté, les lectures répondent avec énormément de précision et d'efficacité pratique.

---

1. La pensée protestante américaine est à la fois très intéressante, et très éloignée de la nôtre, européenne, catholique, et latino-celtique. D'où le fait qu'un certain nombre de conseils de Cayce, et d'activités de l'A.R.E, ne sont pas transposables chez nous tels quels. Mes lecteurs devront adapter Cayce à leur sensibilité nationale, à leurs conditions de vie, à leur niveau culturel, bien différents de ce que l'on trouve aux U.S.A. (N.D.L.T.)

I

L'APPARENCE PHYSIQUE

Chapitre 1

UN VISAGE RADIEUX

Si vous devez vous maquiller, maquillez-vous !

Cayce n'eut jamais l'occasion de donner des conseils de maquillage[1]. Peut-être parce que ses propos allaient bien au-delà de la mode, changeante par nature. La beauté dont il parlait allait bien plus loin que celle que l'on peut trouver au bout d'une houppette de poudrier ! La première chose que l'on apprend sur la beauté, dans les lectures, c'est qu'elle est l'expression d'une harmonie intérieure. Cette harmonie commence par la joie de vivre activement :

« COMME L'ABEILLE, SOIS TOUJOURS UN TRAVAILLEUR, OUI. MAIS QUE TON TRAVAIL SERVE À EMBELLIR TON PETIT COIN DE

---

[1]. En son temps, et dans l'Amérique provinciale qui était la sienne, l'on ne se maquillait guère. Le maquillage était réservé aux actrices et aux « femmes de mauvaise vie ». Même à Paris, au début du siècle, les femmes du monde ne se maquillaient pas, ou très peu. L'une d'elles faisait exception, en se fardant beaucoup. Les Parisiens surnommèrent son mari : « le gardien de fards ». (N.D.L.T.)

TERRE, POUR LE PLUS GRAND BIEN DES HOMMES QUI Y VIVENT. » (Lecture 3374-1)

Dans les cliniques psychiatriques, on a fini tout de même par se rendre compte que le maquillage avait une valeur thérapeutique. Prenez l'exemple d'une femme souffrant de dépression nerveuse. Si on la maquille, on lui fait comprendre qu'elle peut être belle et intéressante, cela va l'aider à remonter la pente en lui donnant une meilleure image d'elle-même. Jean Cocteau, le poète, estimait qu'un défaut de l'âme ne pouvait être corrigé sur un visage; mais qu'un défaut sur un visage pouvait se corriger, et par là, corriger l'âme...
Il est vrai qu'un maquillage peut transformer une femme, bien qu'il ne soit tout de même pas la chirurgie esthétique[1]! Il crée un effet d'optique, et ne devrait être que l'éclairage qui permet à une personnalité de briller, au lieu d'être un masque pour donner le change sur la personnalité réelle.
La première étape est de bien regarder la toile de fond sur laquelle vous allez travailler: votre visage lui-même, dans son état naturel. Ayez un bon miroir, et acceptez-le, ce visage qui est le vôtre, unique au monde.
Cayce, au lieu de parler d'une « personne »,

---

1. Celle-ci est née pour rendre un visage humain aux grands blessés de guerre, après 14-18. Elle s'appelait alors la « chirurgie plastique ». Le créateur en fut un médecin suisse de ma famille, le Dr Henri KOECHLIN, fils du concepteur de la tour Eiffel, Maurice Koechlin. Il a raconté les débuts de la chirurgie esthétique dans un petit livre très intéressant: *« Mémoires, de la tour Eiffel à la chirurgie plastique »*, Éd. l'Age d'Homme, Lausanne, 1978. (N.D.L.T.)

employait toujours le mot étrange d'«entité»: il s'est expliqué là-dessus:

> «L'ENTITÉ, C'EST CE QUI S'HABILLE D'UN CORPS PHYSIQUE POUR VIVRE SES EXPÉRIENCES DE VIE SUR LA TERRE, DE VIE EN VIE PENDANT SON PARCOURS DANS L'UNIVERS. UNE ENTITÉ, C'EST AUSSI UNE SOMME DE RÉACTIONS ACCUMULÉES AU COURS DE TOUTES CES EXPÉRIENCES DANS LE CORPS SPIRITUEL D'UN INDIVIDU. UNE ENTITÉ, C'EST CE QUI APPARTIENT EN PROPRE À L'INDIVIDU, AVEC LA SOMME TOTALE DE SON EXPÉRIENCE.» (Lecture 262-10)

Ce qu'il faut surtout éviter, c'est de copier quelqu'un d'autre que vous avez dans la tête. Pas de copie conforme: vous êtes vous avant tout. Bien des gens ont tendance à plagier un modèle qu'ils admirent, méconnaissant leurs qualités propres. Ce faisant, ils se conduisent comme des moutons, en bloquant l'expression de leur personnalité profonde.
Un jour, quelqu'un interrogea Cayce sur les âmes-sœurs. Il répondit:

> «IL N'Y A PAS DEUX ÂMES EXACTEMENT IDENTIQUES. TOUT COMME IL N'Y A PAS DEUX FEUILLES DU MÊME ARBRE QUI SOIENT EXACTEMENT PAREILLES, NI MÊME DEUX BRINS DE LA MÊME HERBE. LES UNES ET LES AUTRES SE COMPLÈTENT PLUTÔT.» (Lecture 3285-2)

> «ADMIREZ COMBIEN EST UNIQUE CHAQUE INDIVIDU.» (Lecture 2582-3)

> «CAR CHAQUE ÂME EST POUR ELLE-MÊME UN UNIVERS.» (Lecture 1096-4)

L'industrie des cosmétiques a aliéné les consommatrices en persuadant celles-ci que seuls certains types de visages étaient beaux, alors que Dieu a créé la diversité. Il n'y a pas de catégories obligatoires dans la forme des visages : triangulaires, rectangulaires, carrés, ronds, etc. Votre visage contient à lui seul toutes les formes possibles. Il reflète et capte la lumière sous une infinité d'angles, variable à l'infini ; il est mouvant comme la vie et non pas figé comme un modèle mathématique.

Que peut-on attendre du maquillage ? Certainement pas la perfection absolue des lignes du visage : celui-ci est « parfait » lorsqu'il dégage toute son harmonie. Vous réaliserez cette perfection en exprimant, par votre visage, la beauté de certaines émotions, la beauté de votre âme. Comme le disait Sir Francis Bacon, fin psychologue : *« Il n'y a pas de beauté qui n'ait quelque irrégularité.* » Partez de là pour vous examiner dans la glace, et prenez le temps d'apprécier votre image. Votre visage est une réalité vivante, qui change sans cesse, comme la Nature. Chaque cellule de votre corps vit et meurt :

> « LE CORPS HUMAIN SE RENOUVELLE DE LUI-MÊME TOUS LES SEPT ANS ; IL EST EN CONTINUELLE ÉVOLUTION, NON SEULEMENT DANS SES STRUCTURES GÉNÉRALES, MAIS ENCORE DANS SES DÉTAILS ANATOMIQUES : CHAQUE CENTRE GLANDULAIRE, CHAQUE FIBRE MUSCULAIRE, CHAQUE ATOME AVEC SON ÉNERGIE ÉVOLUE CONSTAMMENT. » (Lecture 735-1)

Notre approche du maquillage tiendra compte de ce renouvellement permanent de l'organisme ; cela vous permettra de mieux combattre les forces de destruction qui s'attaquent à votre vitalité et à votre beauté.

Essayez donc de vous regarder en réévaluant vos qualités et vos défauts physiques. Vous allez, en

pensée, balayer les outrages du temps, de certaines modes, et parfois, même, renoncer à copier autrui !
Un sourire arrange tout : essayez-le devant votre glace. Pensez à des choses agréables, aux vacances, à la campagne, à n'importe quoi qui vous détende. Ce faisant, observez les coins de votre bouche qui se relèvent, vos yeux qui s'illuminent... Le maquillage là-dessus ne fera qu'aider l'éclairage intérieur de l'âme qui habite votre visage ; il serait inutile de ravaler la façade d'une maison inhabitée !

Chapitre 2

LA BEAUTÉ OFFERTE AUX REGARDS

Comment soigner votre peau

Le maquillage sur un visage malsain, c'est comme un emplâtre sur une jambe de bois. Inutile de vous enterrer la tête dans le sable comme l'autruche à l'approche du danger : ça n'est pas cela qui fera disparaître vos problèmes de peau, si vous en avez ; comme disait Cayce à une jeune femme :

« NE COMPTEZ PAS SUR LES PRODUITS DE MAQUILLAGE POUR SOIGNER VOTRE PEAU ! » (Lecture 5271-1)

Le support de tout maquillage devrait être une peau saine, et c'est par là qu'il faut commencer. La peau reflète non seulement l'état général de santé, mais également l'équilibre mental.
La propreté ne se limite pas à se laver extérieurement. Elle est à plusieurs niveaux, comme l'être humain. Elle est le résultat d'un ensemble d'habitudes régulières, que l'on appelle l'hygiène. Prenons l'exemple de la table : lorsque nous nous

asseyons pour manger, la nourriture et sa bonne assimilation dépendent aussi bien de notre état émotionnel que mental. Si la nourriture n'est pas assimilée, les déchets évacués, c'est dû à de mauvais principes d'hygiène; autrement dit, tout est dans la tête, et il faut commencer par là. Tout à fait ce que disait le cher Edgar; quand on lui demandait par quoi l'on devrait commencer, il répondait toujours :

« COMMENCEZ LÀ OU VOUS ÊTES, AVEC CE QUE VOUS AVEZ SOUS LA MAIN ! »

Commençons donc par l'épiderme.

Le savon

A une époque, il y avait de grandes discussions entre dermatologues et fabricants de produits de beauté : fallait-il, oui ou non, employer du savon sur le visage ?
Attesté dans l'Empire romain[1], l'usage du savon s'est répandu au point que la plupart d'entre nous l'ont utilisé tous les jours de leur vie — sans constater pour autant qu'il abîmait la peau ! Mais au fond, qu'est-ce que la saleté ? Sur la peau, c'est l'ensemble des déchets toxiques rejetés par les cellules de l'épiderme : cellules mortes, sécrétions diverses. Le corps élimine les poisons par les pores de la peau, avec l'aide des glandes sébacées. La « crasse » est quelque chose de gras, et pour la nettoyer il faut dissoudre cette graisse.

---

1. Il fut inventé par nos ancêtres les Gaulois, selon le témoignage des historiens romains. (N.D.L.T.)

Voyez le goudron que l'on ramasse sous la plante des pieds sur les plages : l'eau ne suffit pas à vous en débarrasser. Mais si vous utilisez un corps gras, crème[1], huile, ou un solvant, il fond.

Bien entendu, il y a savon et savon, peau et peau. Les peaux les plus sèches ont besoin d'une crème démaquillante, ne serait-ce que de temps en temps. Mais si l'on ne se lave pas fréquemment et régulièrement, la crasse durcit et colle à la peau — et devient difficile à nettoyer. C'est ce que les magazines féminins appellent délicatement : « les impuretés de la peau » !

Les prescriptions de Cayce, dans ce domaine, sont diversifiées : à la fois savon et crème. Pour le premier, il recommandait certaines marques, qui existaient sur le marché américain à son époque. C'est le savon à l'huile d'olive qu'il recommandait le plus souvent[2] :

---

1. En Bretagne (triste victime de l'*Amoco-Cadiz* et autres monstres polluants) nous utilisons du beurre et de la crème fraîche pour nettoyer le goudron. A noter que si nous utilisons le mot « crème » pour désigner les produits de beauté, qui sont onctueux et gras comme la crème du lait, c'est parce que celle-ci fut à l'origine employée pour la beauté. Les lectrices peuvent l'utiliser comme démaquillant, comme adoucissant contre les gerçures et les crevasses, c'est excellent ! et beaucoup plus sain que n'importe quelle « crème » vendue au rayon « produits de beauté ». (N.D.L.T.)
2. Dans la lecture, Cayce l'appelle « PURE CASTILE SOAP ». Autrement dit « savon de Castille », nom sous lequel on connaissait aux États-Unis le savon à l'huile d'olive, car il avait d'abord été importé d'Espagne. En Provence, on fabriquait le « savon de Marseille » à l'huile d'olive, qui en était l'équivalent. Actuellement, de nombreuses petites entreprises artisanales de Provence fabriquent d'excellents savons de toilette naturels à l'huile d'olive (boutiques de produits provençaux et diététiques) qui correspondent bien à ce que Cayce recommandait. L'appellation « savon de Marseille » correspond aujourd'hui à un savon très détergent, employé pour la lessive, et non pour la toilette. (N.D.L.T.)

« Quel est le savon qui est le moins nocif et le meilleur pour la peau ? »

« LE SAVON A L'HUILE D'OLIVE EST CELUI QUI NETTOIE LE MIEUX. » (Lecture 2072-6)

Pour une femme d'âge mûr qui avait tendance à l'affaissement musculaire, Cayce prescrivit de masser avec une crème le visage et le cou, pour maintenir la tonicité des muscles, en précisant que cela devait être fait :

« APRÈS NETTOYAGE COMPLET AVEC UN BON SAVON DE TOILETTE, UN SAVON À L'HUILE D'OLIVE OU À L'HUILE DE PALME, DE PRÉFÉRENCE À D'AUTRES CORPS GRAS. » (Lecture 3051-3)

Une autre consultante demanda s'il était bon de nettoyer le visage et le cou avec une brosse. Cayce lui répondit : « AVEC UNE ÉPONGE, PAS AVEC UNE BROSSE ». (Lecture 2072-16). Ceux d'entre vous qui n'ont jamais essayé l'éponge, et qui commencez, n'y allez pas trop fort : certaines peaux sont plus délicates que d'autres[1].
Dans une lecture, Cayce précisait que le déodorant idéal était le savon :

« Indiquez-nous un déodorant contre la transpiration, qui soit sans danger pour cette personne ? »

---

1. A l'époque de Cayce, les éponges étaient naturelles, et c'est de celles-là qu'il parlait. Il s'agissait soit d'éponges marines, soit d'éponges végétales. Après lui vint une triste période où l'on ne trouvait plus que les éponges synthétiques. A présent on trouve partout en France, à nouveau, des éponges naturelles (boutiques au bord de la mer, boutiques de produits naturels). C'est bien plus sain. (N.D.L.T.)

« LE SAVON NATUREL EST DE LOIN CE QU'IL Y A DE PRÉFÉRABLE POUR LUTTER CONTRE LES ODEURS. UN PRODUIT, QUEL QU'IL SOIT, QUI RALENTIT LA TRANSPIRATION, BLOQUE LES MÉCANISMES DU SYSTÈME TRANSPIRATOIRE. VOILÀ POURQUOI ON RISQUE DE SE RENDRE MALADE EN BLOQUANT LES GLANDES QUI ÉVACUENT LA SUEUR AU NIVEAU DES AISSELLES ET DES AINES. CE QU'IL Y A DE MIEUX, C'EST UN BON BAIN AVEC DE L'EAU ET DU SAVON ! »

« Qu'est-ce qui est dangereux dans ces produits ? »

« TOUT CE QUI FERME LES PORES DE LA PEAU POUR EMPÊCHER L'ÉCOULEMENT DE LA SUEUR. » (Lecture 2072-6)

Une peau saine est le résultat non seulement d'une hygiène externe, mais également d'une hygiène alimentaire, d'une hygiène de vie (exercice et grand air) et d'un équilibre émotionnel. Cayce :

« LES DANGERS QUI VIENNENT DE L'EXTÉRIEUR NE SONT JAMAIS AUSSI REDOUTABLES QUE LES DANGERS QUI VIENNENT DE L'INTÉRIEUR DE NOUS-MÊME, C'EST-À-DIRE CES POISONS QUE NOUS SÉCRÉTONS DANS NOTRE TÊTE ET DANS NOTRE CORPS. » (Lecture 1928)

« SOYEZ CONSTRUCTIF DANS VOTRE PENSÉE, SINON VOUS PRODUIREZ DES POISONS AUSSI VITE QUE VOUS LES ÉLIMINEREZ. » (Lecture 348)

Démaquillants et nettoyants

Une femme qui cherchait comment démaquiller et nettoyer sa peau s'entendit recommander par Cayce :

« UNE CRÈME DÉMAQUILLANTE, OU QUELQUE CHOSE DANS LE GENRE, PAR EXEMPLE LES PRODUITS "BLACK AND WHITE", QUI SONT LES PLUS PROCHES DE LA NORMALE[1]. » (Lecture 2072-6)

A une autre jeune femme qui avait la peau fragile, Cayce conseilla la même marque, qui, disait-il :

« ÉTAIT PRÉFÉRABLE À BIEN D'AUTRES PRÉPARATIONS COMPLEXES QUI CONTIENNENT DU PLOMB, OU DES SUBSTANCES TOXIQUES POUR LA PEAU ». (Lecture 2154-2)

Des tests ont montré que les crèmes de cette marque avaient un pH alcalin. Comme le disait Cayce :

« UNE CRÈME QUI N'EST PAS TROP ACIDE SERA MEILLEURE. N'UTILISEZ QUE DES PRODUITS AU pH ALCALIN. » (Lecture 275-37)[2]

---

1. Marque américaine de l'époque. Pour mes lectrices d'Europe, il y a d'excellents produits équivalents (voir note de la traductrice page suivante, et renseignements pratique sur les produits à la fin du livre).
2. Dans cette lecture, Cayce recommandait de tester les produits de beauté au moyen de papier tournesol, celui que l'on emploie en chimie. Ce papier vire au rouge sous l'action des acides, au bleu sous celle des bases. Je n'ai pas donné la lecture ici, sachant pertinemment que mes lectrices n'iront pas courir se procurer du papier de tourne-

Lotions rafraîchissantes, astringentes, toniques

Elles sont utilisées sur la peau après le démaquillage ou un nettoyage de peau, surtout lorsque celui-ci a été fait avec un produit gras. Leur fonction est d'enlever l'excès de graisse qui bouche-

sol pour tester leurs produits de beauté. La vie a changé depuis Cayce : 1) Les produits de beauté sont préemballés dans les boutiques, et on se voit mal arrivant avec son papier de tournesol pour le tremper dans les crèmes qu'on aura fait déballer à la vendeuse... Vous voyez d'ici sa tête ! 2) Ensuite, nous avons en France un moyen traditionnel et bien plus discret de tester si un produit est alcalin ou acide : la radiesthésie (voir « *Le Pendule, premières leçons de radiesthésie* », Éd. Solar, Groupe des Presses de la Cité). Un simple coup de pendule renseignera bien plus rapidement l'acheteuse de produits de beauté, sans obliger la vendeuse à tout déballer ! 3) Enfin, pourquoi employer les produits de beauté du commerce ? Depuis le temps de Cayce, ils sont devenus prodigieusement toxiques. Les grandes firmes internationales qui produisent des cosmétiques se moquent bien de la santé du consommateur ! La lectrice peut fabriquer elle-même ses propres produits de beauté, en suivant les recettes de Cayce dans ce livre, ou bien celles du « *Guide de l'Anticonsommateur* », Éd. Seghers-Laffont, où j'avais réuni un certain nombre de formules traditionnelles, de recettes de grand-mère qui ont résisté à l'épreuve du temps. Voir aussi l'excellent livre d'André Malby « *Le livre des produits de beauté à faire soi-même* », Éditions Kesselring, Lausanne, Suisse. Pour me démaquiller, j'emploie tous les jours de la très bonne huile d'olive. Pour les masques à l'argile, vous en trouverez dans les bonnes maisons de diététique de France, de Suisse et de Belgique (ex. : Jean-Pierre Régnier, 101, rue du Bac, 75006 Paris). En Italie, il existe un centre de médecine thermale remarquable, qui fabrique d'excellents produits de beauté, les « Thermes de Saturnia (« *Terme di Saturnia* »). (N.D.L.T.), ou la maison « Rebis » à Cremone.

rait les pores de la peau, de tonifier celle-ci et d'apporter une sensation de fraîcheur. Celles qui contiennent du menthol, du camphre, et une forte proportion d'alcool — et que les dermatologues recommandent pour les peaux grasses — ont pour effet de resserrer les pores. Certaines lotions rafraîchissantes contiennent un peu de pétrole — pour les peaux sèches — ou de la glycérine.

Depuis longtemps, on utilise des lotions à base d'extrait ou de teinture d'Hamamélis de Virginie («*Hamamélis Virginica*»). Dans les lectures, elle entre dans la composition de nombreuses formules de crèmes ou d'huiles de massage. Par exemple, à une jeune femme qui avait une dermatose, Cayce conseilla :

«MASSEZ-VOUS LA PEAU AVEC LE MÉLANGE SUIVANT : 2 PARTS D'HUILE CAMPHRÉE [1], 1 PART DE TEINTURE D'HAMAMÉLIS, 1 PART D'HUILE DE PARAFFINE. SECOUEZ BIEN POUR MÉLANGER. CELA ASSAINIRA VOTRE PEAU.» (Lecture 528-2)

Cela dit, vous pouvez remplacer les lotions rafraîchissantes par des applications d'eau froide sur la peau ; cela referme les pores et tonifie. Mais dans certains cas, il ne faudrait pas en abuser, comme le suggérait Cayce à une personne qui «AVAIT INTÉRÊT À REMPLACER LES EXCÈS D'EAU FROIDE PAR UNE LOTION RAFRAICHISSANTE». (Lecture 2582-2)

---

[1]. Dissoudre une tablette de camphre (*made in China*), dans un grand verre d'huile d'olive des familles que vous poserez sur votre radiateur (pas trop brûlant). Voyez la liste des produits à la fin du livre. (N.D.L.T.)

Une merveille : les huiles !

Autre recette de lotion rafraîchissante et tonique, valable pour les peaux grasses aussi bien que sèches[1] :

L'huile d'olive

> « À UN QUART DE LITRE D'HUILE D'OLIVE, AJOUTER 28 GRAMMES D'EAU DE ROSE, QUELQUES GOUTTES DE GLYCÉRINE ET 28 GRAMMES D'ALCOOL À 90°. SECOUEZ BIEN, C'EST TONIQUE POUR LA PEAU. » (Lecture 404-1)

La « vinaigrette » ci-dessus, huile d'olive et alcool, est surprenante en cosmétologie. Mais pourquoi pas, si c'est efficace ? Si l'huile d'olive peut avoir un effet dissolvant sur les graisses produites par les glandes sébacées, et si elle a la propriété de dissoudre le sébum qui a encrassé les pores de la peau ? L'huile d'olive est plus saine pour la peau que les déchets gras que celle-ci rejette. Une femme qui souffrait d'aigreurs d'estomac s'entendit dire par Cayce :

> « ABSORBEZ PAR VOIE INTERNE BEAUCOUP D'HUILE D'OLIVE. C'EST BON POUR VOTRE ORGANISME. » (Lecture 482-2)

Il est certain que l'huile d'olive contribue à maintenir l'alcalinité générale du corps. L'huile d'olive est une valeur sûre. Témoin cette lecture qui précise les raisons de son importance :

---

1. Hépatiques s'abstenir. L'absorption d'alcool par la peau peut être très mal tolérée. (N.D.L.T.)

«L'HUILE D'OLIVE, PRÉPARÉE COMME IL FAUT — DE LA PURE HUILE D'OLIVE VIERGE — DEVRAIT TOUJOURS ÊTRE UTILISÉE. ELLE EST L'UN DES MEILLEURS STIMULANTS DE L'ACTIVITÉ MUSCULAIRE ET DE LA SÉCRÉTION DES MUQUEUSES QUE L'ON PUISSE TROUVER POUR LE SOIN DU CORPS.» (Lecture 440-3)[1]

On comprend que l'huile d'olive ait été si souvent recommandée à la fois par voie interne, et parfois par voie externe, dans les lectures.
La consultante n° 288-38 voulait savoir pourquoi elle avait une peau si sèche. Cayce lui répondit :
«À CAUSE D'UNE MAUVAISE CIRCULATION.» Et le n° 274-9 :
«Qu'est-ce qui fait que j'ai la peau sèche et qui s'écaille ? Comment peut-on y remédier, à la fois localement et en général ?» Cayce lui conseilla de «FAIRE DES FRICTIONS D'UN MÉLANGE À PARTS ÉGALES D'EAU DE ROSE ET D'HUILE D'OLIVE. CELA ADOUCIRA LA PEAU; MAIS POUR L'ÉCLAT GÉNÉRAL, IL FAUDRAIT LES PRENDRE PAR VOIE INTERNE[2].»

Certains soins de beauté peuvent devenir un rite presque obsessionnel. C'était le cas d'une jeune fille qui était obsédée par l'idée de «refermer les pores de la peau» avec une lotion astringente. Cayce lui dit qu'elle pouvait :

«L'UTILISER, MAIS ATTENTION À NE PAS ABUSER DE CES ASTRINGENTS.» (Lecture 1205-15)

Une autre lecture explique mieux pourquoi :

1. Que j'ai déjà donnée dans le Tome I de «*L'univers d'Edgar Cayce*», Éd. R. Laffont, page 69. (N.D.L.T.)
2. La rose est une plante médicinale qui peut se consommer aussi en tisane (infusions, décoctions, extraits, etc.). En principe sans danger, il y a cependant des personnes pour qui elle n'est pas indiquée. (N.D.L.T.)

« IL FAUT FACILITER LA CIRCULATION DES VAISSEAUX CAPILLAIRES, DE TELLE SORTE QUE LES DÉCHETS TOXIQUES NE S'ACCUMULENT PAS DANS L'ÉPIDERME, OÙ ILS DEVRAIENT ÊTRE ÉLIMINÉS PAR LES PORES DE LA PEAU : C'EST PAR LÀ QUE L'ORGANISME ESSAIE DE RESPIRER. » (Lecture 850-2)

Un sujet sur lequel Cayce est en désaccord avec les dermatologues est celui des boutons et des points noirs.

« Est-ce que c'est une bonne chose de presser les boutons pour les vider ? et d'enlever les points noirs ? » demanda quelqu'un.
« TOUT À FAIT », fut la réponse de Cayce.

Et pourtant Dieu sait que les instituts de beauté et magazines vous déconseillent de toucher à vos boutons et comédons... Cependant Cayce ajoutait :

« À CONDITION DE MASSER, TOUT DE SUITE APRÈS, L'ENDROIT CONCERNÉ AVEC LE MÉLANGE SUIVANT : 8 PART D'HUILE D'ARACHIDE[1], 8 PARTS D'HUILE D'OLIVE, 1 PART DE LANOLINE LIQUÉFIÉE. » (Lecture 2872-13)[2]

---

1. Bio, cela va de soi (et non pas une huile industrielle qui a perdu ses qualités médicinales). Dans notre pays, c'est plus difficile à trouver qu'en Virginie. On a intérêt à la remplacer par de l'huile de noix, ou mieux de noisette. Ces huiles sont de chez nous, ce qui est toujours préférable : d'après Cayce, il faut se soigner avec les produits du sol sur lequel on vit ! Voir liste des produits à la fin du livre. (N.D.L.T.)
2. La lanoline se liquéfie à la chaleur. (N.D.L.T.)

L'huile d'arachide

Évidemment, Cayce parle beaucoup de l'huile d'arachide, à cause de toutes ses qualités, particulièrement évidentes dans les traitements de la peau. Elle serait extrêmement tonique :

« UN MASSAGE À L'HUILE D'ARACHIDE CHAQUE SEMAINE, CE N'EST PAS TROP. CELA DONNE DE L'ÉNERGIE À L'ORGANISME. » (Lecture 1158-31)[1]

Une vieille dame qui redoutait les rides reçut la prescription suivante :

« MASSEZ-VOUS PARTOUT AVEC DE L'HUILE D'ARACHIDE ; VOUS VERREZ COMME CELA VOUS FERA DU BIEN. LE MATIN ET LE SOIR, PRÉLEVEZ-EN UNE PETITE QUANTITÉ POUR MASSER PLUS SPÉCIALEMENT LE VISAGE, LE COU, LES ÉPAULES, LES BRAS ET LES MAINS. » (Lecture 2535-1)[1]

La peau sèche, qui semble être une conséquence de la vie moderne, fit l'objet de nombreux appels à Cayce :

« EMPLOYEZ DE L'HUILE D'ARACHIDE, COMME NOUS L'AVONS DÉJÀ INDIQUÉ. VOUS VERREZ COMME CELA CHANGERA DU TOUT AU TOUT L'ÉTAT DE VOTRE PEAU. »

Et Cayce, pronostiquant une aggravation imminente, ajoutait :

---

1. Remplacez, comme nous l'avons déjà dit plus haut, par de l'huile de noix ou de noisette (bio), si vous habitez en France, en Belgique, en Suisse. C'est seulement si vous habitez un pays tropical — comme la Virginie ou l'Afrique — que vous pourrez trouver sur place de l'huile d'arachide « bio » et appliquer la recette telle quelle. (N.D.L.T.)

« S'IL Y A UN PROBLÈME, ET QUE CE TRAITEMENT PROVOQUE DES PICOTEMENTS, AJOUTEZ À L'HUILE D'ARACHIDE UN PEU DE LANOLINE (liquide), UNE CUILLERÉE, OU UNE DEMI-CUILLERÉE À CAFÉ POUR ENVIRON 100 GRAMMES. » (Lecture 1770-7)

L'entretien de la peau n'est pas un privilège de la vieillesse. Cayce eut des adolescents, et même des enfants, à ses consultations dermatologiques. Un gosse de onze ans, qui avait déjà des problèmes cutanés au visage, au dos, au cuir chevelu et aux cheveux, s'entendit prescrire :

« AU MOINS UNE FOIS PAR SEMAINE, APRÈS UNE BONNE SÉANCE D'EXERCICE, PRENEZ UN BAIN; PUIS, APRÈS, MASSEZ-VOUS LE DOS, LE VISAGE, LE CORPS, LES MEMBRES, AVEC DE L'HUILE D'ARACHIDE VIERGE. VOUS EN VERREZ LES EFFETS SUR LE PLAN ESTHÉTIQUE. »

Et Cayce de lui donner un programme qui pourrait être considéré comme une formule de jouvence :

« ET SAVEZ-VOUS QUE SI, TOUT AU LONG DE VOTRE VIE, VOUS PRENEZ TOUS LES JOURS DEUX AMANDES, VOUS N'AUREZ PLUS JAMAIS DE PROBLÈMES DE PEAU; VOUS N'AUREZ JAMAIS DE CANCER, NI DE CES MALADIES QUI S'ATTAQUENT AUX FORCES VIVES DE L'ORGANISME. AVEC LE MASSAGE À L'HUILE UNE FOIS PAR SEMAINE, VOUS N'AUREZ JAMAIS NON PLUS DE RHUMATISMES, NI AUCUNE DES MALADIES CRÉÉES PAR UNE INSUFFISANCE HÉPATIQUE OU RÉNALE. » (Lecture 1206-13)

Dans les lectures, l'huile d'arachide était souvent recommandée associée à d'autres huiles ou ingrédients, par exemple :

« À 150 GRAMMES D'HUILE D'ARACHIDE, AJOUTER :
50 GRAMMES D'HUILE D'OLIVE

50 GRAMMES D'EAU DE ROSE
ET 1 CUILLERÉE DE LANOLINE. »

La formule était destinée au massage, pour tonifier la peau, aussi bien des mains, des bras, du corps tout entier.

« À EMPLOYER APRÈS UN BAIN TIÈDE, DANS LEQUEL ON EST RESTÉ PENDANT AU MOINS QUINZE À VINGT MINUTES ! EN FRICTIONNANT LE CORPS DES PIEDS À LA TÊTE AVEC UN SAVON POUR LE STIMULER [1] (...). APRÈS QUOI, MASSEZ-VOUS AVEC LA FORMULE CI-DESSUS. APRÈS L'AVOIR BIEN SECOUÉE POUR MÉLANGER LES INGRÉDIENTS, VERSEZ-EN DANS UNE SOUCOUPE OÙ VOUS PUISSIEZ PLONGER LES DOIGTS. COMMENCEZ PAR LA FIGURE, LE COU, LES ÉPAULES, LES BRAS. ENSUITE, LE CORPS TOUT ENTIER, PARTICULIÈREMENT LES JAMBES, LES HANCHES, LE DIAPHRAGME. NON SEULEMENT VOUS TONIFIEREZ TOUT L'ORGANISME, MAIS VOUS CONTRIBUEREZ À LUI GARDER SA BEAUTÉ ET SON BON ÉTAT DE MARCHE. » (Lecture 1968-7)

L'huile de ricin

Quant à l'huile de ricin, que Cayce mentionne peu lorsqu'il donne des conseils de beauté, elle reste cependant, sur le plan thérapeutique, le remède à tout, la panacée ! Bien entendu, elle adoucit la peau et est un calmant externe. Si on en met régulièrement le soir avant de se coucher, elle retardera l'apparition des rides (n'en mettez pas trop pour ne pas salir les draps [2] !).
Un dermatologue de New York vendait régulièrement à ses patientes une bouteille d'huile de ricin, à appliquer tous les soirs sous les yeux

1. Un savon naturel. (N.D.L.T.)
2. Et ne pas dégoûter votre mari ! (N.D.L.T.)

avant de se coucher. Le prix de la bouteille était de cinq dollars, alors que le litre d'huile de ricin ne valait même pas un quart de dollar en pharmacie. L'une des patientes avait justement un fils pharmacien, qui s'en prit au dermatologue. «Ah», répondit celui-ci, «si mes clientes savaient que la bouteille que je leur vends contient seulement de l'huile de ricin, elles ne prendraient pas la peine de suivre régulièrement l'ordonnance, et il n'y aurait pas de résultat!» Comme dit Cayce:

«EXIGEZ BEAUCOUP, VOUS OBTIENDREZ BEAUCOUP! EXIGEZ PEU, VOUS OBTIENDREZ PEU! N'EXIGEZ RIEN, VOUS N'OBTIENDREZ RIEN!» (Lecture 5325-3)

«CAR CELUI QUI EST EXIGEANT, EN UTILISANT À FOND CE QUI TOMBE SOUS LA MAIN JOUR APRÈS JOUR, SE RETROUVERA LES MAINS PLEINES.» (Lecture 557-3)

Les masques de beauté

Les masques de boue ou d'argile, bien connus, ont une action à la fois astringente et tonique sur la peau. Cayce les a recommandés nombre de fois à ses patients, que ce soit pour embellir la peau ou pour remédier à un affaissement des muscles du visage.

«Que pourrais-je faire pour éviter l'affaissement des muscles du visage? Et pour le corriger?»

« MASSEZ LE VISAGE AVEC LES CRÈMES QUE NOUS VOUS AVONS RECOMMANDÉES (voir plus haut) (...) ET, DE TEMPS EN TEMPS, FAITES-VOUS UN MASQUE D'ARGILE OU DE BOUE. »
(Lecture 1947-4)[1]

Dans le cas d'une personne qui souffrait d'un

---

1. Cayce emploie le mot « MUD PACK » qui peut aussi bien signifier « cataplasme de boue » que « cataplasme d'argile ». (Le masque est un cataplasme sur le visage.) Chez nous, en Europe, où l'on ne prend pas l'air dégoûté devant les choses de la terre, on fait un distingo entre : 1) le masque d'argile verte, que l'on fait couramment chez soi avec de l'argile en poudre, en blocs ou en tube, vendue partout dans les boutiques de diététique et en pharmacie. Effet spectaculaire garanti ! et 2) le masque de boue, et les cataplasmes de boue. Ce mot est réservé aux argiles thermales, dont l'effet à la fois thérapeutique et esthétique est vraiment d'une extraordinaire efficacité. Certaines stations thermales françaises s'y mettent, mais les masques de boue sont surtout pratiqués dans les stations thermales italiennes (comme par exemple à Saturnia, merveilleuse station d'eau soufrée que j'ai essayée avec une totale satisfaction : Terme di Saturnia, 58050 Saturnia, province de Grosseto, Italia). On vend en Europe, dans le commerce, des masques tout préparés à base de boues thermales, que l'on peut faire chez soi. Ces boues sont peu connues aux U.S.A., comme le thermalisme (« Médecine d'indien », donc suspectée d'être « sale » — où va se nicher le racisme...!). Pour cette raison même, Cayce n'a pu prescrire ni cure thermale, ni masque de boue thermale. Déjà les masques d'argile qu'il prescrivait (sous la marque « Boncilla ») n'eurent pas grand succès: personne ne m'en a parlé à la Fondation Cayce ! L'Américain moderne fait attention, en allant à la plage, d'éviter tout contact avec le sable ; et, dans la vie courante, tout contact avec la vie animale ou végétale — y compris tout contact avec le grand air (l'« air conditioned » est là pour éviter de se salir les poumons avec l'air naturel !). Hélas, dans l'« American way of life », la Nature est « sale »... La prescription de Cayce de masques d'argile ou de boue est, au contraire, faite pour nous autres Européens, qui n'avons pas peur du contact avec notre Mère Nature ! (N.D.L.T.)

déséquilibre des glandes endocrines, Cayce prescrivit :

> « OUI, DEUX FOIS PAR MOIS, FAITES-VOUS UN CATAPLASME D'ARGILE SUR LE VISAGE, LES ÉPAULES, LE COU – SPÉCIALEMENT SUR LA RÉGION THYROÏDIENNE. CE TRAITEMENT EST À LA FOIS UN ASTRINGENT ET UN TONIFIANT POUR LA CIRCULATION DANS TOUT L'ORGANISME. » (Lecture 1968-3)

Cayce explique dans la lecture suivante pourquoi untel a tel type de cataplasme :

<u>« Est-ce que j'emploie bien le cataplasme qu'il faut ? »</u>

> « LA MARQUE « BONCILLA » SERA LA MEILLEURE POUR VOUS, À CAUSE DU TYPE DE CALCAIRE QUI EST DEDANS [1]. » (Lecture 1705-5)

Cayce est toujours très humain dans ses prescriptions. Telle la réponse qu'il fit à une femme qui demandait si elle devait continuer sont traitement de masques d'argile:

> « ÇA SERAIT BIEN, DE TEMPS EN TEMPS. MAIS PAS TROP SOUVENT. »

---

1. Il y a différentes sortes d'argiles. L'argile pure (telle le kaolin) qui est un silicate d'alumine hydraté, ne contient pas de calcaire. Les mélanges naturels d'argile et de calcaire s'appellent des « marnes » (mes lecteurs vont se poser des questions sur l'étymologie de Marnes-la-Coquette... !). Différentes marques d'argile, verte ou grise, existent sur le marché européen, équivalentes (et même meilleure) à la marque américaine donnée par Cayce. Choisissez votre argile au pendule avec le livre: « *Le Pendule, premières leçons de radiesthésie* », Éd. Solar. (N.D.L.T.) Votre pharmacien vend de l'argile verte en poudre, et, sur commande, vous procurera de l'argile verte concassée (moins chère).

Comme les autres traitements étaient en train de guérir l'affection pour laquelle elle faisait aussi ces masques, il vit qu'elle était déçue qu'on ne lui dise pas de continuer :

> « ALORS », ajouta-t-il, « FAITES-EN UNE FOIS PAR MOIS, JUSTE POUR LE PLAISIR ! » (Lecture 1968-7)[1]

Attention aux bains de soleil !

L'abus de ceux-ci parchemine et ride la peau, plus que tout au monde. On sait peu que ce sont les mêmes rayons qui provoquent dans la peau la formation de vitamines D, et le bronzage. Or celui-ci bloque peu à peu la formation de vitamine D. En d'autres termes, plus vous aller bronzer, moins il se formera de vitamines D dans votre corps. Explication de Cayce :

> « IL EST MAUVAIS D'ABUSER DU SOLEIL. LE BRONZAGE EST UNE PROTECTION QUE SE CRÉE LE CORPS. DONC, NE BRONZEZ PAS TROP NOIR, MAIS BRONZEZ TOUT DE MÊME ASSEZ POUR STIMULER VOTRE SANTÉ ! » (Lecture 3172-2)

De fait, il n'est pas nécessaire de bronzer pour bénéficier des rayons solaires. On peut prendre des bains de soleil à l'abri d'un parasol, ce qui permet au corps de recevoir la lumière solaire

---

1. Le chapitre sur les masques est très court. Mes lectrices qui voudraient avoir d'autres recettes de masques (aux fruits, au miel, au son, etc.) peuvent consulter le « *Guide de l'Anticonsommateur* » (Éd. Seghers) déjà cité, où je donne bien d'autres formules « maison », faciles à faire soi-même, et efficaces. (N.D.L.T.)

réfléchie par l'environnement, pour favoriser la sécrétion de vitamine D tout en évitant coups de soleil et brûlures. Mais si vous prenez un bain de soleil en pleine lumière, alors :

> « ÉVITEZ LE MILIEU DE LA JOURNÉE OÙ LE SOLEIL EST TROP FORT. LE MATIN TÔT, ET L'APRÈS-MIDI DANS LA SOIRÉE SONT PRÉFÉRABLES ! LE SOLEIL ENTRE ONZE HEURES ET DEMIE DU MATIN ET DEUX HEURES DE L'APRÈS-MIDI ÉMET TROP DE RAYONS ACTINIQUES[1], QUI SONT NUISIBLES À LA CIRCULATION CAPILLAIRE. » (Lecture 934-2)

Il y a une lecture où Cayce conseille à une mère :

> « DE DONNER DES BAINS DE SOLEIL À SON ENFANT, MAIS JAMAIS ENTRE ONZE HEURES ET QUATORZE HEURES, ET JAMAIS EN L'EXPOSANT DIRECTEMENT AUX RAYONS SOLAIRES ». (Lecture 3172-2)

Dans l'ensemble, les lectures approuvent le bain de soleil[2], à condition d'être raisonnable :

---

1. Rayons actiniques « se dit de radiations ayant la propriété (actinisme) d'exercer une action chimique sur certaines substances. Les rayons ultra-violets sont actiniques », dit mon irremplaçable Petit Robert. Ceci dit, il faut également se replacer dans le contexte caycien : la Virginie, qui est un pays tropical, où l'on ignore les brumes et les crachins qui sont notre lot en Europe de l'Ouest. Je pense que cette lecture devrait être prise en considération surtout l'été et au bord de la Méditerranée.
Il y a également le problème de l'heure d'été à considérer : en août, nous avons parfois deux heures d'avance sur l'heure solaire réelle (GMT = 2 h). Autrement dit, l'heure légale indique midi, et il n'est que 10 h au soleil. (N.D.L.T.)
2. Ça doit être bon en effet, car tous les animaux que j'ai eus comme pensionnaires profitaient des premiers soleils du printemps pour faire « bronzette » : poules, pintades, canards, tortues, hérissons, cochons d'Inde, chats, chiens, oiseaux apprivoisés divers... Même les poissons sur la surface de l'eau... ! Le bain de soleil est sûrement la plus naturelle des thérapies ! (N.D.L.T.)

« LES BAINS DE SOLEIL, BIENFAISANTS POUR LA PLUPART DES ORGANISMES, SONT TRÈS BONS POUR VOUS, À CONDITION DE NE PAS EN ABUSER ; ILS STIMULENT LA CIRCULATION. »

« Et combien de temps chaque fois ? »

« VINGT À TRENTE MINUTES, PAS PLUS. »

« Tous les jours ? »

« TOUS LES JOURS. » (Lecture 5455-1)

Chapitre 3

LES REMÈDES DE CAYCE POUR LA PEAU

Acné, psoriasis et herpès

Le plus commun de tous les problèmes de peau est, sans doute, l'acné. Nous avons choisi dans les lectures un certain nombre de passages s'y rapportant. Quant au psoriasis et à l'herpès, ils sont devenus assez fréquents aujourd'hui. Pourquoi apparaissent-ils ? Et l'acné, pourquoi apparaît-elle si souvent chez les adolescents ?
Cayce en révèle les causes et prescrit des remèdes. Lorsqu'il donnait une lecture de santé pour un malade, il commençait d'abord par analyser l'état de la circulation sanguine, puis celui du système nerveux, analysait ensuite l'éventuel déséquilibre endocrinal, passait enfin en revue les différentes fonctions d'élimination, de coordination et d'assimilation. Il donnait alors une prescription pour chaque organe malade. J'ai noté, au cours de mes recherches, que beaucoup de questions en matière de beauté lui avaient été posées à la fin des lectures, immédiatement

après la consultation médicale — comme si les patients avaient eu honte de les poser! Edgar Cayce ne refusait jamais d'y répondre, car, même endormi en transe, il restait serviable. Après avoir donné la recette en prime, il ajoutait habituellement que, lorsque l'on aurait soigné le terrain, les symptômes disparaîtraient.

L'acné

Le Dr William MacGarey[1] expliquait que, d'après Edgar Cayce: « *L'acné est une inflammation chimique des glandes sébacées affligeant surtout le visage, le dos et la poitrine. L'acné est provoqué par un déséquilibre des fonctions d'élimination du corps, bien qu'il puisse y avoir des causes secondaires variées.* »

Lorsqu'on parle d'élimination, les gens pensent tout de suite à l'élimination intestinale. Mais Cayce désigne ainsi un phénomène global, dû à l'activité d'un grand nombre d'organes: la transpiration, les voies génito-urinaires, le système respiratoire, etc.
Le Dr MacGarey continue: « *Le mauvais état des fonctions d'élimination est parfois la conséquence d'un manque de coordination entre la circulation profonde et la circulation épidermique; parfois d'un mauvais régime alimentaire au moment des premières règles; ou encore de tension nerveuse et d'angoisses; enfin, d'un déséquili-*

---

1. Auteur des « *Remèdes d'Edgar Cayce* », aux Éd. du Rocher, 1987 (même collection, même traductrice). Il y parle de l'acné p. 201.
Cette citation est extraite du livre « *Physician Reference Notebook* ». (N.D.L.T.)

bre endocrinien, conduisant à une accumulation de troubles au niveau glandulaire et circulatoire. »

Voici quelques savoureux exemples de dialogue entre Cayce et ses patients — que sa réponse semble étonner parfois :

« Qu'est-ce qu'on peut faire, localement, pour avoir une peau saine ? »

« NE PAS BLOQUER LES ÉMONCTOIRES »[1] (Lecture 452-2)

« Comment pourrais-je m'éclaircir le teint ? »

« VOUS ÉLIMINEZ MAL LES TOXINES. SOIGNEZ-VOUS, COMME ON VOUS L'A DÉJÀ DIT ! » (Lecture 1816-3)

« Pourquoi ai-je des boutons sur la figure et le cou, et comment m'en débarrasser complètement ? »

« ILS DISPARAÎTRONT SI VOUS SUIVEZ NOTRE PRESCRIPTION COMME IL FAUT, ET SI VOUS VEILLEZ À LA BONNE MARCHE DES FONCTIONS D'ÉLIMINATION. » (Lecture 3081-3)

« J'ai le teint brouillé, pouvez-vous me donner quelque chose contre cela ? »

« IL FAUT STIMULER LA CIRCULATION GÉNÉRALE, L'AMPLIFIER, POUR ACTIVER SA COORDINATION AVEC LES FONCTIONS ÉLIMINATOIRES. » (Lecture 1101-4)

---

1. Les « émonctoires » sont les « portes de sortie » du corps, c'est-à-dire les orifices par lesquels celui-ci rejette ses déchets (les pores de la peau, en particulier). (N.D.L.T.)

« Comment faire pour me débarrasser de ces vilains boutons ? »

« FAITES DE L'EXERCICE ET METTEZ-VOUS AU RÉGIME ! C'EST PLUS EFFICACE QUE LES CRÈMES ET LOTIONS, VOYEZ-VOUS. » (Lecture 1771-3)

« Pourquoi est-ce que j'ai si fréquemment des boutons ? S'il vous plaît, dites-moi ce que je dois faire ! »

« CELA VIENT D'ABORD D'UNE FAIBLESSE CIRCULATOIRE. SI VOUS AMÉLIOREZ L'ÉLIMINATION DES TOXINES EN TRAVAILLANT À RECOORDONNER LES DIFFÉRENTES FONCTIONS DU CORPS, VOUS RÉTABLIREZ LES PROCESSUS NORMAUX D'ÉLIMINATION ET VOUS N'AUREZ PLUS DE BOUTONS. » (Lecture 603-3)

Enfin, la consultante n° 1993, ayant dit que son teint s'était éclairci depuis huit jours, demanda : « Est-ce dû à l'un des traitements ou à mon cadre de vie ? »
Et Cayce de répondre :

« VOTRE TEINT POURRA S'ÉCLAIRCIR PAR PÉRIODES. MAIS VOUS DEVEZ EN SOIGNER LES CAUSES PROFONDES. » (Lecture 1993-1)

Pour Cayce, on faisait les choses à fond, ou on ne les faisait pas !
La consultante n° 528 reçut une information unique en son genre dans la masse des lectures.

« L'ENVIRONNEMENT EXTÉRIEUR AGIT SUR LES TRACES LAISSÉES SUR LA PEAU, PLUS SPÉCIALEMENT SUR LE TISSU CICATRICIEL. LÀ OÙ SURVIENNENT CES ÉRUPTIONS DE BOUTONS, LÀ OÙ SE CONCENTRE LE PUS, IL FAUDRA PERCER LES ABCÈS AVEC UN

OUTIL EN CÉRAMIQUE OU EN VERRE. CE SERA BEAUCOUP MIEUX QUE D'UTILISER UNE ÉPINGLE OU QUELQUE CHOSE DU MÊME GENRE, ET NETTOIERA BIEN MIEUX LA PEAU.[1] » (Lecture 528-2)

Aussi étonnant que cela puisse paraître, cette méthode n'est pas nouvelle. On peut lire dans la Bible :
« *Satan quitta le Seigneur, et s'en alla tourmenter Job : il le couvrit d'abcès, depuis la plante des pieds jusqu'au sommet du crâne. Et Job prit un tesson de poterie pour se gratter.* » (Livre de Job, II, 7-8)

On peut se demander ce qu'en penseront les actuels dermatologues — et pour quel type de pustules, de papules ou de macules s'impose le traitement... Ensuite, à la même consultante, Cayce conseille de nettoyer la peau avec la formule que nous avons donnée plus haut (à base d'huile camphrée, d'Hamamélis et d'huile de paraffine). Formule qui, d'après lui, ferait disparaître les cicatrices des abcès. La même personne s'entendit conseiller :

« LORSQUE VOUS VOUS POUDREZ LE VISAGE, N'UTILISEZ QUE DU TALC TRÈS PUR, ADDITIONNÉ DE STÉARATE ET DE BAUME DE TOLU[2], ET JAMAIS RIEN DE PLUS. » (Même lecture)

Nous reparlerons plus loin de l'acné.

---

1. La tradition chinoise veut que les outils en fer (et bien d'autres métaux) amènent une décomposition rapide des tissus vivants. C'est la raison pour laquelle la vaisselle, les couverts, les plats et la batterie de cuisine sont en porcelaine ou en bois. (N.D.L.T.)
2. En pharmacie. (N.D.L.T.)

L'herpès

La lecture 5152-2 fut donnée pour une jeune femme de vingt-six ans qui souffrait depuis des années d'un «herpès simplex». Elle avait fait le tour des spécialistes, sans succès, écrivait sa mère à Cayce.
L'herpès simplex est devenu très courant de nos jours, et l'on ne s'en débarrasse pas facilement : il réapparaît à dates fixes, à intervalles variables suivant les cas. Il prend la forme d'un «abcès froid» en général, sans fièvre, qui apparaît sur les lèvres du visage, ou autour des organes génitaux. Il peut arriver qu'un bain de soleil provoque son apparition (se rappeler des avertissements de Cayce sur l'abus du bronzage!). Il apparaît souvent au moment des règles.
Dans le cas du consultant n° 5152, Cayce assura que la maladie était due :

«À L'EXCÈS D'ACTIVITÉ DE L'ORGANISME, QUI IMPOSE UN EFFORT SUPPLÉMENTAIRE D'ÉLIMINATION AUX ORGANES CHARGÉS DU TRANSIT ALIMENTAIRE. VOILÀ LA CAUSE DE L'AFFECTION. À FORCE DE PATIENCE, DE PERSÉVÉRANCE, VOUS ÉLIMINEREZ L'EXCÈS D'ACIDITÉ.
POUR COMMENCER, PRENEZ AU MOINS DEUX OU TROIS VERRES D'EAU CONTENANT DE LA GLYCO-THYMOLINE[1]. PLUS EXACTEMENT, BUVEZ SIX À HUIT VERRES D'EAU PAR JOUR, MAIS DANS AU MOINS TROIS D'ENTRE EUX, METTEZ CINQ GOUTTES DE GLYCO-THYMOLINE.
IL FAUDRAIT AUSSI FAIRE DES LAVEMENTS DU CÔLON POUR ÉLIMINER LES TRACES DE SÉDATIFS, QUI SONT DEVENUS UNE HABI-

---

1. Se trouve en pharmacie.
On soigne très efficacement l'herpès par l'homéopathie (Lachesis mutus 9 CH et Rhus toxicodendron 5 CH (ou 9 CH en une dose) pour prévenir l'abcès. (N.D.L.T.)

TUDE, ET GÊNENT LA RÉGION DE LA VÉSICULE BILIAIRE. C'EST NÉCESSAIRE POUR BIEN COORDONNER LES ACTIVITÉS DE L'ORGANISME.
NOUS Y AJOUTERONS DES CATAPLASMES DE GLYCO-THYMOLINE SUR LA PAROI ABDOMINALE ; ET CELA RÉGULIÈREMENT : DEUX JOURS DE SUITE D'ABORD ; ENSUITE DEUX JOURS SANS ; ENSUITE DEUX JOURS AVEC. CES CATAPLASMES DEVRONT ÊTRE MAINTENUS EN PLACE AU MOINS UNE HEURE. VOUS DEVREZ IMBIBER TROIS OU QUATRE ÉPAISSEURS D'UN TISSU DE COTON AVEC CE PRODUIT.
DE PLUS, METTEZ-VOUS AU RÉGIME : ÉVITEZ LES ALIMENTS QUI PRODUISENT UNE SURCHARGE TOXIQUE QU'IL FAUDRA ENSUITE ÉLIMINER ! » (Lecture 5152-1)

Pourquoi des cataplasmes ? La Glyco-Thymoline agit comme cathartique, c'est-à-dire chasse les mucosités chargées de déchets. Voilà l'explication que donne Cayce :

« DANS CECI (la Glyco-Thymoline) IL Y A DES CORPS GRAS QUI NON SEULEMENT PROVOQUERONT UNE RÉACTION SUR LES ÉNERGIES PROFONDES, DONT CERTAINES SONT EN BAISSE, MAIS ENCORE SOULAGERONT LES TENSIONS, TOUT EN RÉVEILLANT VOS FONCTIONS VITALES. » (Lecture 3045-1)

Quant aux lavements du côlon, ils sont destinés à éliminer « LES TRANQUILLISANTS QUI SONT DEVENUS UNE HABITUDE ».

Sur ces derniers, Cayce est peu enthousiaste :

« LES BROMURES, QUELS QU'ILS SOIENT, NE PEUVENT QUE DEVENIR NOCIFS À LA LONGUE POUR L'ORGANISME ; LES TRANQUILLISANTS, QUELLE QU'EN SOIT LA NATURE, FINISSENT PAR DEVENIR DESTRUCTEURS POUR LE CORPS : ILS EMPÊCHENT SON BON FONCTIONNEMENT. » (Lecture 1264-1)

Qui plus est :

« LES SÉDATIFS ET LES TRANQUILLISANTS ENDOMMAGENT LE CERVEAU ET LES RÉFLEXES NERVEUX. » (Lecture 3431-1)

Vous avez pu remarquer que dans les lectures précédentes, sur l'herpès, Cayce ne donnait aucun traitement local des symptômes, seulement un traitement de fond[1].

Le psoriasis

Maladie de peau caractérisée par l'apparition de vilaines écailles rouges et sèches.
Il se rencontre plus souvent sur le crâne, les coudes ou les genoux — mais parfois ailleurs !
Un médecin, le Dr Fred D. Lansford, résume ainsi la pensée des lectures sur cette affection :
« Sur le processus qui mène à la maladie dite psoriasis les lectures accusent l'amincissement de la paroi intestinale ; dans de nombreux cas, elles situent même la lésion au niveau du jéjunum, et souvent aussi du duodénum. L'amincissement de la paroi intestinale la rend perméable aux produits toxiques charriés par les matières fécales, qui passent aussi dans le sang. De là, elles cheminent à travers les vaisseaux lymphatiques, jusqu'à la peau. A partir du moment où le sang et la lymphe deviennent incapables d'éliminer normalement ces toxines, elles provoquent, au niveau de la peau, cette inflammation des tissus que l'on appelle psoriasis. »

---

1. Mais on peut frotter l'abcès avec de l'oignon cru, ou le sécher avec un cataplasme d'argile verte ; cela permet de s'en débarrasser bien plus vite. Voir « *Médecines douces pour nos enfants petits et grands* » aux Éditions du Rocher, p. 279, où je donne une liste de traitements faciles de l'herpès. (N.D.L.T.)

On demanda à Cayce :
« Est-ce que le psoriasis a toujours la même origine ? »

> « NON, MAIS IL EST LE PLUS SOUVENT LA CONSÉQUENCE D'UN MANQUE DE COORDINATION DANS LES SYSTÈMES D'ÉLIMINATION. À CERTAINS MOMENTS, LA TENSION DANS CES ZONES PEUT ÊTRE TELLE QUE L'ÉQUILIBRE ENTRE LE CŒUR ET LE FOIE EN EST PERTURBÉ — OU BIEN L'ÉQUILIBRE ENTRE LE CŒUR ET LES POUMONS. MAIS LA CAUSE IMMÉDIATE EN EST TOUJOURS UNE DÉFAILLANCE DE LA CIRCULATION LYMPHATIQUE IRRIGUANT LE CIRCUIT ALIMENTAIRE, QUI PROVOQUE LA REMISE EN CIRCULATION DES DÉCHETS DANS L'ORGANISME. » (Lecture 5016-1)

En fait, bien qu'issu de processus qui peuvent être différents au départ, tout aboutit à la même cause immédiate qui déclenche la maladie.
Comment traiter le psoriasis ? Tout ce qu'indique[1] Cayce n'a qu'un seul but : désintoxiquer, pour améliorer la circulation.
Un régime alimentaire d'abord :

> « DU POISSON, DE LA VOLAILLE, LE MOINS POSSIBLE DE BŒUF ET AUTRES VIANDES[2]. UN RÉGIME NORMAL DOIT COMPORTER AU MOINS TROIS LÉGUMES QUI POUSSENT AU-DESSUS DU SOL, CONTRE UN LÉGUME-RACINE — ET VOUS VERREZ QUE ÇA IRA MIEUX ! » (Lecture 3373-1)[3]

Ou encore :

> « PAS DE GRAISSES, DE SUCRERIES NI DE PÂTISSERIES — MAIS BEAUCOUP DE FRUITS ET LÉGUMES ! » (Lecture 5016-1)

1. In « *The Physician's Reference Notebook* » et les dossiers de l'A.R.E. (*A.R.E. files*).
2. Cayce ne met jamais la volaille sur le même pied que les viandes, il la considère comme proche des fruits de mer. (N.D.L.T.)
3. Que j'ai donnée dans le Tome I de « *L'Univers d'Edgar Cayce* », Éd. R. Laffont, p. 90. (N.D.L.T.)

Et les boissons alcoolisées ?

« DU VIN — MAIS PAS D'ALCOOLS FORTS, TELS LE RHUM OU AUTRES. » (Lecture 745-1)

Quant aux évacuations :

« ASSUREZ-VOUS QU'ELLES SE FASSENT BIEN COMPLÈTEMENT, TOUS LES JOURS. » (Lecture 641-5)

Ce qui dément la théorie que chaque organisme a ses habitudes et que certains n'auraient besoin d'aller au petit coin qu'une fois tous les trois jours...
Interrogé sur les laxatifs par le même consultant, Cayce répond :

« CELA DÉPEND DU FONCTIONNEMENT DE VOS INTESTINS. IL FAUT ABSOLUMENT ALLER À LA SELLE UNE OU DEUX FOIS PAR JOUR. » (Lecture 641-7)

Pour le psoriasis, Cayce recommande également des plantes : Safran américain, Safran jaune et Aulne glutineux.[1]

---

1. L'« AMERICAN SAFFRON » est une espèce locale, inconnue en Europe. Restent le Safran jaune et l'Aulne glutineux. Mais franchement, étant donné le développement beaucoup plus important de la phytothérapie chez nous, en Europe, je conseille plutôt à mes lecteurs et lectrices d'y faire appel. Cf. « *Médecines douces pour nos enfants petits et grands* », aux Éd. du Rocher, et « *Le Guide de l'Anticonsommateur* », chez Seghers, où je donne des recettes de tisanes laxatives et dépuratives tout à fait éprouvées et sans danger. Il y a un bien plus grand choix ici qu'aux U.S.A. Par exemple, en cas d'eczéma, on peut calmer la douleur avec des lotions de vinaigre chaud ou de jus de poireau frais ; le Genévrier, le Noyer, le Thé, l'écorce de Chêne, la Bardane, le Millepertuis, la Lavande, etc, peuvent très efficacement soulager les problèmes de peau sur le plan externe et amener la guérison profonde. Cf. « *Le Guide de l'Anticonsommateur* », p. 34, 35 et suiv. Éd. R. Laffont. (N.D.L.T.)

Dans la lecture 745-1, Cayce prescrivait au malade de prendre à intervalles réguliers de petites doses d'huile d'olive (une demi ou un quart de cuillère à dessert toutes les trois ou quatre heures, en dose d'attaque, pendant 3 ou 4 jours. Ensuite s'en abstenir pendant 3 ou 4 jours). En ce qui concerne la fréquence à laquelle doit se prescrire n'importe quel traitement, Cayce dit :

« LORSQUE VOUS PRENEZ TEL OU TEL MÉDICAMENT, LE MIEUX EST DE RÉPÉTER LA PRISE TOUS LES JOURS PENDANT UNE SEMAINE : ENSUITE DE S'ABSTENIR UNE SEMAINE, PUIS DE RECOMMENCER. C'EST TOUJOURS PLUS EFFICACE QUE SI ON PREND LE MÉDICAMENT SANS ARRÊTER — ET C'EST VALABLE POUR N'IMPORTE QUEL TRAITEMENT. C'EST VRAI NON SEULEMENT POUR CETTE PERSONNE, MAIS POUR TOUT LE MONDE !
PRENDRE UN MÉDICAMENT OU UN ALIMENT SANS JAMAIS S'INTERROMPRE AMÈNE AU STADE OÙ IL NE FAIT PLUS D'EFFET SUR L'ORGANISME. CELUI-CI S'Y HABITUE ET EN DEVIENT MÊME DÉPENDANT.
MAIS L'ALTERNANCE STIMULE ET ENCOURAGE L'ORGANISME ET SES DIVERS ORGANES, EN PARTICULIER LE SYSTÈME DES GLANDES ENDOCRINES, À RÉAGIR POSITIVEMENT. CAR LE CORPS PRODUIT EN LUI-MÊME TOUS LES ÉLÉMENTS NÉCESSAIRES À SON FONCTIONNEMENT ET À SON RENOUVELLEMENT PERMANENT. » (Lecture 1100-8)

Il est certain qu'il se crée une dépendance avec l'habitude, et c'est vrai de n'importe quel produit — que ce soit un laxatif, un tranquillisant, des vitamines, etc. Cette dépendance bloque le fonctionnement normal de l'organisme, l'empêchant d'atteindre sa meilleure forme. D'où la nécessité, dans les problèmes dermatologiques, de soigner les causes profondes plutôt que de compter sur une crème-miracle !

Les points noirs

Ou « comédons ». Lors d'une réponse à une question sur les verrues, Cayce précisait que :

« CELLES-CI NE SONT QU'UN DES MOYENS D'ÉVACUER LES DÉCHETS DE L'ORGANISME — MAIS C'EST UNE ÉVACUATION QUI VA DANS LE MAUVAIS SENS ! »

ajoutant :

« C'EST COMME LES PORES DE LA PEAU, QUAND ILS S'ÉLARGISSENT, ILS DEVIENNENT DES POINTS NOIRS ! » (Lecture 1101-3)

« POUR CEUX-CI, APPLIQUEZ UNE COMPRESSE CHAUDE, MAIS PAS TROP CHAUDE[1], ET LAISSEZ-LA HUIT À DIX MINUTES. ENSUITE, FROTTEZ AVEC UN BON SAVON À L'HUILE D'OLIVE. PUIS APPLIQUEZ UN LINGE GLACÉ PENDANT UNE OU DEUX MINUTES ; RECOMMENCEZ DEUX OU TROIS FOIS. ENFIN, TAPOTEZ BIEN LA PEAU PARTOUT AVEC LES MAINS, JUSQU'À RÉTABLIR TOUT À FAIT LA CIRCULATION. N'UTILISEZ NI CRÈME NI POUDRE PENDANT CE TRAITEMENT, POUR NE PAS BOUCHER LES PORES DE LA PEAU... »

---

1. On vend dans les boutiques des « masques désincrustants », à appliquer chauds, qui suivent la technique recommandée par Cayce. Et tous les instituts de beauté sérieux le font aussi. Points noirs et boutons s'éliminent aussi très bien par la pratique du sauna quotidien ou du hamman, merveilleuses spécialités européennes qui sont d'une grande efficacité pour la beauté (le principe : transpirer, ce qui ouvre les pores de la peau, puis les refermer par une douche ou un bain glacé). (N.D.L.T.)

« Y a-t-il un traitement contre les points noirs sur la figure ? »

« IL FAUT COMMENCER PAR RÉVEILLER LES ÉNERGIES PROFONDES DE L'ORGANISME ET SOIGNER LES DIFFÉRENTS SYSTÈMES ÉLIMINATOIRES, AFIN QU'ILS MARCHENT ENSEMBLE.
DES CRÈMES POUR BLANCHIR LE TEINT PEUVENT APPORTER PLUS DE COMPLICATIONS QUE LES POINTS NOIRS NE NOUS EN APPORTENT À L'HEURE ACTUELLE. SOIGNEZ DONC LE TERRAIN EN PROFONDEUR. » (Lecture 2072-9)

Taches de rousseur et taches de son

Tantôt à la mode, tantôt ringardes...
Il y a quelques années, un grand couturier français demandait à ses mannequins de se peindre des taches de rousseur avec du fard marron. Au contraire, au temps de Cayce, ce n'était pas à la mode ; beaucoup de questions lui ont été posées sur le thème : « Comment s'en débarrasser ? ». A tous, ses réponses furent à peu près les mêmes :

« Qu'est-ce qui provoque les grains de beauté, les "taches de vin" et les "taches de son" ? »

« VOUS POUVEZ VOUS EN DÉBARRASSER EN ÉLIMINANT MIEUX LES TOXINES, EN AMÉLIORANT LA COORDINATION NORMALE DE TOUS LES ORGANES D'ÉLIMINATION : LE SYSTÈME DIGESTIF, LES REINS, LES POUMONS, LE SYSTÈME RESPIRATOIRE ET LA TRANSPIRATION. » (Lecture 5271-1)

«Quel est le meilleur traitement contre les taches de rousseur?»

«VOUS FERIEZ MIEUX DE NE PAS CHERCHER À LES ÉLIMINER... C'EST UNE PIGMENTATION DE LA PEAU! SAUF SI VOUS VOULEZ SÉDUIRE QUELQU'UN, N'ESSAYEZ PAS DE LES DÉCOLORER: ELLES SONT LIÉES À UN ÉTAT PARTICULIER DU FOIE, MAIS N'Y FAITES PAS ATTENTION, ELLES SONT BONNES POUR VOTRE SANTÉ.» (Lecture 5223-1)

«Que pourrais-je faire pour effacer mes taches de rousseur?»

«VOUS FERIEZ MIEUX DE LES GARDER, PLUTÔT QUE DES LES DÉCOLORER (...). MAIS SACHEZ QU'UN RÉGIME ALIMENTAIRE POURRAIT CHANGER CELA. EN MANGEANT MIEUX, CELA PRODUIRAIT UN EFFET NATUREL SUR CES TACHES.» (Lecture 1431-2)

Dans les cas des taches de rousseur, Cayce n'insistait pas toujours sur les traitements internes. Par exemple, à la dame n° 301 qui lui demandait:

«Quel est le meilleur moyen de faire disparaître ces taches de rousseur?»

Il répondit: «UTILISEZ À LA FOIS DU SON[1] ET UNE BONNE CRÈME NETTOYANTE, OU UN BON SAVON, ET ELLES PARTIRONT, EN TOUT CAS CELLES QUI SONT NATURELLES.
FAITES UNE SORTE DE BOUILLIE AVEC DE L'EAU CHAUDE ET DU SAVON, VOUS VOYEZ? APRÈS USAGE, NETTOYEZ AVEC UN BON SAVON.» (Lecture 301-8)

---

1. Se trouve en boutique de diététique. (N.D.L.T.)

Les marques de naissance

Vous êtes-vous jamais posé la question : pourquoi est-ce que certains naissent avec une marque de naissance[1] ?
La consultante n° 540 s'adressa à Cayce :

« Pourquoi ai-je cette marque sur la peau ? »

> Elle eut cette réponse : « C'EST EXPRÈS, POUR QUE CEUX-LÀ MÊMES QUI ONT CETTE MARQUE SACHENT QU'ILS ONT ÉTÉ APPELÉS, QU'ILS COMPRENNENT QU'ILS ONT UNE MISSION. SOUVENEZ-VOUS DE LA PAROLE BIBLIQUE : "JE METTRAI UN SIGNE SUR CEUX QUI M'APPARTIENNENT, ET ILS ENTENDRONT MA VOIX ET RÉPONDRONT EN LEUR FOR INTÉRIEUR." ALORS, CHERCHE EN TOI-MÊME OÙ TU AS ÉTÉ APPELÉE, AFIN DE POUVOIR RÉPONDRE COMME IL FIT : "ME VOICI SEIGNEUR, EMPLOIE-MOI DE LA FAÇON QUE TU JUGERAS LA MEILLEURE." »
> (Lecture 540-3)

Une jeune maman, sous le n° 573, qui se faisait du souci pour son bébé, demanda à Cayce quelle était l'origine d'une marque de naissance sur son bras, et comment on pouvait l'effacer. Cayce lui répondit :

> « EN LA MASSANT AVEC UN MÉLANGE À PARTS ÉGALES D'HUILE D'OLIVE ET D'HUILE DE RICIN, VOUS L'EMPÊCHEREZ DE S'AGRANDIR.
> LES MARQUES SUR LE CORPS, COMME CELLE-CI, ONT UNE SIGNI-

---

1. Voir « *L'Univers d'Edgar Cayce* », Éd. R. Laffont, T. I, p. 152 et le Dr Ian Stevenson : « *20 cas suggérant la réincarnation* », Éd. Sand-Tchou, sur la signification karmique des marques de naissance. (N.D.L.T.)

FICATION. ET SI VOUS DEMANDIEZ UNE LECTURE DE VIES ANTÉRIEURES POUR CET ENFANT, VOUS VERRIEZ QU'IL A UN RÔLE À JOUER DANS LA VIE DES GENS DE SON ENTOURAGE — ET DE BIEN D'AUTRES! IL EST MARQUÉ!» (Lecture 573-1)

Les verrues

Elles apparaissent le plus souvent, semble-t-il, juste avant la puberté, et à l'adolescence. Une fillette de douze ans demanda à Cayce:

«Qu'est-ce qui cause les verrues?»

Et il répondit: «C'EST PARCE QUE VOUS ÊTES DANS UNE PÉRIODE DE TRANSITION ET QUE VOS ÉNERGIES CELLULAIRES SONT EN TRAIN DE SE MODIFIER. CELA ARRIVE À TOUT LE MONDE EN PÉRIODE DE TRANSITION.» (Lecture 1206-6)

Dans une autre lecture, Cayce dit:

«C'EST LE RÉSULTAT D'UNE ACCUMULATION D'ÉNERGIES CELLULAIRES QUI RÉAGISSENT. CHAQUE ATOME DU CORPS EST UN UNIVERS COMPLET À LUI TOUT SEUL. SI L'UN D'ENTRE EUX FAIT CAVALIER SEUL, AU LIEU D'AGIR EN COORDINATION AVEC LES AUTRES, L'ORGANISME S'EFFORCERA DE LE REJETER À TRAVERS LES ORGANES D'ÉLIMINATION; ET LORSQUE CES CELLULES EN RUPTURE DE BAN S'ACCUMULENT, ELLES SONT REJETÉES À L'EXTÉRIEUR ET NON PAS ABSORBÉES. VOILA COMMENT SE FORMENT LES VERRUES ET LES GRAINS DE BEAUTÉ.» (Lecture 759-9)[1]

---

1. Qui figure également dans le livre du Dr MacGarey que j'ai traduit: «*Les Remèdes d'Edgar Cayce*», Éd. du Rocher, p. 202. (N.D.L.T.)

Or les verrues sont depuis toujours une plaie pour l'humanité! Rarissimes sont les gens qui n'en ont jamais eues. Un exemple: la revue médicale « *National Disease and Therapeutic Index* » signale qu'en 1969, 5,5 millions de consultations médicales furent motivées par une verrue[1], soit 20 % de plus qu'en 1965.

Chaque tradition populaire a sa recette contre les verrues. Dans l'Angleterre du XVIIe siècle, un aristocrate anglais s'était vanté de faire disparaître ses verrues en exposant ses mains aux rayons de lune... Certains gitans frottent les leurs contre le dos d'un homme qui a des enfants illégitimes. Au Maroc, certains marabouts ont la réputation de guérir les verrues[2]. D'autres ont essayé le jus de tabac, la graisse pour lubrifier les moteurs, ou bien la rosée matinale. Dans les temps modernes, on a essayé de détruire les verrues par cautérisation, ou bien avec des cristaux de glace, des rayons X ou des acides. La médecine actuelle y va de son intervention chirurgicale, au scalpel; mais on essaie aussi de dessécher les verrues par électrothérapie ou chimiothérapie.

Bien que les verrues soient des tumeurs bénignes, certains médecins ont bien vu la parenté de celles-ci avec les tumeurs cancé-

---

1. Aux États-Unis. (N.D.L.T.)
2. En France, la plupart des guérisseurs locaux ont leur recette, en général efficace (souvent sous forme de prière, d'ailleurs). On emploie aussi le suc d'euphore épurge (en frotter la verrue toutes les heures; elle disparaît en 48 heures). Si l'on n'a pas cette plante sous la main, employer le suc de chélidoine (plante très courante qui pousse sur les vieux murs), le suc de figuier; les feuilles de jourbarbe; le suc de l'enveloppe (verte) de la noix. En ville, où l'on ne trouve pas toujours ces plantes, utilisez une gousse d'ail cru. Cf. « *Le Guide de l'Anticonsommateur* », Éd. Seghers-Laffont, p. 77. (N.D.L.T.)

reuses(c'est-à-dire malignes). On a espéré que les recherches sur la nature des verrues ferait progresser la recherche sur le cancer. C'est ainsi que la consultante n° 583 demanda à Cayce :

« Est-ce que l'organisme présente une prédisposition au cancer ? Pourquoi ces grains de beauté et ces taches qui apparaissent de temps à autre, avec cette gênante sensation de démangeaison ? »

« CE QUI LES CAUSE, C'EST AVANT TOUT UNE INSUFFISANCE D'ÉLIMINATION DES DÉCHETS, DONT C'EST UN SYMPTÔME. ON PEUT Y VOIR AUSSI UNE RÉACTION DU SYSTÈME NERVEUX PLUTÔT QU'UNE TENDANCE AU CANCER. EN EFFET, LE TERRAIN CANCÉREUX EST CELUI OÙ LES ÉNERGIES CELLULAIRES SE RASSEMBLENT DANS UNE ZONE À PROBLÈMES, PROVOQUANT À LA FOIS UNE IRRITATION ET UNE INSUFFISANTE ÉLIMINATION DES DÉCHETS ; ET C'EST ALORS QUE L'ORGANISME, DANS UNE TENTATIVE DE SOULAGER CES ZONES, RISQUE DE PROVOQUER LA MALADIE À PARTIR DE TISSUS CELLULAIRES BRISÉS QUI SE TRANSFORMENT EN TUMEUR MALIGNE (...). RIEN DE TEL ICI ACTUELLEMENT. IL S'AGIT POUR L'INSTANT D'UNE TENDANCE À L'INTOXICATION, ET D'UN FONCTIONNEMENT ABERRANT DES TISSUS NERVEUX, VOYEZ-VOUS ? » (Lecture 583-7)

Mais revenons à nos moutons, c'est-à-dire aux verrues, avec la consultante n° 759, qui s'inquiéta :

« Qu'est-ce qui fera partir les verrues que j'ai sur les mains et sur le corps ? »

Cayce la rassura : « MASSEZ-LES AVEC DE L'HUILE DE RICIN. »

« Souvent ? »

«TOUS LES SOIRS.»

«Et quand est-ce qu'il y aura des résultats?»

«DANS DEUX OU TROIS SEMAINES.» (Lecture 759-9)

Voici encore un extrait de lecture sur le sujet:

«La petite excroissance que j'avais à l'index de la main droite n'est pas partie. Qu'est-ce que je dois faire de plus?»

«UN MASSAGE AVEC DE L'HUILE DE RICIN PURE QUI LA FERA DISPARAÎTRE.»

«Combien de fois par jour?»

«EN GROS, DEUX FOIS PAR JOUR: AU LEVER ET AU COUCHER.» (Lecture 261-10)

«Qu'est-ce que je pourrais faire contre un essaim de verrues qui est apparu à l'angle du pouce droit?»

«POUR LES PROBLÈMES CUTANÉS SUR LE POUCE — ET AILLEURS — EMPLOYEZ DES CRISTAUX DE SOUDE[1] MÉLANGÉS AVEC DE L'HUILE DE RICIN. APPLIQUEZ LOCALEMENT ET METTEZ DESSUS UN PANSEMENT. CELA VOUS FERA MAL UNE JOURNÉE. PUIS ENLEVEZ LE PANSEMENT ET RENOUVELEZ L'APPLICATION DU MÉLANGE UN JOUR OU DEUX. LES VERRUES DISPARAÎTRONT.» (Lecture 3414-1)

«Que faire contre les verrues?»

---

1. Drogueries, marchands de couleurs, épiceries — marque: lessive Saint-Marc. (N.D.L.T.)

« ON PEUT LES TRAITER (...) DE PRÉFÉRENCE AVEC UNE APPLICATION D'HUILE DE RICIN MÉLANGÉE À DES CRISTAUX DE SOUDE. LE MÉLANGE NE DOIT PAS AVOIR LA CONSISTANCE D'UNE PÂTE À CRÊPE, MAIS PLUTÔT DU MASTIC. APPLIQUEZ-LE SUR LA VERRUE, QUI DISPARAÎTRA. » (Lecture 1206-5)

« Comment me débarrasser de ces verrues ? »

« METTEZ DESSUS UNE PÂTE COMPOSÉE DE CRISTAUX DE SOUDE ET D'HUILE DE RICIN. MALAXEZ ET APPLIQUEZ LE SOIR. LES PROPORTIONS ? QUE ÇA AIT LA CONSISTANCE D'UNE PÂTE, VOYEZ-VOUS ? UNE PINCÉE DE CRISTAUX DE SOUDE AVEC TROIS OU QUATRE GOUTTES D'HUILE DE RICIN DANS LE CREUX DE LA MAIN, MALAXEZ BIEN ET APPLIQUEZ SUR LA VERRUE. METTEZ UN BANDAGE SUR LE TOUT. À LA SECONDE OU TROISIÈME APPLICATION, ÇA RISQUE D'ÊTRE IRRITÉ. ENLEVEZ LE SOIR, ET RECOMMENCEZ LE LENDEMAIN. LA VERRUE DISPARAÎTRA ! » (Lecture 1179-3)

« Quel est le meilleur moyen de venir à bout des verrues ? »

« CELLE QUE VOUS AVEZ AU GENOU DROIT EST EN TRAIN DE DISPARAÎTRE. APPLIQUEZ D'ÉGALES QUANTITÉS D'HUILE DE RICIN ET DE CRISTAUX DE SOUDE SUR CELLE QUE VOUS AVEZ AU BOUT DU DOIGT, ET MASSEZ. CELA VOUS FERA UN PEU MAL, MAIS VOUS DÉBARRASSERA DE LA VERRUE. » (Lecture 308-13)

« Comment puis-je soigner le durillon sur mon médium droit ? (Cela peut paraître bizarre, mais c'est là où frotte le stylo quand on écrit[1].)

« MASSEZ LOCALEMENT AVEC UN MÉLANGE D'HUILE DE RICIN ET DE CRISTAUX DE SOUDE. » (Lecture 308-32)

---

1. Un genre de « crampe de l'écrivain » ! (N.D.L.T.)

« J'ai une petite excroissance sur le genou droit qui ressemble à une verrue. Elle commence à grossir; qu'est-ce que je peux faire pour l'enlever? »

« MASSEZ-LA AVEC UN MÉLANGE DE CAMPHRE[1] ET DE CRISTAUX DE SOUDE. » (Lecture 5290-1)

Seize ans après avoir reçu cette lecture, la consultante écrivit à la Fondation Cayce pour raconter comment elle avait utilisé la recette sur le pouce de sa fille, sur lequel s'étalaient huit verrues. Il ne fallut que quelques applications pour que *« le pouce redevienne impeccablement net »*.
Dans les dossiers, il y a beaucoup de lettres attestant le succès des recettes données par Cayce contre les verrues, les grains de beauté et les kystes. Les lettres ne viennent pas uniquement des consultants de Cayce: beaucoup, récentes, viennent de membres de la Fondation Cayce, qui ont essayé, en désespoir de cause, les recettes ci-dessus... Et ça a marché!
Dans le cas du consultant n° 2803, Cayce prescrivit:

« LAVEZ LES VERRUES DANS UNE SOLUTION D'EAU D'ALUN: PRENEZ UN MORCEAU D'ALUN GROS COMME UNE NOIX ET PLONGEZ-LE DANS DE L'EAU CHAUDE — MAIS NI BRÛLANTE, NI TIÈDE. ENSUITE, RINCEZ LES MAINS DANS CETTE EAU, SANS LES ESSUYER. » (Lecture 2803-5)

Les verrues plantaires (qui apparaissent sous les pieds) sont les plus difficiles à soigner. Comme

---

1. Camphre naturel importé de Chine: dans toutes les drogueries; ça sent très bon et ça n'est pas cher! (N.D.L.T.)

celles qui apparaissent autour des ongles des doigts. Cayce avait donné un remède simple :

« J'ai deux petits bobos qui sont apparus sur le talon de mon pied droit, et qui semblent être des verrues. Qu'est-ce que je pourrais faire pour les dissoudre ou les faire enlever ? »

« CHAQUE SOIR, METTEZ DESSUS UNE PINCÉE DE CRISTAUX DE SOUDE IMPRÉGNÉS D'ALCOOL CAMPHRÉ, JUSTE CE QU'IL FAUT POUR RECOUVRIR LES VERRUES. RECOUVREZ D'UN PANSEMENT ET GARDEZ TOUTE LA NUIT. ÇA VOUS FERA MAL QUELQUES JOURS, MAIS FERA DISPARAÎTRE LES VERRUES ET EMPÊCHERA TOUTE IRRITATION OU INFECTION. CAR IL S'AGIT SEULEMENT D'ÉLIMINER LES DÉCHETS QUI SE FONT DANS UNE MAUVAISE DIRECTION. » (Lecture 1101-3)

Et Cayce d'ajouter :

« COMME ON LE VOIT DANS LE CAS DES PORES QUI DEVIENNENT DES POINTS NOIRS, OU DES TACHES QUI APPARAISSENT SUR DIFFÉRENTES PARTIES DE LA PEAU. »

Puis il continue sur les conseils d'hygiène générale qui permettront de soigner la peau en profondeur.

Grains de beauté, nævus, papillomes, taches de vieillesse, etc.

Commencez-vous, cher lecteur, à comprendre comment tout cela fonctionne ? Par exemple, voyons les grains de beauté, qui cousinent avec les verrues :

« Comment pourrais-je enlever ces grains de beauté ? »

> « N'EN FAITES PAS UNE IDÉE FIXE. OCCUPEZ-VOUS PLUTÔT DE SOIGNER LE "TERRAIN" EN PROFONDEUR, ET LAISSEZ CES GRAINS DE BEAUTÉ SE DÉBROUILLER TOUT SEULS ! ILS NE SONT HABITUELLEMENT QUE DES SYMPTÔMES ! » (Lecture 361-3)

« J'ai un grain de beauté sur le cou, sur lequel le docteur a mis de l'acide pour le faire disparaître[1]. Qu'est-ce qu'il faut que je fasse ? »

> « RIEN POUR L'INSTANT. LES REMÈDES PRESCRITS COMMENCENT DÉJA À FAIRE LEUR EFFET, ET LA CIRCULATION S'AMÉLIORE. ON ARRIVERA AINSI À LA DISPARITION DE CE PROBLÈME. MAIS POUR ADOUCIR LOCALEMENT, METTEZ DESSUS UN MÉLANGE À PARTS ÉGALES DE LANOLINE FONDUE[2], DE CAMPHRE ET D'ESSENCE DE TÉRÉBENTHINE ; CECI PAS TANT SUR LE GRAIN DE BEAUTÉ LUI-MÊME QUE SUR LA ZONE QUI EST AUTOUR. LE MÉLANGE SE DIFFUSERA ET SERA ABSORBÉ PAR LA PEAU, VOYEZ-VOUS ? » (Lecture 2426-1)

« Est-ce que le papillome que j'ai au niveau du foie est une tumeur maligne ? Et que dois-je faire contre cela ? »

---

1. Très imprudent de la part du docteur. En tant que journaliste médicale, j'ai vu passer enquêtes et dossiers sur les cancers qui se déclaraient après l'ablation chirurgicale d'un grain de beauté. Ce dernier, tumeur bénigne, empêcherait ou retarderait l'apparition d'une tumeur maligne (c'est-à-dire cancéreuse). (N.D.L.T.)
2. Toutes pharmacies ; fond à la chaleur. Quant à l'essence de térébenthine, Cayce entend bien qu'elle soit naturelle ! (N.D.L.T.)

«NON, CE N'EST PAS UNE TUMEUR MALIGNE. VOTRE ÉTAT DE SANTÉ NE PERMET PAS UNE ANESTHÉSIE GÉNÉRALE.
SI VOUS FAITES LE CHOIX DE LE FAIRE ENLEVER, IL FAUDRAIT LE FAIRE SOUS ANESTHÉSIE LOCALE.
LES MASSAGES OU LES APPLICATIONS INCONSIDÉRÉES DE PRODUITS PEUVENT L'AGGRAVER, L'ENRACINER PLUS PROFONDÉMENT, AU POINT DE CAUSER UNE GÊNE BIEN PLUS GRANDE.
LA MEILLEURE CHOSE SERAIT DE RETARDER SA CROISSANCE, EN BADIGEONNANT — NON PAS DESSUS, MAIS TOUT AUTOUR — UN MÉLANGE APPROPRIÉ DE SUINT DE MOUTON, D'ESSENCE DE TÉRÉBENTHINE ET DE CAMPHRE À PARTS ÉGALES. MASSEZ DOUCEMENT, CE QUI EMPÊCHERA LA TUMEUR DE GROSSIR, CALMERA VOS IRRITATIONS, ET AMÈNERA PEU À PEU DU SOULAGEMENT. CECI DIT, ON PEUT L'ENLEVER PAR OPÉRATION CHIRURGICALE, SI VOUS LE DÉCIDEZ AINSI OU S'IL SE PRODUIT UNE INFLAMMATION. QUANT À NOUS, NOUS CONSEILLERIONS DE NE PAS Y TOUCHER, EN VOUS CONTENTANT DU PETIT TRAITEMENT CI-DESSUS[1]» (Lecture 1010-11)

Il semble que les grains de beauté ne doivent pas être pris à la légère :

«Est-ce que je dois faire enlever les grains de beauté que j'ai sur le dos ? Et si oui, par quoi et comment ?»

«NOUS ESTIMONS QU'IL NE FAUT PAS Y TOUCHER, AVEC QUOI QUE CE SOIT. SEULEMENT LES MASSEZ VOUS-MÊME, OU LES FAIRE MASSER PAR QUELQU'UN, ET UNIQUEMENT AVEC DE L'HUILE DE RICIN ; CELA LES EMPÊCHERA DE GROSSIR. ET SI VOUS LE FAITES AVEC PERSÉVÉRANCE, ILS DISPARAÎTRONT COMPLÈTEMENT.» (Lecture 678-2)

---

1. Remarquez le pluriel qu'emploie souvent Cayce à l'état de transe : «nous conseillerions». (N.D.L.T.)

Ici encore, le mot-clé est « PERSÉVÉRANCE », et l'huile qui s'impose est celle de ricin. « Palma Christi » pour l'état civil, le ricin est vraiment la panacée, et on n'a pas fini d'en faire le tour !

« Indiquez-moi, monsieur Cayce, un traitement pour faire disparaître le grain de beauté que j'ai sur la poitrine, s'il vous plaît »

« MASSEZ TOUT AUTOUR, DEUX FOIS PAR JOUR, AVEC DE L'HUILE DE RICIN. ET SANS Y ALLER TROP FORT ! ÇA DISPARAÎTRA. » (Lecture 573-1, du 6 juin 1934)

Le 9 mars 1935, le grain de beauté avait disparu ! Il y a également des témoignages comme quoi les applications d'huile de ricin effacent peu à peu les taches de vieillesse. La lecture ci-dessous est un exemple du bon sens de Cayce, qui conseillait toujours de commencer par le plus évident :

« Pourquoi est-ce que j'ai un grain de beauté sur le front ? comment soigner ça ? »

« IL S'AGIT DE L'ÉCLATEMENT D'UNE CELLULE SOUS L'EFFET DE TENSIONS INTERNES, ALORS QUE L'ORGANISME ÉTAIT EN PLEINE CROISSANCE. NE VOUS EN FAITES PAS COMME ÇA POUR L'INSTANT ! PLUS TARD, NOUS FERONS DES MASSAGES, EN DOUCEUR, AVEC DE L'HUILE DE RICIN, ET ÇA IRA MIEUX ! MAIS AVANT DE S'EN OCCUPER, IL FAUDRAIT D'ABORD SOIGNER VOS TROUBLES DU SYSTÈME RESPIRATOIRE ET DES FONCTIONS D'ASSIMILATION. » (Lecture 626-1)

« Qu'est-ce que vous me conseillez de faire, monsieur Cayce, pour ce petit grain de beauté, cette sorte d'excroissance molle que j'ai sur le dos, côté gauche ?

« MÉLANGEZ UNE PETITE QUANTITÉ D'HUILE DE RICIN AVEC DES CRISTAUX DE SOUDE. CELA VOUS FERA MAL UN JOUR OU DEUX, MAIS APRÈS, IL N'Y AURA PLUS RIEN ! »

« Vous voulez dire que je dois seulement frotter ? »

« SEULEMENT FROTTER, DEUX OU TROIS FOIS PAR JOUR, TOUS LES DEUX OU TROIS JOURS. » (Lecture 4033-2)

Dans ce cas, le « grain de beauté », plus coriace que d'autres, nécessite l'application de cristaux de soude. Mais selon l'état de l'excroissance, Cayce prescrit des traitements plus ou moins énergiques. Dans certains cas, il commence par conseiller de traiter l'état général du patient. Dans d'autres, il se contente de conseiller un massage en douceur avec de l'huile de ricin autour de la petite tumeur bénigne, pour empêcher sa croissance. Il dit bien de masser « DOUCEMENT », et recommande même de « NE PAS BLESSER ». Car les grains de beauté ne doivent pas être traités n'importe comment.

Le cas 288-51 est d'un autre genre. Il s'agit d'une sorte d'excroissance — peut-être génératrice de « grain de beauté », décrite aussi comme « *une sorte de tache de rousseur enflée, apparue à la suite d'un bain de soleil trop prolongé* ». Cayce répondit :

« CELA VIENT D'UNE CELLULE ÉCLATÉE. NE LA GRATTEZ PAS, SINON ELLE VA ÉVOLUER EN GRAIN DE BEAUTÉ OU EN VERRUE, CE QUI SERAIT VILAIN.

NOUS METTRIONS DESSUS UN PEU DE CAMPHRE TOUS LES JOURS [1]. » (Lecture 288-51)

---

1. Vous pouvez mélanger un petit pot de lanoline pure (chez le pharmacien) et des tablettes de camphre (chez le marchand de couleurs). A l'air ambiant, la lanoline s'imprègne de camphre et on peut se masser avec. (N.D.L.T.)

La suite de la lecture conseillait l'usage régulier du camphre. Un an plus tard, la consultante écrivit que « *cette tache rouge sur mon nez a complètement disparu grâce à l'emploi d'alcool camphré chaque soir* ». Voici un autre extrait de la même lecture qui éclaire certains aspects de la genèse des grains de beauté :

<u>« Que faire contre ces innombrables grains de beauté qui continuent d'apparaître ici et là, en particulier dans la partie supérieure de mon corps ? »</u>

« VOUS VOUS IMAGINEZ CELA, CAR, EN FAIT, ILS VONT ET VIENNENT, ET SI VOUS VEILLEZ À LA BONNE MARCHE DES FONCTIONS D'ÉLIMINATION, TOUT CELA DISPARAÎTRA. » (Lecture 288)

Quelqu'un demanda à Cayce :

« Pourquoi cette tache sur le côté ne s'efface-t-elle pas ? »

Il donna une réponse qui pourrait servir de règle générale :

« PAS D'IMPATIENCE. EST-CE QUE C'EST VENU EN UN SEUL JOUR ? ALORS N'EXIGEZ PAS QUE CELA DISPARAISSE EN UN JOUR, NI MÊME EN UN MOIS. C'EST QUELQUE CHOSE QUI A MIS DES ANNÉES À APPARAÎTRE, IL FAUDRA PLUSIEURS MOIS POUR L'EFFACER. MAIS SI NOUS SUIVONS LE TRAITEMENT, CELA SERA ÉLIMINÉ. N'OUBLIEZ PAS QU'EN MATIÈRE DE MÉDICAMENTS, IL EST AUSSI MAUVAIS D'EN FAIRE TROP QUE PAS ASSEZ ! CONTENTEZ-VOUS DE LA PRESCRIPTION QU'ON VOUS A DONNÉE ! » (Lecture 3607-2)

Même avis, à peine différent, pour le cas n° 1861 :

« ON VOUS A INDIQUÉ D'APPLIQUER LE TRAITEMENT SPÉCIFIQUE À UN MOMENT PRÉCIS. LA PRESCRIPTION N'A PAS ÉTÉ RESPECTÉE, DANS L'IDÉE QUE SI ON Y ALLAIT DOUCEMENT, ÇA FERAIT DU BIEN, CERTES, MAIS QU'EN Y ALLANT BEAUCOUP PLUS FORT, ÇA IRAIT ENCORE MIEUX ! ALORS QU'EN RÉALITÉ, SOUVENT LE MIEUX EST L'ENNEMI DU BIEN ! (...) ALORS PAS D'EXCÈS DE ZÈLE, MAIS RESPECTEZ LA DURÉE DU TRAITEMENT PRESCRIT, QUI NE DOIT PAS EXCÉDER UNE MINUTE OU UNE MINUTE ET DEMIE. DEUX OU TROIS MINUTES, C'EST PIRE QUE SI VOUS N'AVIEZ RIEN FAIT DU TOUT. » (Lecture 1861-11)

Les cicatrices

Elles provoquent en général une certaine inquiétude chez le patient. Les gens essayent de masquer les cicatrices et ce qu'ils considèrent comme des imperfections, plutôt que de souligner leurs avantages (grâce auxquels ils pourraient détourner l'attention par un effet d'optique). Mettez en valeur vos atouts, le reste passera inaperçu !
Le 11 octobre 1940, Edgar Cayce reçut un appel téléphonique désespéré : une petite fille d'un an avait accidentellement reçu une casserole d'eau bouillante sur le visage, l'estomac, les pieds. Elle souffrait de brûlures graves, au point que le médecin pensait qu'un œil était brûlé. Cayce commença sa lecture, comme d'habitude, par les mots :

Et continua ainsi :

« SON ÉTAT EST GRAVE À CAUSE DES CLOQUES PROVOQUÉES PAR L'EAU BOUILLANTE. MAIS LES YEUX N'ONT RIEN, SEULEMENT LES PAUPIÈRES. IL FAUDRAIT NETTOYER LES PLAIES AVEC DE L'ACIDE TANNIQUE : PUIS APPLIQUER (...) UNE POMMADE CAMPHRÉE, POUR EMPÊCHER L'APPARITION DES CICATRICES OU LES GUÉRIR, AU FUR ET À MESURE QUE LES TISSUS GUÉRISSENT [1]. »
(Lecture 2015-6)

L'enfant guérit complètement, et la formule que lui avait prescrite Cayce devint un classique encore appliqué aujourd'hui avec succès [2].

« Est-ce que l'usage de cette pommade camphrée viendra à bout de la cicatrice que j'ai sur le bras, provenant d'un accident d'il y a deux ans où j'ai été gravement brûlé ? »

---

[1]. On trouve en France le remède-miracle aux brûlures : l'argile verte (à appliquer en cataplasme). Lorsque j'étais journaliste médicale à « *L'Impatient* », j'ai reçu une lettre d'une maman qui me racontait que sa toute petite fille, comme dans la lecture 2015-6, avait été ébouillantée ; qu'à l'hôpital, le médecin, archi-pessimiste, avait renvoyé l'enfant chez elle, dans l'idée qu'il n'y avait plus rien à faire qu'à la laisser mourir dans son cadre familial ! Car elle semblait brûlée au dernier degré. La mère, sur le conseil d'une voisine, recouvrit son bébé de cataplasmes d'argile verte, qu'elle renouvela toutes les deux heures. Et jour après jour l'enfant survécut. Au bout d'un mois de ce traitement, elle était presque guérie. La maman l'ayant emmenée à l'hôpital, le médecin n'en crut pas ses yeux. J'ai moi-même plusieurs fois sauvé des animaux domestiques gravement blessés avec de l'argile verte : succès IN-CRO-YA-BLE ! (N.D.L.T.)
[2]. Voir « *Les Remèdes d'Edgar Cayce* », du Dr MacGarey, Éd. du Rocher, même collection, p. 204. (N.D.L.T.)

« OUI, MAIS MIEUX ENCORE L'HUILE CAMPHRÉE. PRÉPAREZ-LA VOUS-MÊME, C'EST-À-DIRE QUE VOUS AJOUTEREZ À 60 G D'HUILE CAMPHRÉE :
— UNE DEMI-CUILLERÉE À CAFÉ DE LANOLINE FONDUE [1]
— ET 30 G D'HUILE D'ARACHIDE
CE MÉLANGE VIENDRA RAPIDEMENT À BOUT DE LA CICATRICE VICIEUSE. » (Lecture 440-3)

Lors du congrès annuel de l'A.R.E. en juin 1963, on entendit le témoignage d'une jeune femme de l'Ohio qui avait utilisé cette formule sur son beau-frère accidentellement brûlé, pour l'aider à cicatriser. Or, au lieu de guérir les brûlures comme on s'y attendait, la pommade les aggrava. Le pharmacien qui l'avait préparée, interrogé, expliqua qu'il avait utilisé pour « L'HUILE CAMPHRÉE », non pas de l'huile d'olive, comme l'indiquait la lecture, mais de l'huile de graine de coton (comme cela se fait encore)[2]. Il recommença la préparation en suivant les instructions de Cayce, et cette fois la pommade eut l'effet cicatrisant attendu.

La lecture 440-3 précisait même que :

« L'HUILE D'OLIVE EST L'UN DES MEILLEURS STIMULANTS DE L'ACTIVITÉ MUSCULAIRE [3] (...) QUANT À L'HUILE CAMPHRÉE, IL S'AGIT SIMPLEMENT DU MÊME ÉLÉMENT ÉNERGÉTISANT DE BASE, L'HUILE D'OLIVE, AUQUEL ON A AJOUTÉ DU CAMPHRE, PLUS OU MOINS RAFFINÉ (...) LE MÉLANGE EN QUESTION, APPLIQUÉ SUR L'ÉPIDERME, NON SEULEMENT ADOUCIT LA ZONE ENFLAMMÉE OU IRRITÉE, MAIS ENCORE STIMULE LA CIRCULA-

---

1. Voir en fin de volume les indications sur les produits.
2. Aux États-Unis où l'huile d'olive n'est pas comme chez nous une production traditionnelle. (N.D.L.T.)
3. Lecture que j'ai traduite dans « *L'Univers d'Edgar Cayce* », Tome I, Éd. R. Laffont, p. 69. (N.D.L.T.)

TION DE TELLE SORTE QUE (...) CE TRAITEMENT PEUT AMENER UN RENOUVELLEMENT COMPLET DE LA PEAU EN DEUX ANS OU DEUX ANS ET DEMI. » (Lecture 440-3)

Perspective encourageante ! Il n'y a plus qu'à appliquer le mélange et attendre patiemment le résultat !
Et voici un extrait d'une lettre adressée à Hugh Lynn Cayce, fils d'Edgar, par un chirurgien de Kansas City (Missouri), en date du 6 avril 1959 :

« *Je voudrais vous parler de la lotion cicatrisante que j'ai trouvée dans les lectures de votre père. Je suis heureux de pouvoir témoigner des résultats positifs qu'elle a donnés dans le cas de ma fille. Celle-ci avait une cicatrice vicieuse au poignet à la suite d'un accident, où elle s'était blessée au contact d'une vitre de fenêtre. Deux fois nous avons fait appel à la chirurgie pour éliminer cette cicatrice vicieuse. Sans succès ! J'ai donc appliqué alors la lotion recommandée par les lectures (...), et je suis heureux de vous dire que cette cicatrice chéloïde a disparu, et on a peine à retrouver son emplacement, même en regardant de près. J'ai été si convaincu par ce résultat que je la prescris maintenant après l'opération chirurgicale, dans quatre-vingt-dix pour cent des cas !*
« *Je voudrais aussi signaler un autre cas qui pourra vous intéresser : il s'agit d'une petite fille de quatre ans, renversée par un camion, lequel lui a broyé les deux fémurs. Le fémur droit fut remis en place, après quoi on appliqua dessus la lotion en question. Cet été, le tissu cicatriciel était sain, et la cicatrice en voie de disparition — elle avait même bronzé au soleil, au même degré que la peau environnante.* »

Signé Dr J.L. Rowland, ostéopathe.

Une jeune fille de 17 ans interrogea Cayce :

«Est-ce que ce traitement guérira mon acné sans laisser de cicatrices (des boutons)?»

«COMME VOUS AVEZ TENDANCE À L'ACCUMULATION (des déchets) SOUS LA PEAU, CE SERA UNE BONNE CHOSE DE FAIRE DES MASSAGES LOCAUX AVEC DE L'HUILE CAMPHRÉE; CELA ADOUCIRA LA PEAU ET EMPÊCHERA LES CICATRICES. CES MASSAGES NE DOIVENT PAS ÊTRE FAITS TOUT LE TEMPS, MAIS LE SOIR AVANT DE SE COUCHER. VOUS MASSEREZ DOUCEMENT LES ZONES CONCERNÉES AVEC L'HUILE CAMPHRÉE, CECI EN PLUS DES AUTRES PRESCRIPTIONS.» (Lecture 475-1)

(«AUTRES PRESCRIPTIONS» qui portaient sur un régime alimentaire, un traitement aux rayons, de la physiothérapie, des doses d'huile d'olive à prendre par voie interne, des tisanes, etc.)

Dans le cas d'une femme de cinquante-deux ans, Cayce prescrivit:

«DES MASSAGES AVEC UN CORPS GRAS, N'IMPORTE LEQUEL [1] — PAR EXEMPLE DU BEURRE DE CACAO DISSOUS DANS DE L'HUILE D'OLIVE. CELA EMPÊCHERA LA FORMATION DE CICATRICES, MÊME DANS LES ZONES OÙ VOTRE ORGANISME A SOUFFERT DE BLESSURES OU DE LÉSIONS DÉJÀ ANCIENNES.» (Lecture 2423-3)

---

1. Cayce prescrivant des massages avec un corps gras ne prescrit pas les massages aux huiles essentielles naturelles, pour l'excellente raison qu'elles étaient introuvables aux U.S.A. à son époque (étant un produit d'importation). Or les huiles essentielles distillées en Provence (capitale Grasse) répondent très bien à cette lecture: on peut faire soi-même un mélange d'huile d'olive et d'huile essentielle — de lavande, de romarin, de pin, de thym, etc. et s'en masser quotidiennement tout le corps. Ces produits naturels excellents fabriqués chez nous (donc accessibles au grand public) répondent bien à la prescription de Cayce. (N.D.L.T.)

De nombreuses lectures recommandent la teinture de myrrhe dans les soins de la peau :

« ELLE AGIT SUR LES PORES DE LA PEAU EN INTERVENANT DANS LA CIRCULATION, QUELLE DIRIGE VERS LES ZONES ATTEINTES. » (Lecture 440-3)

Le même consultant demanda si les cicatrices qu'il avait aux jambes d'une part, et à l'estomac d'autre part, nuisaient à son état général. Cayce lui répondit:

« GUÈRE OU PAS DU TOUT. CES CICATRICES PEUVENT S'EFFACER AVEC LE TEMPS, SI VOUS Y METTEZ LA PERSÉVÉRANCE ET LE SOIN NÉCESSAIRES. VOUS DEVREZ LES MASSER AVEC UN MÉLANGE DE TEINTURE DE MYRRHE, D'HUILE D'OLIVE ET D'HUILE D'OLIVE CAMPHRÉE, À TOUTES PETITES DOSES. MASSEZ UNE CICATRICE UN JOUR, LA SECONDE LE LENDEMAIN, VOYEZ-VOUS ?
LORSQUE VOUS PRÉPAREREZ L'HUILE D'OLIVE DANS LA TEINTURE DE MYRRHE, COMMENCEZ PAR CHAUFFER L'HUILE ET AJOUTEZ-Y LA MÊME QUANTITÉ DE TEINTURE DE MYRRHE [1]. NE

---

[1]. A défaut de teinture de myrrhe, vous pouvez préparer un bocal d'huile cicatrisante : c'est l'huile de millepertuis également très efficace. C'est très facile : ramassez dans les champs une livre de fleurs fraîches de millepertuis *(Hypericum perforatum)*. C'est une plante à fleurs jaunes, très commune, qui fleurit partout de juin à septembre. Rentré chez vous, plongez-les dans un litre de très bonne huile d'olive, fermez le bocal, et laissez macérer 10 à 20 jours au soleil. En Provence, on ajoute 1/2 litre de bon vin blanc bio, et on l'appelle la préparation « oli rouge », car le contenu du bocal devient tout rouge. Conservez votre huile en attendant l'occasion... qui ne tarde jamais quand on a des enfants à la maison ! (Recette que j'ai donnée dans le « *Guide de l'Anticonsommateur* », p. 57, Éd. Seghers-Laffont).

PRÉPAREZ QUE LA DOSE DONT VOUS AVEZ BESOIN AU MOMENT MÊME. PAR CONTRE, L'HUILE CAMPHRÉE PEUT SE PRÉPARER EN GRANDE QUANTITÉ. NE METTEZ SUR LA PEAU QUE CE QU'ELLE PEUT ABSORBER AU COURS D'UN MASSAGE. ÉVIDEMMENT, CELA PRENDRA DU TEMPS. MAIS RAPPELEZ-VOUS QUE VOUS POURREZ AINSI RENOUVELER ENTIÈREMENT LA SURFACE DE LA PEAU — SI VOUS FAITES CELA RÉGULIÈREMENT ET DE FAÇON PERSÉVÉRANTE ET LORSQUE VOUS MASSEREZ, N'Y ALLEZ PAS TROP FORT POUR NE PAS PROVOQUER D'IRRITATION. LE PRODUIT DOIT ÊTRE ABSORBÉ PAR LA PEAU. NE VOUS CONTENTEZ PAS DE BADIGEONNER CE MÉLANGE SUR LA PEAU AVEC UN COTON, MAIS TREMPEZ-Y LES DOIGTS, AVEC LESQUELS VOUS FEREZ LE MASSAGE. ÇA NE LES BRÛLERA PAS! ET MÊME CELA LEUR FERA DU BIEN!» (Lecture 440-3)

Cayce a si souvent invoqué «la persévérance et la régularité» qu'on a réuni ses citations là-dessus dans un fascicule (en vente à l'A.R.E.).
Rien de ce qui était vivant ne lui était étranger. Dans l'une de ces prescriptions, on trouve cette leçon de philosophie:

«QUANT À VOS CICATRICES, FAITES APPEL POUR LES EFFACER À VOTRE ESPRIT ET À VOTRE ÂME. AFFRONTEZ-LES EN LEUR APPLIQUANT CONCRÈTEMENT LES LOIS SPIRITUELLES DE VÉRITÉ, D'AMOUR, DE PATIENCE, DE DOUCEUR, DE TENDRESSE, DE SÉRÉNITÉ, D'AMOUR FRATERNEL. EN REJETANT CES TENDANCES QUE VOUS AVEZ À L'ÉGOÏSME, À LA JALOUSIE, ETC. QUE VOTRE MENTAL SE BRANCHE SUR CELUI QUI A DIT QU'IL ÉTAIT LA VOIE, LA VÉRITÉ, LA LUMIÈRE. IL VOUS ÉCLAIRERA DE LA LUMIÈRE DE SON AMOUR, DE TELLE SORTE QUE PERSONNE OU PRESQUE NE VERRA LES CICATRICES QUE VOUS A LAISSÉES L'ÉGOÏSME DE CERTAINES DE VOS VIES ANTÉRIEURES.» (Lecture 5092-1)

Résumé

1) Acné, psoriasis et herpès

A — le teint brouillé indique une mauvaise évacuation générale des toxines.
B — attention aux produits de beauté trop astringents.
C — attention aux poudres et fards violemment parfumés[1]
D — le régime alimentaire est d'une importance capitale
E — les problèmes de peau viennent d'une cause profonde, à rechercher dans l'état général de l'organisme et dans l'hygiène de vie. Ne pas croire à la pommade-miracle !

2) Points noirs

A — appliquer un masque chaud sur le visage.
B — frictionner au savon de Marseille doux à l'huile d'olive.
C — ensuite appliquer sur la peau un linge imbibé d'eau très fraîche.

---

1. Car ils risquent d'être parfumés avec des huiles essentielles synthétiques (et non pas naturelles) qui produisent des allergies. Même en cas de parfums à base d'huiles essentielles naturelles, il peut y avoir intolérance personnelle à telle ou telle essence. (N.D.L.T.)

3) Taches de rousseur et taches de son

A — désintoxiquez-vous, dans bien des cas cela les fera disparaître.
B — ne pas essayer de les décolorer; vous pouvez vivre avec!

4) Taches de naissance et marques cutanées

A — elles ont une signification, bien que celle-ci nous échappe souvent.
B — pour les effacer, les masser avec un mélange d'huile d'olive et d'huile de ricin.

5) Verrues

A — deux fois par jour, les badigeonner à l'huile de ricin.
B — si elles résistent, appliquer un mélange d'huile de ricin et de cristaux de soude.
C — verrues plantaires: cristaux de soude dissous dans l'alcool camphré, deux fois par jour en application locale.

6) Grains de beauté, nævus et papillomes

badigeonner d'huile de ricin — mais, en général, mieux vaut ne pas y toucher du tout.

7) *Cicatrices*

    les masser avec le mélange suivant :
    60 g d'huile d'olive camphrée
    30 g d'huile d'arachide
    1/2 cuillère à café de lanoline fondue.

Chapitre 4

VOS ATOUTS : YEUX, DENTS, MAINS, PIEDS, ONGLES...

Les yeux

Des cinq sens, c'est souvent celui qui nous donne le plus d'informations ; car, même quand nous ne regardons pas consciemment, nous avons tout de même un œil qui traîne... Plotin[1] disait que l'œil ne pourrait voir le soleil s'il n'était pas déjà « en lui-même un soleil ». Notre astre du jour est pour nous la source de la lumière, qui met de l'ordre dans le chaos et qui symbolise l'intelligence et l'esprit. Le Christ disait qu'il n'y a pas pire aveugle que celui qui ne veut pas voir... On ne « voit » d'ailleurs pas toujours avec ses yeux : des expériences ont été faites en Russie et aux États-Unis[2] sur la vision « non-oculaire ». On a ainsi découvert que les aveugles font comme les

---

1. Plotin, philosophe néo-platonicien. (N.D.L.T.)
2. Et en Europe. D'ailleurs le même phénomène joue aussi avec les sons : on peut « entendre » avec d'autres parties du corps que l'oreille (Cf. « *Edgar Cayce ; guérir par la musique* », Éd. du Rocher, 1989). (N.D.L.T.)

gens qui voient normalement, sont capables de lire ce qui est écrit sur une page, et d'en discuter les couleurs, uniquement avec les doigts.

Si l'œil est un instrument de perception du monde extérieur, il est aussi une voie qui nous permet de nous projeter dans le monde extérieur. Les yeux sont les fenêtres de l'âme...

 « MAIS QU'EST-CE QU'UNE ÂME ? DEMANDEZ-VOUS. À QUOI ÇA RESSEMBLE, UNE ÂME ? QUELLE EST SON ESSENCE ET SON POUVOIR D'EXISTENCE ?
 BIEN QU'ICI, DANS LE MONDE DE LA MATIÈRE, ELLE SOIT REVÊTUE D'UN CORPS PHYSIQUE, IL N'EMPÊCHE QU'ELLE VOUS REGARDE À TRAVERS LES YEUX DE CE CORPS. ELLE RÉAGIT AUX ÉMOTIONS APPORTÉES PAR LE TOUCHER, COMME À N'IMPORTE QUEL AUTRE DES CINQ SENS, QU'ELLE PERÇOIT ET PAR LEQUEL ELLE EXPRIME SA CONSCIENCE D'ÊTRE ; ET CEUX-CI ALIMENTENT EN PERCEPTIONS LE CORPS QU'HABITE L'ÂME PENDANT SON PASSAGE, SON EXPÉRIENCE EN TANT QU'INDIVIDU SUR LA TERRE. » (Lecture 487-17)

La vue, donc, comme les autres sens, nourrit notre âme revêtue d'un corps, comme le font les aliments.

Pourquoi, lorsque nous parlons à quelqu'un, éprouvons-nous le besoin de le regarder dans les yeux ? Au point de nous méfier de ceux qui ne nous regardent pas en face ?

Eh bien, à présent, examinons donc hardiment les problèmes concernant la vue.

Dans les lectures, de nombreux cas de problèmes oculaires sont mis en corrélation avec certaines zones cervicales ou sub-cervicales de la colonne vertébrale :

 « L'ORIGINE DE VOS TROUBLES (de la vue) EST LOCALISÉE DANS LES RAMIFICATIONS NERVEUSES DE LA SECONDE VERTÈ-

BRE CERVICALE ET DE LA TROISIÈME DORSALE (...). DES MANIPULATIONS OSTÉOPATHIQUES PERMETTRONT DE RÉSORBER LES TENSIONS.» (Lecture 341-1)

Le consultant n° 749 voulait savoir : « Ce qu'il avait aux yeux et ce que Cayce lui recommandait comme traitement ? » Et Cayce lui dit :

« NOUS FERIONS FAIRE DES MANIPULATIONS DE LA COLONNE VERTÉBRALE, AU NIVEAU CERVICAL ET DORSAL SUPÉRIEUR ; CELA STIMULERAIT LA CIRCULATION ET AIDERAIT BEAUCOUP... »

Mais, cette fois-là, il ne conseilla pas d'autre traitement que :

« LA NATURE MÉDICATRICE — C'EST-À-DIRE LES FORCES VITALES DE L'ORGANISME. C'EST CE QUI VOUS GUÉRIRA LE MIEUX ! » (Lecture 749-1)

La consultante n° 340 se plaignait d'avoir des paupières jamais nettes et couvertes de pellicules, qui leur donnaient un aspect poudreux :

« C'EST DÛ À UN MAUVAIS ÉTAT GÉNÉRAL SUR LE PLAN NERVEUX (...). QUELQUES CORRECTIONS OSTÉOPATHIQUES, PRATIQUÉES AUX NIVEAUX CERVICAL ET DORSAL SUPÉRIEUR, AMÈNERONT UNE AMÉLIORATION, ET L'IRRITATION DES PAUPIÈRES DISPARAÎTRA. GARE À LA NERVOSITÉ ! » (Lecture 340-23)

Plus tard, dans une lecture ultérieure, Cayce lui conseilla en applications sur les yeux :

« UN CATAPLASME DE POMME DE TERRE RÂPÉE ; ET NETTOYER ENSUITE AVEC UN BON ANTISEPTIQUE [1]. »

---

1. Voir d'autres lectures sur les vertus de la pomme de terre dans « *L'Univers d'Edgar Cayce* », Éd. R. Laffont, Tome I, p. 97 — et dans le « *Guide de l'Anticonsommateur* » (même éditeur) au chapitre sur la médecine chez soi. (N.D.L.T.)

Une autre personne avait le même problème aux paupières. A sa question: «Que faire?», elle eut la réponse suivante:

> «HUMECTEZ-LES AVEC UNE SOLUTION D'ACIDE BORIQUE TRÈS DILUÉ. ET DEUX FOIS PAR SEMAINE ENVIRON, DES CATAPLASMES DE POMME DE TERRE CRUE, QUE VOUS LAISSEREZ EN PLACE TOUTE LA SOIRÉE SUR L'ŒIL!» (Lecture 409-22)

C'est un remède qui a été souvent indiqué par Cayce. Il a même précisé parfois que la pomme de terre devait dater de l'année précédente — pas une pomme de terre nouvelle.
A une dame dont la vue était gênée par une tache sur l'œil, il conseilla:

> «DE TEMPS EN TEMPS — UNE OU DEUX FOIS PAR SEMAINE — AVANT DE VOUS COUCHER, METTEZ SUR L'ŒIL UN CATAPLASME DE VIEILLE POMME DE TERRE, FINEMENT RÂPÉE. MAINTENEZ AVEC UN BANDAGE ET LAISSEZ JUSQU'AU LENDEMAIN. ENSUITE, BAIGNEZ L'ŒIL DANS UNE SOLUTION ANTISEPTIQUE. VOUS VERREZ QUE CELA LE NETTOIERA!» (Lecture 243-11)

Quelques-unes des lectrices de Cayce ont essayé le cataplasme de pomme de terre, juste une demi-heure avant une grande soirée. Et m'ont dit que c'était formidable, cela reposait merveilleusement les yeux fatigués.
Dans un autre cas, il s'agissait d'un petit kyste apparaissant sur la paupière. Cayce donna une interprétation générale: «LES KYSTES VIENNENT D'UNE RUPTURE DES ÉNERGIES CELLULAIRES.» La cure était simple: «MASSAGES AVEC DE L'HUILE DE RICIN PURE.» (Lecture 1424-4)

Et que penser des lunettes? Si elles permettent de voir, elles passent pour enlaidir. Si les verres de contact existaient déjà à l'époque de Cayce, ils étaient alors réservés aux usages professionnels, et ne visaient pas la discrétion. Les verres de contact de petite dimension, tels que nous les connaissons aujourd'hui, ne furent inventés qu'en 1947 par Kevin Tuohy, et ne se répandirent dans le grand public qu'une dizaine d'années plus tard.

Pour éviter le port des lunettes, la consultante n° 3549 demanda à Cayce comment faire pour améliorer sa vue :

> « EN VOUS DÉSINTOXIQUANT — CELA AMÉLIORERA VOTRE VUE ! »

Et Cayce d'ajouter : « ON L'AMÉLIORE AUSSI BEAUCOUP AVEC LES EXERCICES D'ASSOUPLISSEMENT DE LA TÊTE ET DU COU. ATTENTION, IL FAUT LES FAIRE RÉGULIÈREMENT, PAS UNE FOIS DE TEMPS EN TEMPS QUAND ÇA VOUS CHANTE, MAIS CHAQUE MATIN ET CHAQUE SOIR ! ESSAYEZ PENDANT SIX MOIS, ET VOUS VERREZ LA DIFFÉRENCE. VOUS VOUS ASSEYEZ, LE DOS BIEN DROIT, ET VOUS PENCHEZ LA TÊTE EN AVANT TROIS FOIS, EN ARRIÈRE TROIS FOIS, VERS LA DROITE TROIS FOIS, VERS LA GAUCHE TROIS FOIS. ENSUITE, TROIS ROTATIONS DE LA TÊTE DANS CHAQUE SENS. FAITES-LE SANS VOUS DÉPÊCHER, EN PRENANT VOTRE TEMPS. VOUS VERREZ QUE VOUS OBTIENDREZ DES RÉSULTATS ! » (Lecture 3549-1)[1]

Quand la patiente n° 2072 demanda si elle avait besoin de lunettes, Cayce lui assura :

> « SI VOUS PRATIQUEZ LES EXERCICES DE LA TÊTE ET DU COU, VOUS N'EN AUREZ PAS BESOIN AVANT PLUSIEURS ANNÉES. » (Lecture 2072-13)

---

[1] Que j'ai déjà traduite dans « *Les Remèdes d'Edgar Cayce* », p. 105, Éd. du Rocher, 1988. (N.D.L.T.)

Dans une autre lecture, Cayce conseilla d'utiliser les vibromasseurs : « SUR LA PREMIÈRE VERTÈBRE CERVICALE, À LA BASE DU CRÂNE, ET SUR LE DESSUS DE LA TÊTE. PROCÉDEZ LES YEUX FERMÉS, EN VOUS VISUALISANT GUÉRIE. CELA PROVOQUERA UNE RÉACTION POSITIVE SUR LES FIBRES NERVEUSES ET SUR LES MUSCLES DE LA ZONE DE RÉCEPTIVITÉ SENSORIELLE, QUI EST PERTURBÉE. » (Lecture 303-2)

Dans ce cas, la visualisation devait s'ajouter à des exercices simples, mais efficaces.
Pour le cas 2533-6, Cayce ajouta des précisions :

« FAITES CES EXERCICES DE LA TÊTE ET DU COU EN PLEIN AIR, EN MARCHANT LE MATIN PENDANT 20 OU 30 MINUTES. N'ALLEZ PAS VOUS EN DISPENSER UN MATIN, SOUS PRÉTEXTE QU'IL PLEUT OU QUE VOUS AVEZ D'AUTRES CHOSES URGENTES À FAIRE ! NI PENSER QUE VOUS ÊTES VICTIME DE PROBLÈMES QUI VOUS PERSÉCUTERONT SI VOUS NE LEUR OFFREZ PAS EN SACRIFICE UNE PROMENADE MATINALE ! » (Lecture 2533-6)

Dans un corps, les différentes énergies vont les unes avec les autres, se coordonnent ou se bloquent mutuellement. A une mère qui demandait à Cayce si sa prescription améliorerait la vue de sa fille au point de lui éviter le port de lunettes, il répondit :

« IL S'AGIT D'AMÉLIORER L'ÉTAT GÉNÉRAL. LES FORCES VITALES DE CET ORGANISME LUI PERMETTRONT DE SE PASSER DE LUNETTES POUR L'INSTANT, VOUS VOYEZ ? » (Lecture 3925-1)

Les problèmes d'yeux sont très divers. Par exemple, à quelqu'un qui souffrait d'avoir été aveuglé par un éclat de lumière trop vive, Cayce assura :

«QU'IL S'AGIT DES CONSÉQUENCES D'UNE MAUVAISE CIRCULATION LYMPHATIQUE À TRAVERS LES CHAIRS DU VISAGE, DE LA TÊTE ET DU COU. VOILÀ POURQUOI IL Y A LOCALEMENT CONGESTION ET ACCUMULATION DE TOXINES.» (Lecture 531-6)

Si vous avez les yeux irrités :

«BAIGNEZ-LES DANS DE L'EAU ADDITIONNÉE D'UN PEU DE GLYCO-THYMOLINE. IL FAUT UN RÉCIPIENT SPÉCIAL POUR BAIN D'YEUX, ET DOSER AINSI : DEUX PARTS D'EAU, DISTILLÉE SI POSSIBLE, POUR UNE DE GLYCO-THYMOLINE. CETTE IRRITATION OCULAIRE VIENT DES REINS, MAIS L'ORIGINE EN EST UN TROUBLE DIGESTIF.» (Lecture 3050-2)

Les yeux bouffis, une couleur malsaine de la peau tout autour, c'est fréquent. Voici quelqu'un qui était désolé en regardant dans la glace : «SA PEAU JAUNE ET BOUFFIE AUTOUR DES YEUX.» Cayce diagnostiqua :

«UNE MAUVAISE CIRCULATION QU'UN TRAITEMENT OSTÉOPATHIQUE AMÉLIORERAIT. À SUIVRE PENDANT TROIS SEMAINES, PUIS À INTERROMPRE LES DEUX OU TROIS SEMAINES SUIVANTES, ET REPRENDRE. TOUS LES TRAITEMENTS RELAXANTS SERONT BONS!» (Lecture 5021-1)

Une autre personne demanda :

«Pourquoi ai-je parfois les yeux cernés ?»

Réponse percutante du maître :

«ÉLIMINATION INSUFFISANTE. EMPOISONNEMENT ET INTOXICATION DANS TOUT L'ORGANISME.»

A l'une de ses patientes, Cayce donnera l'explication des cernes qu'elle avait sous les yeux. Lorsqu'elle lui demanda « si son corps éliminait convenablement les déchets ? » il répondit carrément «NON», et ajouta :

« UN SYSTÈME CIRCULATOIRE DÉFAILLANT PAR ENDROITS, UNE ACCUMULATION DE TOXINES PAR LE SYSTÈME DIGESTIF, TOUT CELA PROVOQUE DES DÉSORDRES DANS LA CIRCULATION HÉPATIQUE. VOILÀ CE QUI CAUSE UNE INSUFFISANCE DES ÉLIMINATIONS ! PARFOIS, CEPENDANT, TOUT VA BIEN ET ON LE VOIT À VOTRE TEINT ; SINON, CETTE INSUFFISANCE AMÈNE CES CERNES SOUS LES YEUX. » (Lecture 1713-7)

Une fois de plus, l'importance du régime alimentaire est primordiale. Et que faudrait-il manger pour améliorer les yeux ?

« AJOUTER AUX CRUDITÉS UN PEU DE GÉLATINE, PAR EXEMPLE EN ASSAISONNER SOUVENT DES CAROTTES CRUES — MAIS IL NE FAUT PAS LAISSER PERDRE LE JUS DES CAROTTES. PRÉPARÉES AINSI LES CAROTTES[1] AMÉLIORERONT VOTRE VUE. (Lecture 5148-1)

« IL VOUS FAUT UN RÉGIME ALIMENTAIRE BIEN ÉQUILIBRÉ. AVEC BEAUCOUP DE CRUDITÉS ASSAISONNÉES AVEC DE LA GÉLATINE, AU MOINS UNE FOIS PAR SEMAINE. ET PRÉFÉREZ LES LÉGUMES DONT ON MANGE LA PARTIE AÉRIENNE PLUTOT QUE CEUX DONT ON MANGE LA PARTIE SOUTERRAINE, RACINES OU TUBERCULES. SI VOUS CONSOMMEZ DES CAROTTES, CONSOMMEZ-EN LA PARTIE SUPÉRIEURE ET NON LA RACINE. C'EST LA PARTIE LA

---

1. Bien entendu, Cayce parle de « carottes bio », c'est-à-dire cultivées sans pesticides, cueillies toutes fraîches. Il s'est élevé avec énergie contre conservateurs et colorants. Des découvertes scientifiques récentes tendent à prouver que les carottes traitées deviennent toxiques. Cf. les dossiers de l'Association « *Nature et Progrès* ». (N.D.L.T.)

PLUS DURE, LA MOINS APPRÉCIÉE, MAIS C'EST LÀ QUE SE TROUVENT LES ÉNERGIES VITALES, REVITALISANTES POUR LES RÉFLEXES OPTIQUES QUI PASSENT PAR LES REINS, ET POUR TOUT L'APPAREIL VISUEL.» (Lecture 3051-6)

Si nous bénéficions d'une bonne vue, sachons apprécier et faire ce qu'il faut pour la conserver. Et si l'âme exprime sa joie et son amour par les yeux, cela vaut le coup d'en prendre soin!

Les dents

Il y a des gens qui vous diront qu'un sourire peut changer la face du monde:

«POUR BIEN DES GENS, C'EST PAR LE SOURIRE ET NON PAR LES MOTS QUE L'ON PEUT ÉCLAIRER LEUR VIE QUOTIDIENNE. ET EN LE FAISANT, MÊME UN INSTANT, NOUS CONTRIBUONS À LA MARCHE DES AFFAIRES DU MONDE.» (Lecture 2794-3)

Sourire, c'est à la portée de tout le monde! Le sourire est contagieux, on ne sait jamais jusqu'où ça peut aller...
Un brillant sourire, c'est d'abord une affaire de dents. Comment entretenir celles-ci?

«LES MEILLEURS DENTIFRICES, CE SONT LE SEL ET LES CRISTAUX DE SOUDE.» (Lecture 1467-8)

Le mélange à parts égales de cristaux de soude et de sel de cuisine[1] a souvent été recommandé par

---

1. Toujours préférer le gros sel gris vivant, en provenance des marais salants côtiers, Méditerranée et Atlantique, en particulier le gros seul gris de l'île de Ré; on vend aussi dans certaines boutiques de diététique un mélange japonais intitulé «dentie», qui se compose de sel additionné de cendres d'aubergines grillées, et qui est très efficace. (N.D.L.T.)

Cayce pour nettoyer les dents. Il n'a pas parlé de l'utiliser tous les jours, mais seulement plusieurs fois par semaine.
A la question: «Quel est le meilleur système pour prendre soin des dents?», la consultante s'entendit répondre:

> «NE NÉGLIGEZ PAS LES SOINS LOCAUX ET L'ÉTAT DE SANTÉ GÉNÉRAL DES DENTS. MÉLANGEZ DES CRISTAUX DE SOUDE ET DU SEL, ET MASSEZ-EN LES GENCIVES. N'UTILISEZ PAS POUR CELA DE BROSSE, MAIS VOTRE DOIGT.» (Lecture 3484-1)

Quelqu'un demanda à quoi était due cette pellicule grise qui ternissait l'éclat de ses dents. Chacun sait que les dents se salissent — mais elles ne prennent pas toujours une vilaine teinte grise. Dans ce cas-là, Cayce répondit:

> «CE QUI TERNIT VOS DENTS, C'EST LE DÉSÉQUILIBRE BIO-CHIMIQUE DE VOTRE ORGANISME. LES TOXINES REJETÉES PAR VOS POUMONS ET CHARRIÉES PAR VOTRE HALEINE SE DÉPOSENT SUR VOS DENTS. AINSI C'EST VOTRE HALEINE QUI EST LA SOURCE DE CET ENCRASSEMENT, À CAUSE DES DÉCHETS QU'ELLE CONTIENT!» (Lecture 457-11)

Claire démonstration du rôle de la respiration dans l'élimination des déchets empoisonnés. Mais comment y remédier?

> «NETTOYEZ LES DENTS AVEC UN MÉLANGE À PARTS ÉGALES DE CRISTAUX DE SOUDE ET DE SEL DE CUISINE, AU MOINS TROIS OU QUATRE FOIS PAR SEMAINE. CELA AMÉLIORERA VOS DENTS (...). CE QUI NE VOUS EMPÊCHE PAS D'UTILISER UN BON DENTIFRICE UNE OU DEUX FOIS PAR JOUR.» (Même lecture)

Une autre personne demanda d'où vient le tartre qui encrasse les dents — tartre qui était devenu, chez elle, d'une exceptionnelle épaisseur! Cayce répondit:

« C'EST À CAUSE DES TOXINES QUI EMPOISONNENT VOTRE ORGANISME. » (Lecture 2461-1)

La carie dentaire menace tout le monde, si l'on en croit la télé... C'était déjà comme ça en 1943, lorsqu'un patient vint demander à Cayce comment prévenir ces caries. Réponse:

« MASSEZ LES GENCIVES ET LES DENTS AVEC UN MÉLANGE À PARTS ÉGALES DE SEL DE CUISINE ET DE CRISTAUX DE SOUDE (...). UNE FOIS PAR MOIS, AJOUTEZ UNE GOUTTE D'EAU DE JAVEL À ENVIRON TROIS QUARTS DE LITRE D'EAU, ET RINCEZ-VOUS LA BOUCHE AVEC. MAIS ATTENTION: SURTOUT NE L'AVALEZ PAS! ENSUITE, BROSSEZ-VOUS LES DENTS (...), CELA LES PRÉSERVERA DE LA CARIE. »

« Que faudrait-il que je fasse pour mourir avec toutes mes dents? » demanda une dame soucieuse de son sourire.

« ÇA PARAÎT COMPROMIS, CAR CERTAINES DE VOS DENTS SONT DÉJÀ ATTEINTES, ET DEVRONT ÊTRE SOIGNÉES. SI VOUS RESPECTEZ UN ÉQUILIBRE DANS VOTRE RÉGIME ALIMENTAIRE, SURTOUT CONCERNANT LES VITAMINES, CELA AIDERA. MAIS ON DEVRAIT COMMENCER TRÈS TÔT... PRESQUE AVANT LA NAISSANCE! ENFIN AU MOINS DÈS L'ÂGE DE UN AN OU DEUX ANS! IL FAUDRA PRENDRE SOIN DE VOS DENTS, SUR LE PLAN GÉNÉRAL, AVEC UN BON DENTIFRICE, ET MASSER LES GENCIVES. » (Lecture 3436-1)

Eh bien, s'il faut commencer dès la naissance ou avant, nous nous y prenons tous un peu tard! Pourtant, rien n'est encore perdu si l'on com mence dès l'enfance à prendre de bonnes habitudes :

« EN GARDANT UN RÉGIME ALIMENTAIRE ÉQUILIBRÉ ET EN NETTOYANT RÉGULIÈREMENT SES DENTS. » (Lecture 3211-1)

Pour fortifier les gencives en général, Cayce proposa une formule qui commençait par : « UTILISEZ DE L'EAU DE PLUIE OU DE LA NEIGE », dans certaines lectures, et dans d'autres plus tardives : « DE L'EAU DE MER. » Il y ajoutait parfois de l'écorce de frêne épineux, du sel iodé, de la teinture d'iode, éventuellement de l'huile essentielle de menthe, ou de chlorure de calcium. Car c'est à partir de la gencive que commencent les caries dentaires et qu'on finit par être obligé d'arracher la dent.

« LORSQUE LES RACINES D'UNE DENT NE SONT QU'UN SAC DE PUS, IL FAUT BIEN L'ARRACHER, CAR ELLE N'EST PLUS QU'UN MAGASIN À POISON ! » (Lecture 325-54)

Et combien de fois cette « potion magique » doit-elle être appliquée sur les gencives ?

« UNE OU DEUX FOIS PAR SEMAINE (...) EN PETITE QUANTITÉ. SECOUEZ BIEN LE MÉLANGE OBTENU, PLONGEZ VOTRE INDEX DEDANS ET MASSEZ BIEN LES GENCIVES, EN HAUT ET EN BAS. SI VOUS PRÉFÉREZ, VOUS POUVEZ AUSSI UTILISER UN BÂTONNET ENROBÉ D'UN PETIT TAMPON DE COTON. ÉGALEMENT LE BOUT D'UNE ÉPINGLE, SI C'EST NÉCESSAIRE D'EN METTRE UNE PETITE QUANTITÉ DANS UNE CAVITÉ. C'EST TRÈS EFFICACE CONTRE LA PYORRHÉE ALVÉOLAIRE. » (Lecture 274-5)

Dans un autre cas, la formule était conseillée :

« POUR ARRÊTER LE SAIGNEMENT DES GENCIVES (...) ET RALENTIR L'ENTARTREMENT DES DENTS. » (Lecture 275-13)

Voici donc cette formule désinfectante contre la pyorrhée alvéolaire :

> « À SIX PARTS D'EAU DISTILLÉE, AJOUTEZ DEUX PARTS D'ÉCORCE DE FRÊNE BROYÉE. LORSQUE L'EAU FRISSONNE, BAISSEZ ET LAISSEZ RÉDUIRE JUSQU'AU QUART DE LA QUANTITÉ D'ORIGINE. PASSEZ ET AJOUTEZ DU SEL DE CUISINE EN POUDRE JUSQU'À EN FAIRE UNE SORTE DE PÂTE.
> FROTTEZ LES GENCIVES AVEC, TOUS LES DEUX JOURS JUSQU'À GUÉRISON. » (Lecture 4436-2)

En que penser des dents en or ? Dans les pays du Maghreb, on porte sa fortune dans sa denture, c'est très apprécié sur le plan esthétique. La mode était née en Europe entre les deux guerres mondiales : on remplaçait les dents qu'on avait dû arracher par des prothèses en or[1]. Cayce fut interrogé là-dessus. Comme la personne qui lui posait la question voulait savoir surtout si une dent en or pouvait donner des aigreurs :

> « OUI, ÇA EN DONNE. ON NE DEVRAIT JAMAIS REMPLIR LES DENTS AVEC DES PLOMBAGES EN MÉTAUX LOURDS COMME L'OR. » (Lecture 325-55)

Il faudrait faire confiance, même pour les dents, aux pouvoirs du corps lui-même :

> « LE CORPS SE RENOUVELLE COMPLÈTEMENT TOUS LES SEPT ANS. AUJOURD'HUI SE PRÉPARE UN NOUVEAU CYCLE POUR DEMAIN. » (Lecture 988-10)

---

1. C'est aujourd'hui extrêmement critiqué, par les homéopathes en particulier, qui estiment que certains métaux employés en dentisterie créent des intolérances graves. (N.D.L.T.)

Ceci s'applique également aux dents :

« IL Y A DES CYCLES DE CHANGEMENT POUR LES DENTS, EN PARTICULIER DURANT LA SECONDE ANNÉE DU CYCLE DE SEPT ANS. CETTE ANNÉE-LÀ, VOUS DEVRIEZ PRENDRE DU CALCIUM SOUS UNE FORME OU UNE AUTRE. CELA AMÉLIORERA VOS DENTS, ET FORTIFIERA ÉGALEMENT VOTRE THYROÏDE. » (Lecture 3051-3)

Dans la lecture 5313-4, Cayce avait déjà parlé de la thyroïde, lorsqu'il évoquait : « UN MEILLEUR CONTRÔLE DE L'ACTIVITÉ GLANDULAIRE QUI RÉGIT LA CIRCULATION DENTAIRE. »
Pour ceux qui n'auraient pas la bosse des maths, voici les années où vous devriez veiller à prendre du calcium : 2 ans, 9 ans, 16 ans, 30 ans, 37 ans, 44 ans, 51 ans, 58 ans, 65 ans, 72 ans, 79 ans. Et si au-dessus vous avez encore toutes vos dents, c'est vous qui devez écrire un livre pour nous dire comment vous avez fait ! Comment se procurer du calcium ? Outre ce que l'on trouve en pharmacie, Cayce avait parlé des os de poulet et des arêtes de poisson. Nous en reparlerons au chapitre de l'alimentation[1].

---

1. Nous avons en France une recette maison pour cela : la soupe de poissons ! On sert broyées pêle-mêle « parures », peaux, arêtes. Nous avons aussi l'habitude de manger sardines et anchois avec leurs arêtes, et c'est très sain ! On vend également en pharmacie et en boutique de diététique de la poudre de coquille d'huître broyée, qui est une source naturelle de calcium. Autre source bien française : les fromages (avec leur croûte, surtout type brie ou camembert !). Cayce ne pouvait pas les recommander, car le chapitre fromage est très court aux États-Unis — à moins de vivre dans une grande ville et de bénéficier d'arrivages de produits laitiers français, italiens, suisses ou grecs. Au temps de Cayce, le fromage ne faisait pas partie de l'alimentation quotidienne de l'Amérique (et guère encore aujourd'hui, sauf dans les milieux européens). (N.D.L.T.)

Nous terminerons le chapitre des dents en parlant d'un autre élément important : le fluor. En 1943, Cayce donna une lecture spéciale sur la recherche dans le domaine dentaire. Il commença par demander à son consultant s'il souhaitait une information à titre purement individuel, ou pour faire progresser la recherche sur un plan mondial. Son consultant, l'ayant assuré que c'était plutôt la deuxième optique, l'interrogea ainsi :

« Pensez-vous que l'addition d'un certain pourcentage de fluor dans l'eau courante puisse procurer des marbrures sur l'émail des dents ? »

« OUI, C'EST EXACT. MAIS C'EST INEXACT AUSSI. IL FAUT TENIR COMPTE D'AUTRES ÉLÉMENTS, QUI SONT ASSOCIÉS AU FLUOR DANS L'EAU COURANTE. SI CELLE-CI CONTIENT UN CERTAIN POURCENTAGE DE FLUOR ET EN MÊME TEMPS DU CALCAIRE, CE SERA BON POUR LA SANTÉ. MAIS SI L'ON CONSTATE LA PRÉSENCE D'AUTRES ÉLÉMENTS, COMME LE MAGNÉSIUM, LE SOUFRE ET AUTRES, CELA PEUT PROVOQUER SOIT DES MARBRURES SUR L'ÉMAIL DES DENTS, SOIT LA POURRITURE DES GENCIVES. TOUT DÉPEND DE LA COMBINAISON DES ÉLÉMENTS EN PRÉSENCE, PLUTÔT QUE DE LA QUANTITÉ DE FLUOR EN SOI. MAIS SOYEZ CERTAIN QU'UN EXCÈS DE FLUOR DANS L'EAU DE VILLE NE FERA PAS UN TEL BIEN AUX DENTS, ET, EN TOUT CAS, N'AURA D'ACTION QUE DANS LA MESURE OÙ L'EAU COMPORTERA D'AUTRES ÉLÉMENTS ; IL PEUT MÊME PRODUIRE UN DÉSÉQUILIBRE PORTEUR DE MALADIE. SI L'EAU CONTIENT DÉJÀ DU FER, DU SOUFRE OU DU MAGNÉSIUM, ATTENTION ! » (Lecture 3211-1)

Vous voilà donc, chers lecteurs et lectrices, équipés pour un sourire de star...

Les mains et les ongles

Les mains, notre indispensable outil, sont une expression de la pensée créatrice. On a pu constater dans l'Évolution que « la fonction crée l'organe ». Ce que dit Cayce, en d'autres termes :
« C'EST À TRAVERS L'ACTION QUE VIENT L'ACCOMPLISSEMENT, QUEL QU'IL SOIT (...) ; AGIR ! »
Les traditions indiennes de la danse donnent un enseignement sur les mains, et l'art de leur faire raconter toute une histoire. Mais chaque tradition locale a sa propre école...
Dans la vie quotidienne, le langage des mains complète celui des mots. Un petit geste de la main peut en dire plus qu'une longue explication. Chez nous, les peuples méditerranéens ponctuent leurs discours de gestes expressifs (pensez au fameux « bras d'honneur », en usage dans les pays du Maghreb...). La main elle-même trahit son propriétaire. Caractère, aptitudes, destin peuvent se lire dans les lignes de la main. La poignée de main donne une indication immédiate sur votre interlocuteur, tout comme l'aspect de la main : est-elle soignée ? Les ongles sont-ils faits ? quel genre de bagues porte-t-elle ? etc. On peut en tirer des indications sur le milieu socioprofessionnel, sur le niveau intellectuel de l'interlocuteur. Sur le plan de la santé, l'état général, bien sûr, peut se lire sur les mains.

« VOTRE ORGANISME MANQUE D'IODE, DE POTASSE, PLUS EXACTEMENT DE POTASSIUM. VOILÀ POURQUOI VOTRE THYROÏDE EST DÉFICIENTE ET PROVOQUE DES DÉSORDRES DANS TOUT LE CORPS. VOILÀ POURQUOI LA CIRCULATION CAPILLAIRE EST PERTURBÉE, ET CELA SE VOIT À L'ÉTAT DE VOTRE PEAU, DE VOS

ONGLES, AUSSI BIEN QUE DANS LA DIGESTION.» (Lecture 3393-1)

Quelqu'un d'autre posa la question:

«Et pourquoi est-ce que j'ai les ongles cassants?

«C'EST UNE DÉFICIENCE GLANDULAIRE — PARTICULIÈREMENT DE LA GLANDE THYROÏDE. IL VOUS FAUDRAIT DAVANTAGE DE VITAMINES A ET D, ET B, POUR TONIFIER L'ENSEMBLE DE L'ORGANISME.» (Lecture 667-14)

«Pourquoi ai-je les ongles en si mauvais état?»

«VOUS SOUFFREZ D'UNE INSUFFISANCE THYROÏDIENNE DUE EN PARTIE À VOTRE NATURE ÉMOTIVE, ET À LA TENSION NERVEUSE DANS LAQUELLE VOUS VIVEZ. CELA DEVRAIT S'AMÉLIORER EN SOIGNANT LES FONCTIONS D'ASSIMILATION, ET SPÉCIALEMENT EN CONSOMMANT LES ALIMENTS QUE NOUS VOUS AVONS INDIQUÉS. TAILLEZ VOS ONGLES DE MAINS SANS ARRACHER LA CUTICULE, CE QUI VOUS APPORTERAIT DE GRANDS PROBLÈMES; MAIS MASSEZ VOS ONGLES AVEC UN MÉLANGE DE VINAIGRE ET DE SEL À PARTS ÉGALES, EN ULITISANT SEULEMENT DU VINAIGRE DE CIDRE PUR ET DU SEL DE MARAIS SALANTS RICHE EN IODE.» (Lecture 2452-1)

«Qu'est-ce qui provoque ces stries et ces marques sur mes ongles?»

«UNE INSUFFISANCE THYROÏDIENNE. MAIS EN FORTIFIANT, EN STIMULANT L'ÉTAT GÉNÉRAL, ET EN VOUS DÉSINTOXIQUANT MIEUX, CELA DEVRAIT SUFFIRE POUR L'INSTANT.» (Lecture 1770-5)

«Quel fortifiant pour ongles pourrait-il les

empêcher de s'écailler et de partir en morceaux ? »

« DU JUS D'ORANGE, ET FORTIFIER VOTRE SYSTÈME GLANDULAIRE. PLUS SPÉCIALEMENT, CONSOMMEZ RÉGULIÈREMENT LA PELURE DES POMMES DE TERRE [1]. »

« Est-ce que mes ongles s'écaillent à cause d'une carence physique, ou simplement à cause des travaux manuels que j'ai faits ? »

« DANS VOTRE CAS PRÉSENT, LES DEUX ! MAIS C'EST UN SYMPTÔME DE MAUVAISE ASSIMILATION DES ALIMENTS ET D'INSUFFISANCE THYROÏDIENNE, ET D'UNE CARENCE EN IODE DANS TOUT L'ORGANISME. »

« Et où devrai-je trouver cette iode ? »

« DANS L'ALIMENTATION [2]. » (Lecture 457-9)

Une dame reçut le conseil suivant :

« POUR CETTE INFLAMMATION QUI APPARAÎT AU NIVEAU DE LA CUTICULE, LOTIONNEZ-LA AVEC DE L'« ATOMIDINE [3] » ÉTENDUE D'EAU. » (Lecture 288-42)

Quelques jours après, le tour de l'ongle avait repris son aspect normal.
Pour un enfant de 8 ans qui se rongeait les

---

1. Bio, évidemment ! En consommant les pelures traitées, on s'intoxique un peu plus, hélas ! (N.D.L.T.)
2. Pour les carences en iode : fruits de mer, crustacés et poissons toujours recommandés par Cayce. Oligo-éléments : iode. Homéopathie : Sulfur iodatum, par exemple. Cure de thalassothérapie, etc. (N.D.L.T.)
3. Teinture d'iode. Voir lexique des produits à la fin du livre. (N.D.L.T.)

ongles, parce qu'il souffrait d'irritation nerveuse (appelée : « impatience »), Cayce dit :

« DANS CE CAS, BADIGEONNEZ LE BOUT DES DOIGTS AVEC UN COTON IMBIBÉ D'ATOMIDINE — OU N'IMPORTE QUEL ANTISEPTIQUE VALABLE. » (Lecture 308-1)

« Comment empêcher mes ongles de s'écailler ? »

« FORTIFIEZ VOS GLANDES ENDOCRINES, EN PARTICULIER LA THYROÏDE, EN CONSOMMANT DES VITAMINES (...). MASSEZ ÉGALEMENT VOS ONGLES AVEC DE L'ATOMIDINE ; ÇA PEUT PICOTER UN PEU AU DÉBUT, MAIS AVEC L'AMÉLIORATION DE L'ÉTAT GÉNÉRAL VOUS VERREZ QUE LES CHOSES CHANGERONT ! » (Lecture 2448-1)

« Qu'est-ce que je dois faire pour que mes ongles ne s'écaillent plus ? »

« SOIGNER CETTE CARENCE EN CALCIUM DANS VOTRE ORGANISME. » (Lecture 1467-7)

« VOTRE CORPS MANQUE DE CALCIUM ; ON LE VOIT BIEN À LA COULEUR ET À L'ASPECT DE VOS ONGLES DE MAINS ET DE PIEDS, À VOS PROBLÈMES DE CHEVEUX ET À D'AUTRES SYMPTÔMES CHRONIQUES CHEZ VOUS. » (Lecture 2518-1)

Cayce recommandait parfois d'absorber des doses de calcium, régulièrement, en une cure de 5 jours par exemple, interrompue quelques jours et reprise ensuite[1].

---

1. Calcium en oligo-éléments (Ca), ou en homéopathie : calcium (ou calcarea). Également à prendre sous forme de laitages et de fromages. Les habitants de pays à sol calcaire (une grande partie de la France, Normandie par exemple) souffrent moins de carence en calcium que ceux des pays granitiques (Limousin, par exemple). (N.D.L.T.)

« Pourquoi est-ce que j'ai les ongles striés comme ça ? Et que faire ? »

« C'EST DÛ À L'ACTION DES GLANDES ENDOCRINES. SI VOUS CONSOMMEZ DES ALIMENTS À HAUTE TENEUR EN CALCIUM, CELA S'AMÉLIORERA. MANGEZ SOUVENT DES COUS DES POULETS[1], MÂCHEZ-LES, CUISEZ-LES BIEN ; MANGEZ AUSSI LES-

---

1. Cette lecture appelle plusieurs commentaires pour les lecteurs européens — et compte tenu de la date ancienne à laquelle elle a été donnée. Cayce parlait, bien entendu, de poulets et de volailles de ferme. Si les lecteurs essaient de suivre cette ordonnance avec des poulets de batterie, ils risquent d'avoir des surprises : les hormones dont sont gavées ces malheureuses bêtes, les antibiotiques, les produits chimiques de leur nourriture, etc., ont tendance à s'accumuler au niveau du cou. J'avais enquêté sur une usine de production de poulets en batterie en Bretagne, dont la main-d'œuvre masculine et féminine avait commencé à voir apparaître des caractères sexuels secondaires de l'autre sexe : poils superflus et voix plus grave chez les femmes, apparition de seins chez les hommes, etc. On s'aperçut que c'était dû à la consommation quotidienne de cous de poulets aux hormones, que les ouvriers pouvaient ramasser gratuitement — et qui étaient donc devenus la base de leur nourriture !

En ce qui concerne le gibier, changement de décor complet depuis le temps de Cayce : en ce temps-là, le gibier ne se nourrissait pas de cultures traitées (les pesticides organo-phosphorés et organo-chlorés n'avaient pas encore pollué à grande échelle les cultures et la faune sauvage). À l'heure actuelle, le gibier est devenu relativement malsain, et il est bien probable que Cayce ne le prescrirait plus. À ceux qui pourraient également se scandaliser que Cayce évoque la chasse (il parle de gibier, « GAME »), on peut répondre qu'on ne trouve nulle part dans les lectures d'approbation de la chasse ; que, cependant, compte tenu des mœurs de l'époque et du milieu, il n'avait pas formulé d'interdiction précise à ce consultant-là, qui vivait peut-être en forêt, dans une société où la chasse était un moyen traditionnel de subsistance. Il faut dire aussi qu'à certaines époques, bien des gens ont eu faim en Amérique, à cause du chômage.

Les gens chassaient alors vraiment pour se nourrir. La chasse actuelle en Europe de l'Ouest ne correspond pas à

PATTES DE TOUTES CES VOLAILLES : CELA VOUS DONNERA DU CALCIUM. MANGEZ AUSSI DES ARÊTES DE POISSON, MÊME DANS LES POISSONS EN BOÎTE. ÉGALEMENT DES PLANTES COMME LE SALSIFIS, LE PANAIS, NATURELLEMENT EN SAISON. DU GIBIER DE TOUTES SORTES, MAIS MASTIQUEZ-EN LES OS. » (Lecture 5192-1)

Autre drame intime : la manie de se ronger les ongles. A propos de ces habitudes, où l'on répète les mêmes gestes d'une façon mécanique, sans en être conscient, Cayce donnait cette explication :

« LE SUBCONSCIENT, C'EST À LA FOIS LA CONSCIENCE ET LA PENSÉE, C'EST-À-DIRE LA CONSCIENCE DU CORPS SPIRITUEL. ET SI L'ON VEUT UNE CLASSIFICATION, ON PEUT LE METTRE AVEC LES AUTOMATISMES QUE SONT, AU SENS PHYSIQUE DU TERME, DES HABITUDES. » (Lecture 262-10)

« CAR TU AS PU CONSTATER QUE TES MOTIVATIONS, TA VOLONTÉ FONT CROÎTRE LES DÉSIRS. DE MÊME QU'IL Y A DES FANTASMES QUI PARASITENT LE CORPS MENTAL, IL Y A DES MANIES QUI PARASITENT LE CORPS PHYSIQUE. » (Lecture 553-1)

cette nécessité : elle est uniquement un « sport », un « jeu », un « plaisir » — et pas du tout un moyen de se nourrir —, car, à l'heure où j'écris ces lignes (1989), les supermarchés croulent sous les victuailles et personne ne meurt de faim. Cela viendra peut-être, mais depuis plus de quarante ans, nous mangeons largement à notre faim.
Enfin, en ce qui concerne les cartilages et arêtes de poisson dont parle Cayce, c'est différent (puisqu'on n'a pas encore réussi à mettre les poissons en batterie, ni à produire de la sole aux hormones...). Il se vend en France d'excellentes conserves de soupe de poissons (naturelles, sans colorant ni additif) où les arêtes de poisson sont broyées avec le reste, ce qui correspond bien à la prescription de Cayce. (N.D.L.T)

Et plus précisément, sur la manie de se ronger les ongles:

«C'EST DE LA NERVOSITÉ. ÇA FAIT DÉJÀ UN CERTAIN TEMPS QU'ON SE LES RONGE, LES ONGLES, HEIN? MAIS AVEC CES PRESCRIPTIONS QU'ON VOUS DONNE ICI, ET AVEC VOTRE TENDANCE NATURELLE À VOUS CONTRÔLER SOIGNEUSEMENT, CETTE VILAINE HABITUDE DISPARAÎTRA. SI L'ON EN SUPPRIME LA CAUSE, IL DEVIENT FACILE DE CHANGER UNE HABITUDE; POUR S'EN CORRIGER, IL SUFFIT DE LA REMPLACER PAR UNE AUTRE, MEILLEURE. C'EST VALABLE POUR TOUT LE MONDE!» (Lecture 475-1)

«Quelle est la cause profonde de cette manie de me ronger les ongles, et comment pourrais-je m'en défaire?»

«IL S'AGIT D'UN SYNDROME NERVEUX, QUI S'EST PEU À PEU TRANSFORMÉ EN HABITUDE. AU FUR ET À MESURE QUE VOUS AMÉLIOREREZ LA COORDINATION ENTRE VOS IMPULSIONS ET VOS GESTES, ET QUE VOUS ARRIVEREZ À UN NIVEAU NORMAL, VOTRE VOLONTÉ D'ARRÊTER POURRA FACILEMENT S'IMPOSER.» (Lecture 268-2)

«Comment faire pour maîtriser ma nervosité, qui me pousse à me ronger les ongles?»

«AMÉLIORER LA CONSCIENCE DE VOTRE ACTIVITÉ PHYSIQUE AU NIVEAU DE VOS MAINS. VOUS EFFORCER DE DÉVELOPPER LE CONTRÔLE CONSCIENT DE VOS GESTES VOLONTAIRES, AU LIEU DE LAISSER SE MULTIPLIER LES GESTES INVOLONTAIRES. OCCUPER VOS MAINS À QUELQUE CHOSE D'AUTRE. CELA LEUR ÉVITERA DE TRAÎNER DANS LA BOUCHE!» (Lecture 1739-7)

«Que pourrais-je faire pour me guérir de cette habitude de manger mes ongles, et la peau tout autour? Ça cause de l'irritation, et c'est très laid!»

«TRAVAILLEZ À CHANGER VOTRE MENTAL!» (Lecture 3583-1)

Autrement dit, nous sommes capables de tout, pourvu que nous le voulions vraiment! Nous sommes parfaitement capables de nous débarrasser d'une mauvaise habitude, si nous y mettons suffisamment d'énergie. Il s'agit donc, dit Cayce, pour rompre le cercle vicieux d'un tic déplaisant, de faire un choix: remplacer les gestes involontaires par un geste volontaire, choisi dans un sens positif.

«CAR CHAQUE ÂME, CHAQUE INTELLIGENCE, CHAQUE ENTITÉ, A REÇU LA LIBERTÉ DE CHOISIR. LE CHOIX RÉSULTE D'UNE DÉMARCHE DU MOI PROFOND DANS TELLE OU TELLE DIRECTION, ET DÉPEND DE SES IDÉAUX. CE CHOIX SE CONCRÉTISE FINALEMENT DANS CE QUE L'ON APPELLE UNE HABITUDE, C'EST-À-DIRE UNE ACTIVITÉ SUBCONSCIENTE. ET CEPENDANT, AU DÉPART DE CELLE-CI, IL Y A EU UN CHOIX.» (Lecture 830-2)

Mais passons à d'autres problèmes de la main. Une maman vint demander à Cayce si elle devait encourager son fils de 8 ans à développer l'usage de la main droite ou celui de la gauche:

«LA DROITE. BIEN QUE CET ENFANT SOIT NATURELLEMENT CAPABLE DE SE SERVIR DES DEUX MAINS, C'EST-À-DIRE SOIT AMBIDEXTRE, IL VAUT BIEN MIEUX POUR LUI DÉVELOPPER LA MAIN DROITE; CECI, À CAUSE DE LA POSITION DU CŒUR ET DE LA DISPOSITION DE L'APPAREIL MUSCULAIRE. OBSERVEZ LES INDIVIDUS QUI SONT NATURELLEMENT GAUCHERS: C'EST LE PLUS SOUVENT EN RELATION AVEC UNE POSITION DU CŒUR!» (Lecture 758-27)

Et voici un cas différent : il s'agit d'une dame qui avait les mains rêches et sèches ; elle voulut savoir aussi :

« Pourquoi elle avait souvent des ampoules ? »

Voici la réponse qu'elle reçut de Cayce :

> « C'EST DÛ À UNE MAUVAISE CIRCULATION, À UNE CARENCE GLANDULAIRE ET À UNE INSUFFISANCE DES FONCTIONS D'ÉLIMINATION, AINSI QU'À UNE MAUVAISE COORDINATION DES DEUX ! » (Lecture 1533-1)

Une autre patiente souffrait des mains et des pieds, où elle ressentait souvent « une sensation de brûlure au niveau des paumes ainsi qu'aux talons ». Elle voulait savoir ce qu'elle pouvait faire, et s'attira une superbe réponse, avec, en prime, une recette :

> « APRÈS AVOIR PRIS VOTRE BAIN DE VAPEUR, LES MASSAGES QUI DOIVENT LE SUIVRE FERONT DISPARAÎTRE TOUT CELA ; ET CECI DÈS LA PREMIÈRE SÉRIE DE MASSAGES, VOYEZ-VOUS ? ET SI VOUS VOULEZ UNE LOTION POUR LA PEAU, EN VOILÀ UNE QUI EST PRESQUE IDÉALE :
> 60 GRAMMES D'EAU DE ROSE ;
> 14 GRAMMES DE VASELINE ;
> 1/2 CUILLERÉE À CAFÉ DE LANOLINE FONDUE.
> AVEC CE MÉLANGE, MASSEZ LES PAUMES DES MAINS ET LES TALONS DES PIEDS. LA SENSATION DE BRULÛRE DISPARAÎTRA, AINSI QUE LA TENDANCE AUX GERÇURES. » (Lecture 1533-1)

Le mélange doit être secoué avant emploi — ses ingrédients ne sont ni rares ni chers.

Les pieds

En prise directe sur les énergies de la Terre, nos pieds jouent un rôle essentiel, tant physique que symbolique puisqu'ils nous permettent la station debout[1]. C'est dans ce sens qu'il faut interpréter l'épisode évangélique du lavement des pieds (Jean, XIII, 7). Cette symbolique des pieds se retrouve dans d'autres religions; par exemple, dans le bouddhisme. Bouddha est représenté avec certains dessins peints sur la plante des pieds, évoquant les progrès spirituels proposés à l'Homme dans chacune de ses incarnations. Chaque zone de la plante des pieds correspond à une zone précise du corps. En massant les terminaisons nerveuses de telle ou telle zone de la plante des pieds, on peut stimuler l'organe qui y correspond. C'est la réflexologie plantaire[2].

La beauté et la santé des pieds vont de pair : il ne peut y avoir de beauté si le pied est le siège d'une maladie, d'une souffrance, quelle qu'elle soit : c'est un handicap qui se répercute immédiatement sur l'harmonie générale du corps. Car, dit Cayce :

---

[1]. En astrologie, ils sont symbolisés par le signe des Poissons qui est aussi le signe du prisonnier, le signe du sacrifice, et le signe du contact mystique avec l'Infini. (Voir « *L'Astrologie karmique d'Edgar Cayce* », Éd. R. Laffont, page 138. (N.D.L.T.)

[2]. Il n'y a pas que les pieds : l'oreille, l'iris de l'œil, la main etc., présentent une sorte de « carte » de l'état du corps. C'est la base même de l'auriculomédecine (mise au point par l'équipe du Dr Nogier à Lyon), de l'iridologie, de la chirologie, etc. (N.D.L.T.)

« PRESQUE UN TIERS DES OS DU CORPS SONT DANS LES PIEDS ! ALORS VOUS VOYEZ COMBIEN C'EST IMPORTANT DE LES MAINTENIR EN BON ÉTAT ! » (Lecture 602-3)

À une femme qui demandait pourquoi elle souffrait des pieds, il expliqua :

« C'EST DÛ À DES TENSIONS. ELLES PEUVENT ÊTRE SOULAGÉES PAR DES MASSAGES SUR LES JAMBES ET LES PIEDS, DE FAÇON PRÉCISE ET AVEC CERTAINES HUILES. CAR, COMME NOUS L'AVONS DÉJÀ INDIQUÉ, LORSQUE LA CIRCULATION SE RALENTIT, LES EXTRÉMITÉS DES MAINS ET DES PIEDS EN SOUFFRENT. CE SONT DES ZONES OÙ NE PARVIENT PLUS ASSEZ D'ÉNERGIE VITALE POUR STIMULER L'ÉLIMINATION DES DÉCHETS. VOILÀ POURQUOI LES MASSAGES AIDENT À SOULAGER LES EXTRÉMITÉS QUI SOUFFRENT. » (Lecture 69-5)

Autre question : « Pourquoi ai-je la peau des talons si sèche et si gercée ? »

« FAIBLESSE CIRCULATOIRE. VOUS AURIEZ BESOIN DE MASSAGES À L'HUILE. MASSAGES SUR TOUS LES MEMBRES, ET BIEN ENTENDU, SUR LES PIEDS. CELA RÉÉQUILIBRERAIT LES ÉNERGIES MUSCULAIRES DANS CES ZONES-LÀ. » (Lecture 1770-5)

La suite de la lecture suggérait d'employer un mélange à parts égales d'huile d'olive et d'huile d'arachide[1].

Voici encore une lecture pour améliorer la mauvaise circulation :

« IL SERAIT BON DE BAIGNER LES PIEDS ET LES JAMBES DANS DE L'EAU TRÈS CHAUDE, POUR STIMULER LA CIRCULATION DANS

---

1. Voir à la fin du livre descriptions et conseils pour tous ces ingrédients (huile de noix, de noisette, d'amandes douces qui remplacent l'huile d'arachide). (N.D.L.T.)

CETTE ZONE. METTEZ DE LA MOUTARDE DANS L'EAU[1].» (Lecture 3776-9)

Les défaillances circulatoires provoquent un nombre infini de désagréments au niveau des pieds et des jambes. Par exemple, la transpiration des pieds :

«ELLE EST DUE À DES TROUBLES CIRCULATOIRES, SPÉCIALEMENT À L'ÉTAGE HÉPATIQUE : LE CORPS ESSAIE DE REJETER SES POISONS[2]. MAIS SI CERTAINES PARTIES INFÉRIEURES DU CORPS SE TROUVENT COUPÉES DU FLOT CIRCULATOIRE, LES POISONS S'Y ACCUMULENT.» (Lecture 759-9)

«Pourquoi est-ce que j'éprouve cette sensation douloureuse de brûlure aux pieds, spécialement quand je plonge dans de l'eau chaude ?»

«PARCE QUE VOTRE CIRCULATION N'EST PAS BONNE ET QUE VOTRE ORGANISME SOUFFRE D'ACIDITÉ.» (Lecture 779-2)

«Des croûtes dures sont apparues entre mes orteils. Qu'est-ce que je peux faire contre cela ?»

---

1. Nous avons en France toute une tradition du bain de pieds comme thérapie ! Et, en particulier, à la farine de moutarde. Vous pouvez en commander chez n'importe quel herboriste, pharmacien, ou dans une boutique de produits diététiques. La farine de moutarde est un «révulsif», mélangée à de l'eau pour faire une pâte, elle peut aussi se poser comme cataplasme, qui s'appelle alors un «sinapisme». Et pour le bain de pieds à la moutarde, on dilue plus largement la dose dans l'eau chaude. La moutarde est indiquée dans tous les cas de problèmes circulatoires, par exemple règles douloureuses. Il faut en avoir dans sa pharmacie, ça rend bien des services. Il est également excellent d'en consommer. Voir «*Le Guide de l'anticonsommateur*», Éd. Seghers-Laffont. (N.D.L.T.)
2. Cf. la fonction antipoison du foie. (N.D.L.T.)

> « DE L'EXERCICE: VOUS VOUS ÉTIREZ VERS LE HAUT, SUR LA POINTE DES PIEDS. FAITES CELA SANS CHAUSSURES, À LA RIGUEUR DE TRÈS LÉGERS CHAUSSONS, OU DES SOCQUETTES. CELA AMÉLIORERA ÉNORMÉMENT LA CIRCULATION GÉNÉRALE. ENSUITE, DES FRICTIONS LOCALES AVEC DE L'ALCOOL À 90º. »
> (Lecture 480-45)[1]

« Pourquoi est-ce que ça me gratte dans les orteils ? »

> « DÉFICIENCE DE LA CIRCULATION DANS LA MOITIÉ INFÉRIEURE DU CORPS (...). VOUS POURRIEZ METTRE UN TOUT PETIT PEU DE SOUFRE DANS VOS SOULIERS. » (Lecture 287-4)

De façon générale, il semble que le massage soit le meilleur de tous les remèdes — dans ces problèmes de pieds, comme dans les autres. En voici deux exemples : le premier est une réponse à un patient qui se plaignait d'avoir « les articulations des os des pieds qui craquent ».

> « ÇA VIENT D'UNE DÉFAILLANCE CIRCULATOIRE. VOUS DEVRIEZ MASSER DOUCEMENT VOS JAMBES VERS LE BAS, AVEC DU BEURRE DE CACAO. INSISTEZ SUR LES PIEDS ET SOUS LES PIEDS, ET PARTICULIÈREMENT LES TALONS ET AUTOUR DE CHAQUE ORTEIL. VOUS VERREZ COMME TOUT S'AMÉLIORERA ! » (Lecture 1158-21)

Deuxième exemple : pour des pieds dont les articulations avaient tendances à enfler :

---

1. Attention : la prescription est personnalisée. Elle ne convient pas à tout le monde ; en particulier, hépatiques, s'abstenir ! car l'absorption d'alcool par les pores de la peau peut provoquer des troubles du foie. (N.D.L.T.)

« MASSEZ LA RÉGION LOMBAIRE AVEC UN MÉLANGE D'HUILE D'OLIVE ET DE TEINTURE DE MYRRHE, EN PARTS ÉGALES. CELA STIMULERA LA CIRCULATION DANS TOUTE LA PARTIE INFÉRIEURE DU CORPS. LORSQUE VOUS RESTEZ ASSIS TROP LONGTEMPS, OU BIEN QUE VOUS MANQUEZ D'EXERCICE, CELA CRÉE DES TENSIONS LOCALES; EN CONSÉQUENCE, LE SANG AFFLUE VERS LES PIEDS, MAIS A DU MAL À EN REMONTER.
CHAUFFEZ L'HUILE AVANT D'Y AJOUTER LA TEINTURE DE MYRRHE, ET, AVEC LE MÉLANGE, MASSEZ LA RÉGION LOMBAIRE ET LES REINS. » (Lecture 265-15)

Il ne faudrait pas croire qu'on masse une jambe dans n'importe quel sens ! Que non ! Cayce donnait là-dessus des directives très précises. Par exemple, à une dame qui demandait pourquoi elle avait parfois mal à la cheville droite, Cayce répondit :

« IL S'AGIT DE TENSIONS DUES À UNE INSUFFISANCE D'ÉLIMINATION DES TOXINES. LORSQUE VOUS VOUS FEREZ MASSER LES JAMBES, COMMENCEZ PAR LES HANCHES, PAR FRICTIONS CIRCULAIRES DE CHAQUE CÔTÉ, PUIS DE LÀ, DESCENDEZ VERS LES JAMBES. IL FAUDRAIT SUIVRE LE NERF SCIATIQUE, PUIS MASSER AUTOUR DES GENOUX ET DESSOUS. MASSEZ BIEN LE MOLLET EN DESCENDANT VERS LES PIEDS, PUIS TRAVAILLEZ CEUX-CI; ET TERMINEZ PAR LA PLANTE DES PIEDS. ENSUITE, MÊME CHEMIN EN REMONTANT. VOUS VERREZ UNE AMÉLIORATION DÈS LE DEUXIÈME OU TROISIÈME MASSAGE, ET LA DOULEUR DISPARAÎTRA. » (Lecture 1968-7)

Il est certain que les problèmes de pieds traduisent le déséquilibre d'une autre partie du corps. Nous l'avons bien vu dans les lectures ci-dessus; et dans la suivante, il s'agit d'un homme qui devait porter des semelles orthopédiques à l'intérieur de ses souliers, pour soutenir la voûte plantaire :

«POURQUOI NE PAS ESSAYER DE VOUS EN PASSER?» lui conseilla Cayce, «ELLES SERONT UTILES TANT QUE VOUS AUREZ CE PROBLÈME DE VOÛTE PLANTAIRE. MAIS ÇA IRA DE MOINS EN MOINS BIEN SI VOUS NE LE SOIGNEZ PAS; FAITES FAIRE LES CORRECTIONS OSTÉOPATHIQUES NÉCESSAIRES AU NIVEAU DES VERTÈBRES LOMBAIRES ET DU SACRUM.» (Lecture 5609-1)

Une autre personne se plaignait de souffrir des pieds, et Cayce lui déclara:

«C'EST LE RÉSULTAT D'UNE ÉLIMINATION INSUFFISANTE DES DÉCHETS DANS TOUT L'ORGANISME, COMBINÉE AVEC UNE MAUVAISE CIRCULATION.» (Lecture 325-7)

Et il lui recommanda les bains de pieds salés, dans de l'eau aussi chaude qu'elle pourrait le supporter[1]. Voici quelqu'un qui se plaint des symptômes de la goutte:

«Pourquoi est-ce que j'ai des crampes dans le gros orteil?»

«C'EST PARCE QU'IL EST RELIÉ AUX GLANDES HORMONALES. VOUS SOULAGEREZ CETTE CRAMPE EN DÉBARRASSANT VOTRE INTESTIN, EN NETTOYANT VOTRE CÔLON, AINSI QUE PAR UN MASSAGE AU NIVEAU DES CENTRES GLANDULAIRES RELIÉS À L'EXTRÉMITÉ DU PIED.» (Lecture 327-24)

---

1. Utilisez du gros sel marin provenant de salines (Guérande, Ré) ou bien des algues (toutes pharmacies et boutiques de diététique).
Pour ceux qui sont au bord de la mer: bains de pieds d'eau de mer chaude (miraculeux) additionnée d'algues fraîches. (N.D.L.T.)

« Pourquoi est-ce que j'ai cette sensation d'irritation dans les pieds et ces éruptions de boutons ? »

« C'EST DÛ À UNE MAUVAISE CIRCULATION. VOUS DEVRIEZ LOTIONNER VOS PIEDS AVEC DE L'EAU D'HAMAMÉLIS AVANT DE VOUS COUCHER. » (Lecture 781-2)

Dans la lecture 903 également, Cayce recommandait l'hamamélis à une personne qui souffrait d'eczéma entre les orteils :

« À L'OCCASION, TAMPONNEZ VOS PIEDS AVEC DE L'EAU D'HAMAMÉLIS, POUR RÉDUIRE LA DÉMANGEAISON. BAIGNEZ AUSSI VOS PIEDS, ET SOUVENT, DANS L'EAU SALÉE. » (Lecture 903-16)

Montre-moi tes pieds et je te dirai qui tu es...
Voici maintenant une petite collection de lectures destinées à ceux qui se plaignent de cors aux pieds, de durillons et d'ongles incarnés. Commençons par ces derniers :

« POUR CELA, DISSOLVEZ DES CRISTAUX DE SOUDE DANS DE L'HUILE DE RICIN ! METTEZ-EN AU COIN DES ONGLES, LÀ OÙ ILS ENTRENT DANS LA CHAIR ET VOUS FONT SOUFFRIR. ÇA PIQUE UN PEU AU DÉBUT ; ENSUITE, FROTTEZ AVEC DE L'ALCOOL CAMPHRÉ. AU DÉBUT, CELA DURCIRA LA PEAU, MAIS VOUS VERREZ QUE CELA VOUS DÉBARRASSERA DE L'ONGLE INCARNÉ ! » (Lecture 5104-1)

Formule qui a été essayée avec succès par bien des gens. Au cas où elle ne marcherait pas, en voilà une autre :

« UNE FOIS PAR SEMAINE, MASSEZ LA PLANTE DES PIEDS AVEC DE LA TEINTURE D'IODE, ET BADIGEONNEZ-EN LES ORTEILS. CELA CORRIGERA PEU À PEU LA TENDANCE AUX ONGLES INCAR-

NÉS. VOUS POURREZ AUSSI SOULEVER UN PEU L'ONGLE ET GLISSER DESSOUS DE PETITS COTONS IMBIBÉS DE TEINTURE D'IODE. À RÉPÉTER AU MOINS UNE FOIS CHAQUE SEMAINE. » (Lecture 2988-1)

Une dame avait l'ongle du gros orteil épaissi, et dessous poussait un kyste. Que faire ? Cayce lui conseilla de :

« MASSEZ LA PARTIE INFÉRIEURE DES JAMBES AINSI QUE LES PIEDS, BIEN À FOND, AVEC DE L'HUILE D'ARACHIDE. MAIS SI CELA S'AGGRAVE, APPLIQUEZ SUR LE TOUT UN MÉLANGE DE CRISTAUX DE SOUDE ET D'HUILE DE RICIN. NE METTEZ PAS DE BANDAGE DESSUS, MAIS FAITES CELA APRÈS AVOIR MASSÉ LES PIEDS ET LES JAMBES, À PARTIR DES GENOUX ET VERS LE BAS, AVEC DE L'HUILE D'ARACHIDE. SI VOUS LE FAITES TROIS OU QUATRE FOIS PAR SEMAINE, VOTRE ORTEIL REDEVIENDRA SAIN. » (Lecture 2455-3)

Une autre personne constata une excroissance sur l'un de ses pieds, et s'en inquiéta. De quoi cela venait-il et que faire si cela recommençait ? Cayce lui indiqua une recette qui est une panacée, applicable dans bien des cas :

« C'ÉTAIT DÛ À UNE IRRITATION. MASSEZ AVEC DES CRISTAUX DE SOUDE HUMECTÉS D'ALCOOL CAMPHRÉ[1]. C'EST BON POUR TOUS LES DURILLONS ET OIGNONS.
VOUS VERREZ QUE TOUT CELA DISPARAÎTRA COMPLÈTEMENT. » (Lecture 276-4)

La même prescription fut donnée à une autre

---

1. Pour les hépatiques allergiques à l'alcool, l'alcool camphré peut être remplacé par de l'huile camphrée ou de la lanoline camphrée. Voir en fin de volume. (N.D.L.T.)

personne, qui souffrait de cors aux pieds. On lui signala que :

« LES CORS AUX PIEDS SONT GÉNÉRALEMENT DÛS À DES CHAUSSURES MAL ADAPTÉES. LE MEILLEUR TRAITEMENT CONSISTE À MÉLANGER DU CAMPHRE ET DES CRISTAUX DE SOUDE. HUMECTEZ LE MÉLANGE AVEC DE L'ALCOOL CAMPHRÉ, ET APPLIQUEZ LA NUIT. RECOMMENCEZ JUSQU'À CE QUE LE COR DISPARAISSE. » (Lecture 1309-7)

Et Cayce ajouta paternellement : « ET PUIS, TROUVEZ-VOUS DES CHAUSSURES QUI VOUS VONT ! »

D'après mon expérience personnelle, cependant, ça ne s'arrange pas en une nuit... mais plutôt en deux mois !
Cayce a bien dit que ces problèmes ne surgissaient pas du jour au lendemain comme les champignons ; s'ils ont mis longtemps à se préparer, il paraît difficile qu'ils s'envolent sur-le-champ...

« Et les oignons au pied ? Comment est-ce qu'on soigne ça ? » demanda un pauvre patient éploré.

« MASSAGE TOUS LES SOIRS AVANT DE SE COUCHER AVEC DES CRISTAUX DE SOUDE HUMECTÉS D'ALCOOL CAMPHRÉ ; MASSEZ LES OIGNONS EUX-MÊMES », répondit Cayce, qui ajouta en plus : « ET POUR LES PLAQUES DURES SOUS LES PIEDS, MASSAGE À FOND AVEC UN MÉLANGE HUILE D'OLIVE + TEINTURE DE MYRRHE, À PARTS ÉGALES. ÇA LES ADOUCIRA ÉNORMÉMENT. IDEM POUR L'EXTRÉMITÉ DES ORTEILS ET L'ESPACE ENTRE CHAQUE ORTEIL ! » (Lecture 983-1)

« Faut-il faire opérer ce gros oignon ? » demanda une autre patiente.

« AVEC UN DRAINAGE, VOUS EN VIENDREZ À BOUT. MASSEZ L'OIGNON EN QUESTION DEUX FOIS PAR JOUR, MATIN ET SOIR, AVEC LE MÉLANGE HUILE D'OLIVE + TEINTURE DE MYRRHE, À PARTS ÉGALES. AVEC LE DRAINAGE [1], AVEC LES MANIPULATIONS QUI STIMULERONT LES ÉNERGIES, AVEC LE RÉÉQUILIBRAGE DE L'ORGANISME, CET OIGNON DISPARAÎTRA SANS QU'IL SOIT BESOIN DE CHIRURGIE. » (Lecture 1140-1)

Très malheureuse, une autre dame, enregistrée sous le n° 365, avait déjà un oignon et en observait — avec horreur — un autre se former sous ses yeux. Faudrait-il qu'elle porte une chaussure orthopédique? Ou bien pouvait-elle suivre un traitement qui ferait... fondre ces indésirables protubérances?

« UN TRAITEMENT VOUS GUÉRIRA, ET C'EST DE LOIN PRÉFÉRABLE. CEPENDANT, PENDANT QUE LE TRAITEMENT EST EN COURS, VOUS POUVEZ AUSSI PORTER DES CHAUSSURES SPÉCIALES.
CE TRAITEMENT CONSISTERA D'ABORD EN MANIPULATIONS OSTÉOPATHIQUES DU PIED ET DES CHEVILLES; ENSUITE, EN MASSAGES ALTERNÉS: LE PREMIER JOUR, MASSER LES OIGNONS ET LES ZONES DOULOUREUSES AVEC DE L'HUILE DE RICIN; LE LENDEMAIN, LES HUMECTER AVEC DES CRISTAUX DE SOUDE TREMPÉS DANS DE L'ALCOOL CAMPHRÉ. TRAITEZ AUSSI LES ZONES CALLEUSES ET DOULOUREUSES. CONTINUEZ AINSI JUSQU'À GUÉRISON COMPLÈTE. » (Lecture 365-2)

---

1. Cayce veut parler d'« un drainage lymphatique » par ostéopathie qu'il mentionne plus loin — et peut-être d'une politique générale de drainage de l'organisme, par voie alimentaire. En homéopathie, certaines substances, comme le thuya, etc., sont considérées comme des draineurs, c'est-à-dire qui aident l'organisme à se purger des déchets toxiques. (N.D.L.T.)

Les durillons peuvent aussi, d'après les lectures, se soigner avec d'autres formules:

« MASSEZ-LES AVEC LE MÉLANGE SUIVANT: 45 GRAMMES DE SUIF DE MOUTON[1] FONDU, ET TIÈDE, AUQUEL ON AJOUTE: 12 CM³ D'ESSENCE DE TÉRÉBENTHINE ET 24 CM³ D'ALCOOL CAMPHRÉ.
MASSEZ-EN LA PLANTE DES PIEDS TOUS LES SOIRS AVANT DE VOUS COUCHER. » (Lecture 307-6)

« LES DURILLONS SUR LES PIEDS, VOUS POURRIEZ LES MASSER MATIN ET SOIR AVEC UN MÉLANGE D'HUILE DE RICIN (UNE CUILLERÉE À SOUPE) ET DE CRISTAUX DE SOUDE (UN QUART DE CUILLERÉE À CAFÉ). BIEN MÉLANGER CES INGRÉDIENTS AVANT DE MASSER LE PIED AVEC. COMME VOUS N'UTILISEREZ PAS D'UN SEUL COUP LA TOTALITÉ DU MÉLANGE, SAUF CAS EXCEPTIONNEL, APRÈS LE MASSAGE, ESSUYEZ L'EXCÈS DE GRAS. VOILÀ UN TRAITEMENT QUI STIMULERA CET ORGANISME! » (Lecture 2334-1)

« LORSQUE VOUS SOUFFREZ D'IRRITATION, PLUS SPÉCIALEMENT SUR LE COU DE PIED, VOUS AURIEZ INTÉRÊT À FAIRE UN MASSAGE TOUS LES SOIRS AVEC UN MÉLANGE D'HUILE D'OLIVE ET DE TEINTURE DE MYRRHE, À PARTS ÉGALES, AVANT DE VOUS COUCHER. CHAUFFEZ L'HUILE AVANT D'Y AJOUTER LA TEINTURE DE MYRRHE. MASSEZ BIEN PARTOUT LA PLANTE DES PIEDS, ET PARTICULIÈREMENT LES ZONES DURCIES. ET RECOMMENCEZ CE TRAITEMENT LE MATIN, AVANT DE METTRE UN BAS. PUIS MASSEZ L'ENSEMBLE DU CORPS ET REPOSEZ-VOUS QUELQUES MINUTES AVANT DE VOUS HABILLER. VOUS VOYEZ? » (Lecture 1771-3)

Voici une lecture qui va intéresser ceux de nos lecteurs qui vivent dans un climat froid. Elle

---

1. Ou de lanoline (voir liste des produits à la fin du livre). (N.D.L.T.)

avait été donnée pour une adolescente de 16 ans, qui voulait savoir comment se protéger des engelures. Cayce lui dit :

« LE MIEUX, C'EST LE PÉTROLE, DES MASSAGES AU PÉTROLE. VOUS DEVREZ AUSSI EN PRENDRE UNE TRÈS PETITE QUANTITÉ. »

« Vous voulez dire que je dois l'avaler ? » demanda la jeune fille stupéfaite.

« L'AVALER ET ÉGALEMENT EN USAGE EXTERNE, EN MASSAGES. » (Lecture 276-7)[1]

De nombreuses lectures attirent l'attention sur l'hygiène des pieds : ils doivent être gardés secs, sinon on aura :

« TENDANCE À LA CONGESTION DES BRONCHES ET AUX ANGINES (...). GARDEZ TOUJOURS VOS PIEDS BIEN AU SEC, ET LA NUIT, À L'AIR[2]. PRENEZ SOIN DE VOTRE CORPS DE FAÇON GÉNÉRALE, ET VEILLEZ À NE PAS AVOIR FROID, PARTICULIÈREMENT AUX PIEDS. » (Lecture 288-32)

« ATTENTION, GARDEZ LES PIEDS AU SEC ; ET ATTENTION AUX COURANTS D'AIR. » (Lecture 304-25)

« L'ÉTAT GÉNÉRAL EST ALARMANT (...) : CONGESTION DUE AU FROID (...), EMPOISONNEMENT DÛ À UN VIRUS (...). PAS DE NÉGLIGENCES : VEILLEZ À L'HYGIÈNE GÉNÉRALE ET EN PARTICU-

---

1. Nos lecteurs européens disposent d'un atout que ceux de Cayce n'avaient pas : l'homéopathie. Ils pourront prendre une dose de : Petroleum 9 CH.
2. Principe du « deutches Bett » où les pieds ne sont pas bordés, parce qu'à la place d'un drap de dessus + couvertures, on a une couette de plumes (duvet). C'est beaucoup plus sain. En Alsace, en Suisse, c'était et c'est encore l'usage (N.D.L.T.)

LIER À CE QUE LES PIEDS SOIENT MAINTENUS AU CHAUD ET AU SEC.» (Lecture 667-6)

«RESTEZ TRANQUILLE. GARDEZ LES PIEDS AU CHAUD. FAITES-VOUS MASSER, ET METTEZ-VOUS AU REPOS.» (Lecture 6010-14)

À cette personne, Cayce prescrivit également un sédatif.
En fin de compte, comme Cayce considère qu'une bonne promenade est le meilleur de tous les exercices (voir plus loin), on a tout intérêt à entretenir ses pieds en état de marche...!

Résumé

Yeux

A — Surveiller la bonne position des vertèbres cervicales et dorsales supérieures.
B — Paupières irritées et gonflées: cataplasmes d'épluchures de pommes de terre crues[1].
C — Kystes sur la paupière: massages à l'huile de ricin.
D — Amélioration de la vue: exercices quotidiens de la tête et du cou.
E — Bains pour yeux fatigués: deux parts d'eau distillée pour une part de Glyco-Thymoline.

---

1. Et bio (N.D.L.T.)

F — Régime alimentaire favorable aux yeux : carottes crues râpées avec de la gélatine.

Les dents

A — Comme dentifrice : mélange à parts égales de cristaux de soude et de sel de cuisine, au moins trois à quatre fois par semaine.
B — Pour prévenir les caries : une fois par mois, rincez la bouche avec un demi-litre d'eau additionnée d'une goutte d'eau de Javel. Ne pas avaler.
C — Prendre du calcium la seconde année de chaque cycle de 7 ans.
D — Pas de dents en or.

Mains et ongles

A — Durcir les ongles mous : appliquer dessus une pâte faite de sel de table iodé et de vinaigre de cidre.
B — Problèmes de cuticules : massages avec un peu de teinture d'iode largement étendue d'eau.
C — Lotion adoucissante pour les mains : eau de rose + huile de paraffine + lanoline fondue.

Pieds

A — Surveiller la circulation et les fonctions d'élimination.
B — Massages : Cayce a donné différentes for

mules, avec référence fréquente à l'huile d'olive mélangée à l'huile d'arachide[1].

C — Cors et œils-de-perdrix : application biquotidienne d'un mélange de cristaux de soude et d'alcool camphré[2].

D — Durillons : massages à l'huile d'olive additionnée de teinture de myrrhe (en parts égales).
Durillons sur la plante des pieds : cristaux de soude imbibés d'alcool camphré.

E — Ongles incarnés : appliquer sous les coins de l'ongle un mélange de cristaux de soude et d'huile de ricin, et nettoyer avec de l'alcool camphré. Ou encore : glisser des cotons imprégnés de teinture d'iode sous les coins de l'ongle incarné.

F — Veiller à toujours avoir les pieds au chaud et au sec, et la nuit, à l'air.

---

1. A remplacer en Europe par huile de noix, de noisettes ou d'amandes douces ; et addition d'huiles essentielles (romarin, lavande, etc.). Voir en fin de volume. (N.D.L.T.)
2. Ou de lanoline camphrée pour ceux qui ne supportent pas le contact cutané avec l'alcool camphré (hépatiques). (N.D.L.T.)

Chapitre 5

LA GLOIRE D'UNE BELLE CHEVELURE

L'importance de la chevelure

Vous remarquerez que dans la description spontanée que l'on donne de quelqu'un, on commence toujours par dire : il est blond, elle est brune, ou rouquine... La chevelure est la première chose qui frappe l'observateur. Son importance symbolique est bien mise en évidence par l'histoire biblique de Samson (dont la force résidait dans sa chevelure ; c'est pourquoi la méchante Dalila la lui coupa par traîtrise, pendant qu'il dormait...). Dans l'opéra de Debussy, « *Pelléas et Mélisande* », il y a une scène entière où l'amoureux caresse les cascades de boucles blondes de sa belle [1].

En ce qui concerne la chevelure, la mode — bien sûr — est un langage. Par exemple, la tonsure du clergé voulait signifier le sacrifice des convoitises

---

[1]. Ce qui a fait surnommer cet opéra « Peignez, Ah ! cette Mélisande... » (N.D.L.T.)

«charnelles»[1]. Et, dit la Bible, chaque cheveu de notre tête est compté (Évangile de Luc, XII, 7). Donc, aucune crainte de les perdre en se les lavant !

« Tous les combien ? » demanda quelqu'un à Cayce.

« MAIS CHAQUE FOIS QU'ILS EN ONT BESOIN ! » répondit celui-ci (Lecture 275-31).

Tout bêtement...

Le cheveu triste... et le cheveu qui tombe !

La dame n° 365 « se faisait des cheveux », pardon, du souci... parce qu'elle perdait ses cheveux... Très inquiète, elle consulta Cayce :

« Est-ce que ça va s'arrêter si mon état général s'améliore ? Qu'est-ce que je peux faire contre ça ? »

---

1. En astrologie, la tête (chevelure comprise) est régie par le Bélier et la planète Mars. Celle-ci régit également les appétits sexuels (d'où la tonsure des moines) et l'agressivité martiale, les énergies primaires (d'où histoire de Samson et Dalila). Le Bélier ne va pas sans son signe complémentaire, la Balance, régie par la planète Vénus, maîtresse de l'amour ! En astrologie médicale, si le Bélier régit la tête, la Balance régit le système urinaire — donc l'élimination des toxines par les voies rénales —, et Mars l'agressivité donnée par l'adrénaline des surrénales. L'état des cheveux dépend donc du niveau général de désintoxication et de maîtrise de l'agressivité. (N.D.L.T.)

On lui répondit :

« ÇA IRA MIEUX TOUT NATURELLEMENT QUAND L'ORGANISME AURA REFAIT SA SANTÉ ET RÉTABLI SON ÉQUILIBRE SANGUIN (...). VOICI UN TRAITEMENT SPÉCIAL POUR VOTRE CUIR CHEVELU : LORSQUE VOUS VOUS LAVEZ LES CHEVEUX, FAITES-LE AVEC UN MÉLANGE À PARTS ÉGALES D'HUILE D'OLIVE ET DE SAVON DE MARSEILLE LIQUIDE ; ENSUITE, MASSEZ-VOUS LE CRÂNE AVEC DE L'ALCOOL À 90º. CELA STIMULERA LE CUIR CHEVELU ET FAVORISERA LA REPOUSSE DES CHEVEUX. » (Lecture 365-2)

Dans les lectures, le traitement le plus souvent donné par Cayce est un massage au pétrole[1]. Le massage, disait-il, ne doit pas être expédié en quelques minutes, mais durer au moins une demi-heure. Et, ajoutait Cayce, avec un vibromasseur électrique, c'est encore mieux. Une jeune femme de 21 ans demanda quel était le meilleur traitement capillaire :

« DE TEMPS EN TEMPS, répondit Cayce, VOUS DEVRIEZ FAIRE UNE APPLICATION DE PÉTROLE SUIVIE D'UN SHAMPOING. CELUI-CI DEVRA SE COMPOSER D'HUILE D'OLIVE ADDITIONNÉE D'UN ŒUF (battu)[2]. (Lecture 275-42)

---

1. En pharmacie. (N.D.L.T.).
2. Voici la recette de shampoing que j'avais donnée jadis dans « *Le Guide de l'anticonsommateur* » (à une époque où je ne connaissais pas encore Cayce !) : « Battez à la fourchette deux œufs (le jaune avec le blanc) dans une tasse d'eau très chaude (mais non bouillante). Versez sur vos cheveux, frictionnez : ça mousse ! Rincez à plusieurs reprises. » Ou encore : « Battez à la fourchette deux œufs dans une tasse remplie d'huile d'olive et de rhum. Versez sur la tête, frottez, laissez agir quelques minutes puis rincez généreusement. » « *Le Guide de l'anticonsommateur* », Éd. Seghers-Laffont, p. 83. Cayce conseille aussi le rhum, voir plus loin. (N.D.L.T.)

À une autre, il expliqua que si les cheveux tombent, c'est dû à :

« UNE INSUFFISANCE HORMONALE, LES GLANDES ENDOCRINES N'APPORTANT PAS SUFFISAMMENT D'ÉLÉMENTS À LA THYROÏDE. C'EST ELLE QUI CONTRÔLE LA CIRCULATION DANS LE CUIR CHEVELU. » (Lecture 480-13)

A cette consultante, Cayce parla avec insistance :

« DU RÉGIME ALIMENTAIRE QUI JOUE UN RÔLE DANS CE PROCESSUS — QUOIQUE L'ON PUISSE AUSSI ATTENDRE BEAUCOUP D'UN MASSAGE STIMULANT LA CIRCULATION DU CUIR CHEVELU. » (Même lecture)

Et justifiait l'action du pétrole :

« UNE OU DEUX FOIS PAR MOIS, FROTTEZ-VOUS LE CRÂNE AVEC UNE PETITE QUANTITÉ DE PÉTROLE : CELA SUFFIRA POUR RENOUVELER LES CELLULES CAPILLAIRES, CELLES QUI PRODUISENT LE CHEVEU. » (Même lecture)

Ce processus cependant, disait Cayce, dépend aussi de la digestion, en particulier de l'action des sucs gastriques de l'estomac sur le bol alimentaire, ainsi que de l'état général du système circulatoire.
Une autre lecture donnée également pour une malade qui perdait ses cheveux ouvre des perspectives thérapeutiques inattendues :

« CETTE CHUTE DES CHEVEUX EST DUE SURTOUT À UN MAUVAIS FONCTIONNEMENT DU SYSTÈME NERVEUX SENSORIEL ET DU GRAND SYMPATHIQUE. L'ORIGINE ? VOS ESSAIS POUR TRUQUER LA NATURE DANS UN ÉTAT D'ESPRIT ÉGOÏSTE. » (Lecture 4086-1)

La dame demanda alors si :

« La naissance d'un enfant avait provoqué cette chute des cheveux ? »

> « NON, MAIS CELA L'A AGGRAVÉE. VOUS AVEZ PROVOQUÉ L'ASSÈCHEMENT DU CUIR CHEVELU, C'EST CELA QUI A FAIT TOMBER VOS CHEVEUX ! N'ESSAYEZ PLUS D'AMÉLIORER LA NATURE ! RESTEZ NATURELLE, VOUS SEREZ BIEN PLUS SÉDUISANTE. » (Même lecture)

Tricher avec la Nature dans un esprit d'égoïsme amène un retour de bâton... Autre exemple, le cas n° 5609, dont les cheveux tombaient aussi :

> « C'EST VOUS QUI AVEZ CRÉÉ CE PROBLÈME ! MAIS C'EST UN SYMPTÔME LOCALISÉ, QUE VOUS AVEZ PRIS POUR LA MALADIE. ET VOUS AVEZ TRAITÉ LE SYMPTÔME, C'EST-À-DIRE L'EFFET, AU LIEU DE TRAITER LA CAUSE PROFONDE ! » (Lecture 5609-1)

Bel exemple du comportement aberrant de la médecine moderne : quand on a mal quelque part, on prend une pilule-miracle au lieu d'essayer de chercher à savoir pourquoi on a mal. Un symptôme, c'est une sonnette d'alarme pour prévenir que quelque chose ne va pas en profondeur...

Les shampoings

Une jeune fille de vingt ans demanda à Cayce quel était le meilleur pour elle :

« DE L'EAU ET DU SAVON TOUT SIMPLE, ET ÇA POUR N'IMPORTE QUEL CHEVEU ! ET COMME REVITALISANT DU CUIR CHEVELU, N'IMPORTE LEQUEL, S'IL CONTIENT UN PEU DE RHUM ! » (Lecture 1532-3)

Que le lecteur ne soit pas surpris de l'apparente contradiction avec une lecture précédente où l'on recommande par-dessus tout le savon de Marseille à l'huile d'olive : il ne faut jamais perdre de vue que les prescriptions de Cayce étaient personnalisées. Ses réponses étaient adaptées aux besoins spécifiques de chaque consultant, à sa psychologie, à son niveau intellectuel, etc. On peut supposer que cette beauté de vingt ans ne jurait que par les shampoings de grand luxe, que peut-être elle utilisait avec parcimonie à cause de leur prix ! Cayce voulait donc lui faire comprendre qu'un bon savon qui a fait ses preuves était meilleur qu'un shampoing sophistiqué et parfumé[1].
Ceci pour mieux nous faire comprendre que les prescriptions de Cayce ne sont pas toujours à prendre au pied de la lettre.

Cheveux secs, cheveux gras, pellicules

Les cheveux secs sont une complainte fréquente chez les patients de Cayce ; à beaucoup d'entre eux il a recommandé de se masser le cuir chevelu

---

1. Trop souvent, hélas ! aux parfums bon marché, huiles essentielles synthétiques... (N.D.L.T.)

...peu de vaseline — très peu. ...t provoquée, dit-il, par:

...UFFISANTE ET UN DÉSÉQUILIBRE DU ...cture 633-12)

Alors, que faire?

« MASSEZ-VOUS VIGOUREUSEMENT LA TÊTE AVEC UN SHAMPOING AU GOUDRON [1], AU MOINS UNE FOIS PAR SEMAINE ET, ENFIN, MASSEZ LE CUIR CHEVELU AVEC UN TOUT PETIT PEU DE VASELINE APRÈS LE SHAMPOING. » (Même lecture)

Au contraire, la consultante n° 276 voulait savoir.

« A quoi étaient dus ses cheveux gras? Et que faire pour les avoir moins gras? »

« C'EST DÛ À UNE MAUVAISE COORDINATION ENTRE LA CIRCULATION CAPILLAIRE, EN SURFACE, ET LA CIRCULATION PROFONDE. MAUVAISE CIRCULATION PROVOQUÉE PAR UNE INTOXICATION GÉNÉRALE DE L'ORGANISME. » (Lecture 276-10)

Cayce suggérait à sa cliente de:

« SE NETTOYER LES CHEVEUX AVEC DU PÉTROLE, ET ENSUITE LES RINCER AVEC DE L'ALCOOL À 90° ADDITIONNÉ D'EAU (...), C'EST-À-DIRE UNE PART D'ALCOOL POUR VINGT PARTS D'EAU; CE QUI EMBELLIRA LA TEINTE NATURELLE DES CHEVEUX. » (Lecture 276-10)

---

1. De pin, si vous en trouvez en pharmacie. Sinon, avec un shampoing à l'huile de cade (c'est-à-dire de genévrier-cade, qui d'ailleurs a une odeur de goudron!). (N.D.L.T.)

Le consultant n° 2336 avait des pellicules. Cayce lui recommanda de se frictionner, après le shampoing, avec deux antiseptiques vendus en Amérique, appelés l'un: listerine, l'autre: lavoris[1]. De ces deux produits, l'un est acide, l'autre est alcalin: voilà pourquoi Cayce prescrivait de les employer alternativement — méthode qu'il affectionnait et qu'on retrouve dans nombre de lectures.

A une autre personne, le cas n° 267, qui demandait pourquoi ella avait tant de pellicules:

« EMPLOYEZ DE LA "LISTERINE", VOUS EN AUREZ MOINS. »

« Et pourquoi », demanda-t-elle, « est-ce que j'ai ces démangeaisons sur le cuir chevelu ? »

---

[1]. Antiseptiques qui ne sont pas en vente en France, mais que vous pouvez facilement remplacer par un équivalent (voir Annexe en fin de volume).
Contre les pellicules vous pouvez aussi utiliser tout simplement le sel fin (saupoudrez-vous le crâne avec le sel, frottez et allez vous coucher la tête salée. Le lendemain matin, brossez. Recommencez trois jours de suite). Il y a également la lotion à l'arnica et aux orties: mettre dans un bocal 1 bol d'orties séchées et réduites en miettes; puis 1/2 litre d'eau minérale plate ou d'eau de pluie; puis 1/2 litre d'alcool à 90°. Laissez macérer trois jours au soleil. Passez le liquide et ajoutez-y alors 20 gouttes de teinture mère d'arnica. Frictionnez le cuir chevelu avec cette lotion après chaque shampoing. (Recettes extraites du « *Guide de l'anticonsommateur* », Éd. Seghers-Laffont, p. 88). Dans les deux cas, il y a un désinfectant (soit le sel, c'est-à-dire le chlorure de sodium, soit l'alcool). Les deux sont l'équivalent du désinfectant recommandé par Cayce. La deuxième recette, plus raffinée, comporte un extraordinaire stimulant cicatrisant des tissus: l'arnica, ainsi qu'une plante qui favorise l'élimination des toxines internes: l'ortie. Ce qui va bien dans le sens de Cayce, qui attribue tous les malheurs capillaires à une intoxication interne. (N.D.L.T.)

> « CELA VIENT D'UNE IRRITATION LOCALE, DUE À UNE ACCUMULATION DE TOXINES DANS L'ORGANISME : VOUS DIGÉREZ MAL. ET VOUS VIVEZ SUR VOS NERFS ! FRICTIONNEZ-VOUS LA TÊTE DEUX FOIS PAR SEMAINE AVEC LA LISTERINE. »

La consultante avait souvent des problèmes avec ses cheveux — et il en est souvent question tout au long des... 210 lectures qu'elle obtint de Cayce :

> « GARDEZ LA TÊTE PROPRE EN VOUS LA LAVANT AVEC UN SAVON NATUREL ET DOUX. APRÈS QUOI, FRICTIONNEZ AVEC N'IMPORTE QUEL DÉSINFECTANT DOUX LÉGÈREMENT ALCOOLISÉ, DU TYPE LISTERINE. MAIS LA CHOSE LA PLUS IMPORTANTE EST DE VOUS LAVER TRÈS SOUVENT LE CUIR CHEVELU. » (Lecture 257)

« Et moi », demanda une minette de 16 ans, « j'aimerais bien avoir une recette pour faire boucler mes cheveux raides et, si possible, sans être obligée de les chauffer ? »
(C'était l'époque où l'on ne connaissait que les fers à friser.)

Cayce lui prescrivit donc :

> « DE FAIRE BOUILLIR DES NOYAUX DE KAKI [1] AVEC DE L'ÉCORCE DES RACINES DE L'ARBRE (...) ET D'EN MASSER LE CUIR CHEVELU : CELA FERA BOUCLER VOS CHEVEUX, ET MÊME CRÊPER SI VOUS VOULEZ ! » (Lecture 267-7)

Si l'un de mes lecteurs essaie, qu'il me dise comment cela a marché.

---

1. Fruits du plaqueminier du Japon, acclimaté en France (Voir Annexe en fin de volume). (N.D.L.T.)

Sus aux poils superflus!

L'équilibre entre « trop » et « trop peu » est bien difficile à trouver! Vous voyez des messieurs fort chauves exhiber une abondante toison corporelle, et bien que les gorilles soient à la mode, les dames n'apprécient pas toujours ce « look » velu! Les lectures, quel que soit le cas, attribuent la pilosité excessive à:

« UN MAUVAIS FONCTIONNEMENT GLANDULAIRE, COMBINÉ AVEC DES TROUBLES CIRCULATOIRES. NE PAS TRAITER LOCALEMENT — MAIS SOIGNER LA THYROÏDE POUR RÉÉQUILIBRER SON FONCTIONNEMENT. » (Lecture 2153-5)

« LES POILS SUPERFLUS SONT COMME LES GRAINS DE BEAUTÉ, NÆVI ET PAILLOMES, LE RÉSULTAT D'UN SURMENAGE DE LA THYROÏDE QUI MARCHE TROP FORT. IL FAUT RÉTABLIR L'ÉQUILIBRE DE L'ORGANISME. » (Lecture 263-1)

« CECI EST DÛ À UNE PARESSE GLANDULAIRE QUI PROVOQUE UNE HYPERACTIVITÉ DE LA THYROÏDE. C'EST LE NIVEAU D'ÉQUILIBRE DES FONCTIONS THYROÏDIENNES QUI RÈGLE LE DEGRÉ DE PILOSITÉ ET LA SANTÉ DES ONGLES. SI L'ON RÉTABLIT CET ÉQUILIBRE GLANDULAIRE, L'EXCÈS DE POILS DISPARAÎT. ABSTENEZ-VOUS DE FAIRE APPEL À UN PRODUIT CHIMIQUE OU À L'ÉPILATION MÉCANIQUE. » (Lecture 2582-1)

Et lorsque cette consultante voulut savoir si elle pourrait avoir recours à l'épilation électrique, Cayce lui dit « NON »!

« VOTRE THYROÏDE S'EMBALLE! IL FAUT NETTOYER TOUT CELA (...), ET VEILLER À LA CIRCULATION CUTANÉE. CES (poils superflus) DISPARAÎTRONT LORSQUE LA CIRCULATION REPRENDRA UN COURS NORMAL. » (Lecture 2680-1)

Quelqu'un demanda une formule pour faire tomber les poils superflus, formule qui serait sans danger pour la peau, précisait le consultant :

« CETTE BÊTE-LÀ N'EXISTE PAS », répliqua le cher Edgar.

« CE QUE VOUS POURRIEZ FAIRE DE MIEUX, C'EST DE VOUS METTRE AU RÉGIME ; PUIS DE SOIGNER VOTRE PEAU POUR LAISSER RESPIRER LES PORES, ET D'AMÉLIORER VOS FONCTIONS D'ÉLIMINATION. » (Lecture 1947-4)

Mais les causes organiques immédiates n'expliquent pas tout. À une autre personne, il fut dit que ces poils superflus étaient :

« SEULEMENT UNE RÉACTION DE LA CONSCIENCE PROFONDE DU CORPS, CONSÉQUENCE D'UN PROBLÈME KARMIQUE [1]. » (Lecture 3081-3)

Une autre consultante récolta tout un sermon à l'occasion de poils superflus :

« IL VAUT MIEUX QUE VOUS AYEZ ÇA PLUTÔT QU'AUTRE CHOSE, QUI VOUS DÉRANGERAIT BIEN DAVANTAGE ! (...) MAIS EN VOUS EFFORÇANT DE PRIER COMME VOUS LE DEVEZ, ET DE VIVRE IDEM, DEMANDEZ À ÊTRE DÉBARRASSÉE DE CES POILS. ILS PARTIRONT AVEC LE SAVON UTILISÉ POUR LA LESSIVE ! » (Lecture 3341-1)

---

1. Voir plus loin, chapitre 10. Il y a des gens qui purgent un karma animal, c'est-à-dire un karma créé dans une vie soit animale, soit mi-homme mi-animale. (Cf. « *L'Univers d'Edgar Cayce* », Tome I, Éd. Robert Laffont, et « *L'Astrologie karmique* », même éditeur. (N.D.L.T.)

Étrange, non ? C'est bien dans la philosophie de Cayce d'affirmer que les problèmes physiques sont totalement sous la dépendance du comportement éthique (moral et intellectuel). Autrement dit, la lessive, c'est bien, mais vivre réglo et prier, c'est encore plus efficace...

Faut-il se teindre les cheveux ?

Depuis Cayce, les mœurs ont bien changé... Et les prescriptions du cher Edgar peuvent sembler un peu démodées ! De son temps, si on lui posait une question sur la couleur des cheveux, c'était plutôt dans l'idée de retarder le plus longtemps possible l'apparition des cheveux gris — ou, au mieux, de teindre ces derniers dans leur couleur naturelle. Ceci dit, certaines des explications de Cayce peuvent donner matière à réfléchir.

« Est-ce que les pilules que je prends régulièrement me rendront la couleur de mes cheveux ? »

« NON ! MAIS SI VOUS PRENEZ RÉGULIÈREMENT, C'EST-À-DIRE DEUX OU TROIS FOIS PAR SEMAINE, DU JUS EXTRAIT D'ÉPLUCHURES DES POMMES DE TERRE, VOUS GARDEREZ LA COULEUR DE VOS CHEVEUX. CE SERA BEAUCOUP PLUS EFFICACE QUE N'IMPORTE QUEL PRODUIT CHIMIQUE ! » (Lecture 3051-3)

Les pelures de pommes de terre[1] sont un remède

---

1. Voir en fin de volume l'Annexe. Pour la recette qui suit, on peut également faire un jus cru en broyant les épluchures dans une centrifugeuse à légumes. Dans cette recette et les suivantes, il est bien entendu qu'il s'agit de pommes de terre de culture biologique. Avec les autres, n'essayez pas. (N.D.L.T.)

favori de Cayce, particulièrement dans les soins capillaires!

« Comment empêcher mes cheveux de virer au gris ? »

« CONSOMMEZ DU CITRON ET FAITES-VOUS TOUTES LES SEMAINES UN JUS D'ÉPLUCHURES DE POMMES DE TERRE. ÉPLUCHEZ-LES ET FAITES UNE SOUPE AVEC LES ÉPLUCHURES, VOUS VOYEZ? TOUTES LES SEMAINES!» (Lecture 2011-2)

J'ai une amie parmi les membres de l'A.R.E.[1] qui fait ça toutes les semaines, en y ajoutant de la crème et du persil haché. Elle a un fameux succès auprès de ses invités!
Une autre dame demanda si la marque de teinture qui était à la mode empêcherait ses cheveux de grisonner[2]. Caycle lui dit tout de suite que «NON» et enchaîna:

---

1. La Fondation Edgar-Cayce à Virginia Beach (N.D.L.T.).
2. En Afrique du Nord et dans le monde musulman, la pratique du henné non seulement teint sans danger les cheveux gris, mais encore soigne la chevelure, la rendant épaisse, brillante, vigoureuse et ralentissant l'apparition de cheveux blancs. Le henné se présente sous forme de poudre: il s'agit des feuilles et des branches d'un petit arbre (lawsonia), qui sont broyées. On trouve maintenant de la poudre de henné dans toutes les drogueries et pharmacies. Il faut verser la poudre dans un récipient de faïence ou de verre, la mélanger avec un peu d'eau chaude pour en faire une pâte (consistance: fromage blanc); et appliquer cette pâte sur les racines des cheveux qu'on a mouillés auparavant. Garder entre 2 et 4 heures, puis rincer, et shampouiner. La teinture «prend» différemment selon les gens: pour certaines brunes, cela ne fait aucune différence; d'autres deviennent d'un roux éclatant... ce qui ne plaît pas à tout le monde! C'est pourquoi on vend du henné neutre, moins fort (mais moins thérapeutique que le naturel!). (N.D.L.T.)

« ÇA N'EMPÊCHERA PAS VOS CHEVEUX DE DEVENIR GRIS. VOUS DEVRIEZ PLUTÔT VOUS MASSER LE CUIR CHEVELU AVEC UN PEU DE PÉTROLE, MASSAGE SUIVI D'UN BON SHAMPOING. DE TEMPS EN TEMPS, MASSEZ-VOUS AUSSI LE CRÂNE AVEC UN PEU DE BON LARD, ET NE LE LAVEZ QUE LE LENDEMAIN MATIN. NE CROYEZ PAS QUE CELA RENDRA LES CHEVEUX GRAS, CELA LES AMÉLIORA SEULEMENT. » (Lecture 2582-44)

Qu'en pensait le mari de la dame ? Mais les messieurs aussi peuvent essayer, comme il fut conseillé au consultant n° 3904-1. À la dame en question, Cayce avait précisé :

« C'EST QUE VOUS AVEZ UN PROBLÈME DE FOND : LE MANQUE DE COORDINATION ENTRE LES GLANDES ENDOCRINES ET LES GLANDES DE L'ÉPIDERME CAUSE UN MAUVAIS FONCTIONNEMENT DE LA THYROÏDE. D'OÙ UN DÉSÉQUILIBRE CHIMIQUE QUI SE PORTE SUR L'ÉPIDERME, PERTURBANT PLUS PRÉCISÉMENT L'ÉNERGIE AU NIVEAU DES DOIGTS, DES ORTEILS ET DES CHEVEUX. L'ORGANISME TOUT ENTIER EN EST AFFECTÉ ! » (Même lecture)

Miss 275, fière de sa toison dorée, souhaitait savoir « comment la garder blonde ? »

Réponse : « LORSQU'ON LAISSE AGIR LA NATURE ET QUE LES CHEVEUX CHANGENT NATURELLEMENT DE COULEUR, IL S'AGIT DES ÉNERGIES PROFONDES DE L'ORGANISME QUI DONNENT LA PIGMENTATION ; ET C'EST VIOLENTER LA NATURE QUE D'ESSAYER DE TEINDRE LES CHEVEUX ! » (Lecture 275-31)

Ceci dit, une fois le principe posé, il y a des accommodements avec la Nature... La consultante avait vingt ans et se désolait de voir son casque d'or tourner au brun. Cayce en eut pitié :

« MAIS SI VOUS UTILISEZ POUR LAVER VOS CHEVEUX DES PRODUITS À BASE DE GOUDRON DE PIN ET QUE VOUS LES RINCEZ À L'EAU ADDITIONNÉE DE BICARBONATE DE SOUDE, CELA UNIFORMISERA LA TEINTE. DOSAGE RECOMMANDÉ :
2 CUILLERÉES À SOUPE DE BICARBONATE POUR 1 LITRE D'EAU. MAIS (...) FAITES ATTENTION DE FROTTER AUTANT LA RACINE DES CHEVEUX QUE LES POINTES. » (Même lecture)

Une autre jeune fille, âgée de 18 ans, commençait à devenir brune à la racine. A cet âge on se désole pour si peu de chose ! Cayce lui conseilla simplement d'

« UTILISER UN SHAMPOING À L'HUILE D'OLIVE. C'EST CE QUI SERA LE MIEUX. (...) MAIS FAITES-LE AU MOINS UNE FOIS PAR SEMAINE. » (Lecture 1431-2)

Une autre jeune femme voulait retrouver sa couleur naturelle de bébé. Cayce lui dit :

« MASSEZ-VOUS LE CUIR CHEVELU AU MOINS UNE FOIS PAR SEMAINE AVEC DU PÉTROLE, ET RINCEZ AVEC DE L'EAU FAIBLEMENT ALCOOLISÉE. ENSUITE, FROTTEZ À LA VASELINE. CELA RESTAURERA LA COULEUR D'ORIGINE, ÉPAISSIRA LA CHEVELURE ET LA RENDRA BRILLANTE. » (Lecture 982-5)

On soigne beaucoup plus sa chevelure aujourd'hui qu'au temps de Cayce. Les tentations se sont multipliées : dans n'importe quel supermarché on peut trouver, à bon marché, des produits capillaires — plus ou moins nocifs ! Aller chez le coiffeur est entré dans les mœurs : là, on vous tord les cheveux, on vous les étire sur des rouleaux avec des pinces de métal, on vous les sèche à l'air artificiellement chauffé, et on vous les teint avec des teintures, des laques et toute une « gamme de produits » qui, en réalité, vous massacrent la chevelure... Il n'y a pas jusqu'aux perruques en fibres synthétiques qui ne risquent d'asphyxier les cheveux. La mode provoque bien des problèmes douloureux, et parfois même des maladies graves. Heureusement, elle semble évoluer vers un plus grand respect du naturel[1].

Pour en revenir à des considérations plus générales sur la Beauté, il ne faut jamais perdre de vue la structure tripartite de l'être humain, telle que l'a décrite Cayce :

> « IL Y A LE CORPS, L'ESPRIT ET L'ÂME, QUE VOUS TROUVEZ RÉUNIS SUR LE PLAN MATÉRIEL EN UNE ENTITÉ INDIVIDUELLE. C'EST TOUT-À-FAIT COMME LE PÈRE, LE FILS ET L'ESPRIT, QUI FORMENT UNE ENTITÉ INDIVIDUELLE. ET COMPARABLE AUSSI À LA TRIPLICITÉ DU TEMPS, DE L'ESPACE ET DE LA PATIENCE, QUI SONT LE CHAMP DANS LEQUEL SE MANIFESTE L'ESPRIT INCORPORÉ DANS SON EXPÉRIENCE EN TANT QU'HOMME (...). LES GENS RÉFLÉCHISSENT SI RAREMENT À CETTE UNITÉ DU PHYSI-

---

1. Nous nous sommes battus pour cela, nous autres journalistes et écrivains « défenseurs de la Nature et de l'environnement ». Lorsque j'étais journaliste, un lecteur m'avait écrit pour me demander ce qu'il y avait dans mon armoire à pharmacie... En ce qui concerne les cheveux, si cela peut être utile à mes lecteurs et lectrices, voilà : je me les lave au rassoul (argile brune qu'utilisent les Marocains et qu'on trouve dans toutes les boutiques de produits importés du Maghreb). Le rassoul est désinfectant, cicatrisant, fortifiant pour le cuir chevelu. Si je n'ai pas de rassoul sous la main, j'utilise 2 œufs battus dans de l'eau chaude (ou d'autres recettes de mon livre « *Le Guide de l'anticonsommateur* »). Rinçage au vinaigre. Deux fois par mois, je fais un henné, comme me l'ont appris mes amies marocaines, il y a bien longtemps. Le henné soigne tout, tout, tout ! avec le henné, pas de pellicules, on ne perd pas ses cheveux, on les a épais et brillants. J'ajoute que les Marocains font, parfois, avant le henné, un massage du cuir chevelu à l'huile d'olive, comme le recommandait Cayce ! Voilà, avec ça vous êtes paré ! (N.D.L.T.).

QUE, DU MENTAL ET DU SPIRITUEL ! ET SI VOUS TENTEZ DE LES SÉPARER, EN DÉVELOPPANT L'UN SANS LES AUTRES, CE SERA À LEUR DÉTRIMENT ! ALORS ESSAYEZ, CHACUN DANS SON FONCTIONNEMENT SPÉCIFIQUE, DE LES FAIRE TRAVAILLER ENSEMBLE ! » (Lecture 307-10)

Pour suivre la pensée de Cayce, nous avons divisé ce livre en trois parties : la première, qui se termine ici, considère l'aspect extérieur du corps physique. La seconde, que nous allons voir maintenant, étudie davantage le traitement du terrain profond. Et la troisième partie vous donnera des clefs pour arriver à cette harmonie essentielle de vos trois corps.

Résumé

Cheveux malades ou qui tombent

A — Pour les empêcher de tomber : épluchures de pommes de terre à consommer crues ou cuites.
B — Massage du cuir chevelu au pétrole pendant une demi-heure, à l'aide d'un vibromasseur. Rincer avec de l'alcool à 90°. Shampoing à l'huile d'olive.
C — Pellicules : laver soigneusement la tête. La frotter avec un désinfectant cutané.

Poils superflus

A — Soigner le déséquilibre des glandes endocrines.
B — Ne pas utiliser les dépilatoires chimiques. Essayer plutôt de régler le problème de fond par massages et ostéopathie.

Prévention des cheveux gris

— Soupe d'épluchures de pommes de terre trois fois par semaine.

II

SOIGNER LE TERRAIN EN PROFONDEUR

Chapitre 6

LA BEAUTÉ DANS VOTRE ASSIETTE

Le point de vue de Cayce

Il ne se passe pas de semaine sans que l'on découvre un nouveau régime-miracle : comment maigrir en consommant du jus de pamplemousse au gin ; comment éviter les problèmes cardiaques grâce à l'huile de tournesol ; comment rééquilibrer votre yin et votre yang en mangeant du riz complet trois fois par jour... On baigne en pleine folie ! Et pourtant tous ces régimes ont ceci de positif, c'est qu'ils proposent une discipline. Ils traduisent un effort pour s'arracher aux mauvaises habitudes alimentaires, en particulier à la malbouffe, si évidente en Amérique[1]...

---

1. C'est l'auteur qui le dit, pas moi. L'auteur, américain lui-même, sait de quoi il parle, hélas ! Je souligne, parce que l'on pourrait m'accuser d'anti-américanisme systématique. Mais le fait est tellement évident que personne ne songe plus à le nier : la malbouffe américaine assassine les gens. C'est même un empoisonnement à l'échelle planétaire, puisqu'on veut, dans le monde entier, nous imposer les hotte-dogues, le Coca-Cola, les aïsse-crime et autres fastes-foudes qui font des milliers de victimes outre-Atlantique. Ce sont les fruits empoisonnés du puritanisme :

La malnutrition est aussi courante dans la société des nantis que la dénutrition dans le Tiers-Monde. Il faut rappeler ici le célèbre avertissement : « Amérique, vous êtes en train de creuser votre tombe avec votre couteau et votre fourchette ! » Et il faut se rappeler que la nourriture est faite pour alimenter le corps humain — pas pour attiser des appétits devenus délirants. C'est bien vrai, comme le dit Cayce dans sa sagesse, que :

« CE QUE NOUS PENSONS ET CE QUE NOUS MANGEONS, COMBINÉS ENSEMBLE, FABRIQUENT CE QUE NOUS SOMMES, TANT PHYSIQUEMENT QUE MENTALEMENT. » (Lecture 288-38)[1]

puisque le plaisir est un péché, le gourmet mérite l'Enfer. L'Amérique se condamne donc à un purgatoire quotidien : mastiquer sans joie un ragoût chimique et insipide, qui la précipitera en quelques mois dans un autre enfer : celui des maladies de civilisation : la hideuse obésité (qui frappe un Américain sur trois), le cancer, la dépression nerveuse, les maladies cardio-vasculaires, la sclérose en plaques, etc., prolifèrent tout particulièrement dans les pays où règne ce type d'alimentation. Les statistiques sont parfaitement évidentes. « Dis-moi ce que tu manges je te dirai qui tu es... » Ceux qui acceptent de manger selon l'« american way of life » sont des fêlés. Hélas, il y en a des millions... Il y a aussi, heureusement, même en Amérique, des gens de bon sens qui essaient de réagir, tel notre auteur Lawrence Steinhart (qui, lui, est mince et en bonne santé !). On n'échappe à cette folie collective que par un effort énorme et courageux, en essayant de consommer des produits naturels et bio. Bien qu'il soit difficile de trouver aujourd'hui un produit naturel totalement sain (même les pingouins du Pôle stockent les pesticides dans leur graisse...), c'est toujours mieux que les produits traités industriellement... En attendant la grande famine mondiale que Cayce a annoncée pour la fin du siècle (voir les « *Prophéties d'Edgar Cayce* », Le Rocher, 1989). (N.D.L.T.)

1. Citée dans « *L'Univers d'Edgar Cayce* », Tome I, p. 88, Éd. R. Laffont.

Bien sûr, au paradis des gourmands, c'est toujours ce que nous n'avons pas le droit de manger qui aiguise notre appétit. Mais le vieux serpent tentateur a comme alliée l'habitude qui, peu à peu, crée la dépendance. Le fruit défendu au vingtième siècle s'appelle chocolat ou sucrerie : regardez donc les vitrines de votre épicier !
Mais les nourritures terrestres doivent nourrir le corps autant que l'esprit : c'est ce que font les lectures de Cayce.

Vive notre mère l'eau

Commençons par le commencement : l'eau pure que l'on devrait boire tous les jours. Pratiquement oubliée, et pourtant essentielle[1]. Hélas, nous n'accordons pas suffisamment d'attention à cette merveille[2].
Cayce répétait :

> « BUVEZ TOUJOURS BEAUCOUP D'EAU, AVANT LES REPAS ET APRÈS LES REPAS. »

Il expliquait que :

---

1. N'oublions pas que dans la tradition celtique qui est la nôtre les sources étaient l'objet d'une très grande vénération, d'un respect et d'un entretien constant. (N.D.L.T.)
2. Dont nous risquons de manquer cruellement. Voir les prophéties à ce sujet dans « *Les Prophéties d'Edgar Cayce* », Éd. du Rocher.

« LORSQU'UN ALIMENT, QUEL QU'IL SOIT, PÉNÈTRE DANS L'ESTOMAC, CE DERNIER DEVIENT IMMÉDIATEMENT UN ENTREPÔT, UN LABORATOIRE MÉDICAL OÙ SE CRÉENT TOUS LES ÉLÉMENTS NÉCESSAIRES À UNE BONNE DIGESTION À TRAVERS LE CORPS. SI CE PROCESSUS EST DYNAMISÉ TOUT AU DÉBUT PAR L'INGESTION D'"AQUA PURA", LES RÉACTIONS SERONT BIEN PLUS NORMALES. » (Lecture 311-4)[1]

Et il donne un précieux conseil, qui devrait devenir, chez chacun d'entre nous, une habitude de vie :

« CHAQUE MATIN, IL EST BON, DÈS QU'ON SE LÈVE, DE PRENDRE UN VERRE D'EAU CHAUDE, PLEIN À MOITIÉ OU AUX TROIS QUARTS. PAS CHAUDE AU POINT D'ÊTRE IMBUVABLE, NI TIÈDE AU POINT D'ÊTRE ÉCŒURANTE ! MAIS CELA AIDERA À L'ÉLIMINATION DES TOXINES (...). VOUS POUVEZ, À L'OCCASION, Y AJOUTER UNE PINCÉE DE SEL. » (Lecture 311-4)

Ceux qui veulent éliminer ces toxines qui donnent une vilaine peau devront méditer la lecture suivante :

« VOUS DEVRIEZ BOIRE PLUS D'EAU, ET DE FAÇON RÉGULIÈRE, POUR QUE VOTRE ORGANISME, EN PARTICULIER LE FOIE ET LES REINS, PUISSE FONCTIONNER NORMALEMENT. CELA LUI PERMETTRA D'ÉLIMINER CORRECTEMENT LES DÉCHETS. POUR CETTE RAISON, CHACUNE DES VOIES D'ÉLIMINATION DOIT MARCHER DE FAÇON SATISFAISANTE, SANS QUE CELA CRÉE UN DÉSÉQUILIBRE SI L'UNE TRAVAILLE PLUS QUE LES AUTRES. IL NE FAUDRAIT PAS QUE LES POUMONS, LE FOIE OU LA TRANSPIRATION DE LA PEAU SOIENT SURMENÉS. TOUTES CES VOIES D'ÉLIMINATION DOIVENT FONCTIONNER AU MÊME RYTHME. OR, CHEZ VOUS, LE MANQUE D'EAU DE BOISSON CRÉE DANS L'ORGA-

---

1. Déjà citée dans « L'Univers d'Edgar Cayce », Tome I, p. 78, Éd. R. Laffont.

NISME UN SURMENAGE DE CES FONCTIONS. LES DÉCHETS QUI NORMALEMENT DEVRAIENT S'ÉVACUER PAR LES VOIES DIGESTIVES ET URINAIRES SONT FORCÉS DE REBROUSSER CHEMIN POUR SE DIRIGER VERS LA CIRCULATION CUTANÉE.» (Lecture 257-11)

Les mélanges explosifs

En Amérique, la première chose que l'on se met dans l'estomac dès le réveil, c'est une tasse de café. En Europe, souvent aussi du thé. Les drogués de café devront lire la lecture suivante :

«NI CAFÉ NI THÉ PRIS AVEC LAIT OU CRÈME: C'EST LOURD À DIGÉRER!» (Lecture 5097-1)

Une dame demanda si le thé ou le café étaient nuisibles à la santé. Elle s'entendit répondre que :

«PERSONNE NE PEUT EN PRENDRE INDIFFÉREMMENT. MAUVAIS OU BON? CELA DÉPEND DE L'USAGE QUE L'ON EN FAIT. PRENEZ L'UN OU L'AUTRE, JAMAIS LES DEUX. LE THÉ EST PLUS DANGEREUX QUE LE CAFÉ. CE DERNIER EST UN ALIMENT, S'IL EST PRIS SANS CRÈME NI SUCRE, ET SPÉCIALEMENT SANS CRÈME. ET S'IL EST DÉCAFÉINÉ, ALORS LA, C'EST VRAIMENT UN ALIMENT POUR LE CORPS.» (Lecture 816-5)

«EN EFFET, LE CAFÉ EST UN STIMULANT POUR LE SYSTÈME NERVEUX. DANS LE CAFÉ, C'EST LA CAFÉINE QUI EST UN DÉCHET IMPOSSIBLE A DIGÉRER POUR L'ORGANISME. ON DOIT DONC L'ÉLIMINER. AINSI, LORSQUE LA CAFÉINE SÉJOURNE DANS LE CÔLON, ELLE DISSÉMINE SES POISONS. SI ELLE EST ÉLIMINÉE,

ALORS LE CAFÉ DEVIENT UNE VÉRITABLE NOURRITURE, PRÉFÉRABLE A BIEN D'AUTRES STIMULANTS. » (Lecture 294-86)

« LE LAIT ET LA CRÈME SONT EUX-MÊMES DES ALIMENTS NOURRISSANTS, LORSQU'ILS SONT PRIS SEULS. LORSQU'ILS SONT PRIS ENSEMBLE, ILS IMPOSENT UNE SURCHARGE DE TRAVAIL AUX SUCS DIGESTIFS DE L'ESTOMAC, ET CELA NE FACILITE PAS L'ÉLIMINATION NORMALE DANS L'ENSEMBLE DU CANAL DIGESTIF. » (Lecture 983-1)

Pourquoi ? Parce que :

«EN RÈGLE GÉNÉRALE, LE LAIT SEC OU PASTEURISÉ EST BIEN MIEUX SUPPORTÉ PAR LA PLUPART DES GENS QUE LE LAIT CRU.» (Lecture 480-42)

Le petit déjeuner « anglais » : une hérésie alimentaire !

Un jus de citron ou d'orange est également la première chose à laquelle nous pensons quand nous voulons petit déjeuner[1]. On nous a imposé le réflexe conditionné : jus d'orange = vitamine C (bien que celle-ci se trouve dans un très grand nombre d'autres aliments). A l'époque de Cayce, on parlait beaucoup des vitamines, d'où son commentaire :

«LA VITAMINE C'EST CELLE QUI PERMET LE STOCKAGE DES RESSOURCES VITALES ; C'EST SUR CE STOCK QUE L'ON TIRE LORSQUE C'EST NÉCESSAIRE, ET LORSQUE SA CARENCE COMMENCE À

---

1. Aux États-Unis et en Angleterre. (N.D.L.T.)

DÉRÉGLER L'ORGANISME (...), IL DEVIENT NÉCESSAIRE DE FOURNIR A CE DERNIER UN SUPPLÉMENT DE CETTE VITAMINE. SINON, LA MALADIE S'INSTALLE, EN COMMENÇANT PAR UNE PERTURBATION DES FONCTIONS D'ÉLIMINATION, DUE À UN MANQUE DE COORDINATION ENTRE LES DIVERSES FONCTIONS D'ÉPURATION DU CANAL ALIMENTAIRE. LE CŒUR, LE FOIE ET LES POUMONS SE METTENT EUX AUSSI A SOUFFRIR DE CETTE DÉFAILLANCE DES FONCTIONS D'ÉLIMINATION, QUI SONT ESSENTIELLES DANS UN ORGANISME. » (Lecture 2072-9)

« CE SERAIT BIEN MEILLEUR POUR VOUS SI VOUS AJOUTIEZ UN PEU DE LIMON[1] AU JUS D'ORANGE, ET DE CITRON AU PAMPLEMOUSSE ; PAS TROP, MAIS UN PEU. ÇA PASSERA MIEUX. CAR LA PLUPART DE CES AGRUMES SONT DES HYBRIDES, VOYEZ-VOUS ? » (Lecture 3525-1)

Cayce recommande donc les jus d'agrumes. Mais que faut-il consommer ensuite ? Attention ! Certainement pas de céréales complètes en même temps[2] :

« SI VOUS PRENEZ DES CÉRÉALES, NE LES MÉLANGEZ PAS AVEC DES AGRUMES, CAR CELA CRÉE DE L'ACIDITÉ DANS L'ESTOMAC, ET C'EST MAUVAIS. LES AGRUMES, PRIS TOUT SEULS, FAVORISENT L'ÉLIMINATION DES TOXINES ; MAIS PRIS AVEC DES CÉRÉALES, ILS DEVIENNENT LOURDS À DIGÉRER ET PÈSENT SUR L'ESTOMAC AU LIEU D'AIDER LE TRAVAIL DES SUCS GASTRIQUES. » (Lecture 481-1)

Mais alors : « <u>Que peut-on prendre avec les agrumes pour faire un repas complet ?</u> » demanda le consultant n° 2072, très déçu.

1. Petit agrume différent du citron, de l'orange, du pamplemousse et du cédrat, que nous appelons « citron vert ». (N.D.L.T.)
2. Ce qui condamne, au point de vue diététique, le délicieux « breakfast » anglais !... et la tarte au citron ! (N.D.L.T.)

Réponse : « N'IMPORTE LEQUEL DES ALIMENTS QUE VOUS PRENDRIEZ N'IMPORTE QUAND, SAUF LES CÉRÉALES COMPLÈTES. » (Lecture 2072-14)

« Alors quels aliments dois-je éviter, si je veux suivre le régime qui me convient ? »

« CE QUI EST NOCIF POUR LA PLUPART DES ORGANISMES, C'EST PLUTÔT LA COMBINAISON DE CERTAINS ALIMENTS (...). PAS DE GRANDES QUANTITÉS DE FÉCULENTS AVEC VIANDES ET PROTÉINES ; MAIS LES SUCRES ET LES VIANDES PRIS AU MÊME REPAS SONT PRÉFÉRABLES AUX FÉCULENTS ET AUX VIANDES ENSEMBLE. (...) NE COMBINEZ PAS LES FRUITS ACIDES, QUI PRODUISENT DES RÉACTIONS ALCALINES DANS L'ESTOMAC, AVEC LES FÉCULENTS. » (Lecture 416-9)[1]

Autrement dit, l'armoire à provisions devra être approvisionnée avec discernement, si nous voulons suivre les conseils de Cayce :

« LA VIANDE NE DEVRAIT PAS ÊTRE CONSOMMÉE AVEC DES FÉCULENTS DONT ON MANGE LA PARTIE AÉRIENNE. VOILÀ POURQUOI IL EST BIEN MEILLEUR D'ACCOMPAGNER LES VIANDES DE POMMES DE TERRE, ET MÊME D'ÉPLUCHURES DE POMMES DE TERRE, QUE DE MANGER LA VIANDE AVEC DU PAIN[2]... » (Lecture 340-32)

Voilà qui condamne la célèbre trouvaille de Lord Sandwich : la tranche de viande emmitouflée de ses deux tranches de pain...

---

1. Lecture citée dans « *L'Univers d'Edgar Cayce* », T. I, p. 99.
2. Ou avec des haricots... Il y a, d'après Cayce, une autre catégorie d'aliments incompatibles avec les jus d'agrumes : les laitages (Lecture 5097-1, citée dans « *L'Univers d'Edgar Cayce* », T. I, p. 99, Éd. R. Laffont)... et bien d'autres ! (N.D.L.T.)

La vertu des laitues... et la pêche des tomates!

«DE LA SALADE, ENCORE DE LA SALADE, TOUJOURS DE LA SALADE, ET POUR TOUT LE MONDE! C'EST BON POUR LA CIRCULATION SANGUINE, QUE CELA PROTÈGE DE TOUT CE QUI RISQUE DE L'ATTAQUER. LA SALADE PURIFIE LE SANG.» (Lecture 404-6)

Ne laissez pas la salade jouer seulement un rôle de garniture décorative. Mangez-la!
Cayce a été très prolixe à son sujet; quant à la tomate:

«IL FAUDRAIT UNE ENCYCLOPÉDIE POUR DÉCRIRE LES EFFETS DE LA TOMATE SUR LE CORPS HUMAIN. DE TOUS LES LÉGUMES, C'EST ELLE QUI CONTIENT LA PLUS GRANDE QUANTITÉ DE VITAMINES, ET CELA D'UNE FAÇON ASSIMILABLE, ÉQUILIBRÉE, BIENFAISANTE POUR LES DIFFÉRENTES FONCTIONS DE L'ORGANISME. MAIS ATTENTION: SI LES TOMATES NE SONT PAS PRÉPARÉES COMME IL FAUT, ELLES PEUVENT DEVENIR NUISIBLES. C'EST LE CAS, PAR EXEMPLE, SI ELLES SONT CUEILLIES VERTES ET FORCÉES, OU SI ELLES SONT CONTAMINÉES PAR CERTAINES SUBSTANCES (...). THÉORIQUEMENT, LES TOMATES DEVRAIENT FAIRE PARTIE DU REPAS TROIS OU QUATRE JOURS PAR SEMAINE: VOUS VERREZ COMME ELLES SONT BIENFAISANTES (...) MAIS LA TOMATE EST L'UN DES LÉGUMES QUI, (...) DANS BIEN DES CAS, SERONT MEILLEURS À CONSOMMER EN BOITE[1]. (...) ELLE EST

---

[1]. A condition qu'il s'agisse de conserves sans conservateur, comme Cayce le précise ailleurs. Les archéologues se demandent si les tomates, fruit amérindien, n'étaient pas déjà connues des voyageurs de l'Antiquité: ce seraient les fameuses «pommes d'or du jardin des Hespérides», jardin que les Grecs situaient quelque part à l'ouest... On a bien retrouvé des ananas peints sur les fresques de Pompéi, ananas qu'on croyait avoir découverts avec Colomb... (N.D.L.T.)

L'UN DES ALIMENTS QUI NE PROVOQUENT PAS D'ACIDITÉ DANS L'ORGANISME. » (Lecture 584-5)

« LES TOMATES MÛRIES SUR PIED CONTIENNENT BEAUCOUP PLUS DE VITAMINES QUE N'IMPORTE QUEL AUTRE LÉGUME CULTIVÉ. » (Lecture 900-386)

Cayce était favorable aux déjeuners de salades, tout en précisant qu'il y avait une proportion à respecter : trois légumes « aériens » (feuilles, fruits, gousses, fleurs...) contre un « souterrain » (racines, rhizomes, tubercules...). Et cette prescription qui peut surprendre :

« CONSOMMEZ TRÈS SOUVENT LE REPAS AVEC DES LÉGUMES CRUS, ASSAISONNÉS DE GÉLATINE. » (Lecture 3051-4)

Conseil qu'il a répété maintes et maintes fois. Pourquoi ?

« CE N'EST PAS SON CONTENU EN VITAMINES QUI IMPORTE DANS LA GÉLATINE. MAIS C'EST LE FAIT QU'ELLE FAVORISE L'ACTIVITÉ DES GLANDES ET LES AIDE À EXTRAIRE LES VITAMINES DES ALIMENTS ABSORBÉS[1] — RÉACTION QUI SE FAIT MOINS BIEN QUAND LA GÉLATINE N'EST PAS PRÉSENTE EN QUANTITÉ SUFFISANTE DANS L'ORGANISME. » (Lecture 849-75)

« Puisque les oignons sont conseillés pour purifier le sang, pourquoi alors est-ce qu'ils donnent des gaz ? »

« DU PLUS VILAIN FUMIER PEUT SORTIR PARFOIS LE PLUS BEAU DES LYS ! » (Lecture 457-9)

---

1. Lecture citée dans « *L'Univers d'Edgar Cayce* », T. I, p. 96, Éd. R. Laffont. (N.D.L.T.)

Des légumes de saison, et de chez nous!

Attention, cependant: pas n'importe quels légumes!

« ILS DOIVENT ÊTRE FRAIS ET PARTICULIÈREMENT CULTIVÉS DANS LA RÉGION OÙ VOUS HABITEZ. LES LÉGUMES IMPORTÉS NE SONT JAMAIS TRÈS BONS. » (Lecture 2-14)[1]

Certains objecteront que c'était valable du temps de Cayce, mais plus maintenant. Voire... Quand on sait la vitesse à laquelle les produits alimentaires vivants perdent leur valeur nutritive après cueillette ou récolte, malgré les progrès de la chaîne du froid et de l'industrie alimentaire, on peut y réfléchir. Et même penser que Cayce a encore plus raison actuellement!

« NE CONSOMMEZ PAS EN GRANDES QUANTITÉS DES FRUITS ET LÉGUMES, ETC., QUI NE SONT PAS PRODUITS DANS LA RÉGION OÙ VOUS VIVEZ. C'EST LA RÈGLE GÉNÉRALE À SUIVRE POUR TOUT LE MONDE. CELA APPRENDRA À L'ORGANISME À S'ADAPTER N'IMPORTE OÙ. » (Lecture 3542-1)[1]

---

1. Je tiens à souligner cette lecture (citée dans « *L'Univers d'Edgar Cayce* » T. I, p. 91, Éd. R. Laffont). Quand on pense que toute l'Amérique se nourrit de bananes, d'ananas, d'oranges et de pamplemousses importés d'Amérique centrale... en quoi nous l'imitons avec les fruits et oléagineux d'Afrique! Passe encore pour l'Afrique méditerranéenne, qui est proche de nous et dont le climat est celui de Nice ou de Perpignan. Mais l'Afrique tropicale et équatoriale? Quelle aberration diététique et humaine! Car ces pays, condamnés aux monocultures destinées à nourrir les pays riches, ont été ainsi affamés... Honte à nous! (N.D.L.T.)

Cayce ne fut jamais un passionné de viande rouge...

«DANS VOTRE RÉGIME, ÉVITEZ TROP DE GRAISSES ET D'ALIMENTS CUITS DANS LA GRAISSE, QUE CE SOIT DE PORC, DE MOUTON, DE BŒUF OU DE VOLAILLE. MAIS CONSOMMEZ PLUTÔT LE MAIGRE, ET, PARMI CES VIANDES, CELLES QUI SONT LE PLUS RECONSTITUANTES. PRÉFÉREZ LE POISSON ET LA VOLAILLE. PAS DE VIANDE CRUE, ET TRÈS PEU DE PORC. UN PEU DE LARD, À LA RIGUEUR. N'UTILISEZ PAS LE LARD OU LES GRAISSES POUR CUIRE LES LÉGUMES.» (Lecture 303-11)[1]

«Et que dois-je éviter de manger?» demanda un consultant soucieux de sa ligne.

«ÉVITEZ DE CONSOMMER TROP D'ALIMENTS LOURDS A DIGÉRER, ET MAL CUITS. MANGEZ PLEIN, PLEIN DE LÉGUMES DE TOUTES SORTES. QUANT À LA VIANDE, IL SERAIT PRÉFÉRABLE DE PRENDRE PLUTÔT DU POISSON, DE LA VOLAILLE, DE L'AGNEAU. LE LARD AU PETIT DÉJEUNER? SEULEMENT OCCASIONNELLEMENT!» (Lecture 1714-4)[2]

Une autre raison pour laquelle il faudrait éviter de consommer trop de viande, c'est que la nourriture ne sert pas seulement à nous alimenter. Il y a plus: avec les aliments nous introduisons en nous les vibrations de chaque animal ou plante consommés[3]:

---

1. Lecture citée dans «*L'Univers d'Edgar Cayce*», p. 90-91. Bien entendu, dans la pensée de Cayce, si l'on consomme de la volaille, il s'agit d'animaux élevés naturellement, et non pas de «poulets de batterie», horreur complètement opposée aux principes cayciens, à cause de la violence qui est faite à la fois à l'animal et à l'homme. (N.D.L.T.)
2. *Idem*, p. 91.
3. C'est la raison pour laquelle je m'abstiens de manger du gibier et des animaux élevés en batterie: ce n'est pas seulement la viande de ces malheureux que l'on consomme,

« LES BÊTES DES CHAMPS ONT CHACUNE UNE NATURE SPÉCIFIQUE, DÉFINIE PAR DES VIBRATIONS PRÉCISES, QU'ELLES APPORTENT À L'ORGANISME. » (Lecture 900-465)

Il faudrait donc, avant de décider de consommer tel ou tel animal, y réfléchir, et se demander si l'on souhaite intégrer ses vibrations au plus profond de nous-même[1].

« Monsieur Cayce, indiquez-nous un régime pour cette personne ! »

« PAS TROP DE VIANDES, QUELLES QU'ELLES SOIENT. PLUTÔT DE LA VOLAILLE OU, MIEUX, DU POISSON ET DES LÉGUMES QUI PURIFIENT LE SANG. PAR EXEMPLE, DES OIGNONS, DES BETTES, DES CAROTTES, DES SALSIFIS CUITS ; DU CHOU CRU, DU CÉLERI CRU ET DE LA LAITUE. CELA STIMULERA VOS ÉNERGIES MENTALES ET SPIRITUELLES, ET LEUR ACTION SUR L'ORGANISME. » (Lecture 288-9)

« ÉVITEZ LES VIANDES ROUGES, LE JAMBON, LES STEAKS ET LES

mais aussi des vibrations d'angoisse intense et de douleurs intolérables. La viande d'un animal incarcéré dans ces camps de concentration que sont les élevages en batterie est mauvaise au goût : c'est le goût de la prison et de la tristesse... (N.D.L.T.)
1. Même chose pour les plantes et les minéraux. Certains sont toxiques, bien sûr. Il y en a qui nous sont plus ou moins sympathiques, c'est-à-dire plus ou moins en accord vibratoire avec nous. Il y a aussi des plantes et des minéraux qui sont mauvais, parce qu'ils ont absorbé de mauvaises vibrations humaines : par exemple, les plantes qui ont poussé sous les gibets, selon la tradition. J'ai goûté un jour en Dordogne, dans les jardins du château de Fénelon, des framboises au goût atroce : d'une amertume sans nom, comme jamais n'en produit aucun framboisier, même visité par la punaise des bois... Étrange... Après enquête, j'appris qu'à cet endroit précis avait eu lieu un drame sanglant plusieurs siècles auparavant, comme il y en eut tant dans les vieux châteaux forts. Le framboisier s'était nourri du sang répandu et en avait absorbé les vibrations de haine. (N.D.L.T.)

ROTIS. PRÉFÉREZ LE POISSON, LA VOLAILLE ET L'AGNEAU[1]. » (Lecture 3596-1)

Fritures et graisses cuites : le désastre !

Pour ses consultants juifs attachés à la nourriture traditionnelle, Cayce approuvait la carpe « farcie à la juive » :

« UN PEU DE POISSON DE TEMPS EN TEMPS, MAIS JAMAIS FRIT. LE "POISSON FARCI A LA JUIVE", C'EST BIEN, À CONDITION QU'IL NE SOIT PAS TROP ÉPICÉ. » (Lecture 900-383)

Pour un autre cas, un malade qui avait besoin de refaire ses forces se vit conseiller du jus de bœuf, du pot-au-feu, du foie, du poisson, de l'agneau :

« OUI, VOUS POUVEZ PRENDRE TOUT CELA, MAIS JAMAIS EN FRITURE. » (Lecture 5269-1)

De nombreuses recommandations diététiques, dans les lectures, se terminent par :

« ET, SURTOUT, JAMAIS RIEN DE FRIT ! »

C'est une condamnation sans appel, comme le savent bien tous ceux qui connaissent l'enseignement de Cayce.

---

1. D'autant plus que, dans notre pays, l'agneau est très souvent « bio », élevé en liberté dans les grands espaces des plateaux semi-désertiques (Causses, Bugey, Provence, etc.). (N.D.L.T.)

Alors, quel est le meilleur mode de cuisson ?

C'est une question très importante :

> « LE SOIR, SI C'EST LE DINER, MANGEZ DES LÉGUMES BIEN CUITS, MAIS PAS CUITS DANS LA GRAISSE OU AVEC DE LA GRAISSE ; IL FAUT LES CUIRE DANS LEUR PROPRE JUS, COMME ON LE FAIT À L'ÉTOUFFÉE OU BIEN EN « PAPILLOTES ». VOUS POUVEZ AJOUTER DU BEURRE, APRÈS CUISSON, MAIS PAS DE LARD CUIT AVEC LES VIANDES, QUELLES QU'ELLES SOIENT. » (Lecture 844-1)

> « TOUT L'ASSAISONNEMENT DOIT ÊTRE AU BEURRE [1] ET SEL ; OU BIEN DU PAPRIKA, OU CE QUE VOUS VOUDREZ, MAIS, SURTOUT, APRÈS LA CUISSON ! LA CUISSON DES ÉPICES, MÊME CELLE DU SEL [2], DÉTRUIT BIEN DES VITAMINES DANS L'ALIMENTATION. » (Lecture 906-1)

---

1. Dans la pensée de Cayce, il s'agit de vrai beurre des familles, naturel, comme on le fait encore à la campagne. Aux États-Unis, c'est actuellement un produit cher, devenu « de luxe »... Partout on vous sert de la « whipped cream », de la margarine, ou des succédanés de beurre absolument ignobles ! A Virginia Beach, je m'obstinais à faire des tartes à l'oignon au VRAI beurre, que j'allais acheter à prix d'or à la coopérative bio. L'auteur de ce livre, européen d'origine, appréciait vivement mes tartes « home made », comme toutes les dames de la librairie de l'A.R.E. ! (N.D.L.T.)
2. On comprend mieux cette lecture de Cayce, quand on utilise comme sel un produit vivant, comme le gros sel gris des salines à ciel ouvert, obtenu par séchage de l'eau de mer (salines de l'Ile de Ré, de Guérande, de Corse, du Languedoc...). Beaucoup de ces salines sont artisanales, ce qui donne au sel un parfum exquis (le sel gris de Ré, à l'odeur de violette, par exemple !). (N.D.L.T.)

Il y a casserole et casserole...

A l'époque de Cayce, on avait l'habitude de tout cuire « à mort » ! Et, en plus, dans le bouillon, on mettait un petit morceau de lard ou du jambon, « juste pour donner du goût »... Le développement actuel de la diététique nous permet de comprendre combien ces recettes sont assassines... On ne s'en doutait guère du temps du cher Edgar ! Il était très en avance sur son époque. Aujourd'hui la cuisson à la vapeur est bien davantage pratiquée, et l'usage se répand de cuire les légumes sans bouillon[1].

1. Dans la cuisine française traditionnelle, on sait très bien cuire viandes et légumes « à l'étouffée ». Lorsque je suivais des cours de cuisine à l'École du Pot-au-Feu, à la Madeleine, Mlle Lebée nous apprenait à cuire viandes et légumes dans un récipient hermétiquement clos, de façon qu'ils mijotent dans leur propre jus, à feu très doux. Il y avait différentes façons de fermer le couvercle de la casserole : sur le gaz, on intercalait un papier sulfurisé ; au four, une couche de pâte appliquée à la jonction du couvercle ; etc. Dans la cuisine marocaine, le système est ingénieux : le couvercle du tajine est un grand cône sur lequel vient se condenser la vapeur, constituée de l'eau et des sucs des aliments en train de s'évaporer. Cette vapeur retombe le long des parois sur ce qui mijote au fond du tajine. Quant au couscous, on le cuit dans un récipient en trois parties : le « kèskès » ; au fond, la marmite remplie d'eau destinée à bouillir et à cuire les légumes ; dessus, un panier à trous contenant le couscous. On entortille un linge à l'endroit où le panier s'emboîte dans la marmite, pour fermer le plus hermétiquement possible. Enfin, on couvre le tout d'un couvercle, pour que la vapeur brûlante trempe au maximum la semoule de blé dur qui constitue la « graine » du couscous. Nos lecteurs trouveront dans toutes les boutiques de diététique et dans tous les rayons « cuisine » des grands magasins des récipients prévus pour la cuisson à la vapeur, avec paniers pour y mettre les légumes, etc. (Cf. « *L'Univers d'Edgar Cayce* » T. I, p. 94, Éd. R. Laffont). Cayce (voir plus loin) déconseille en général les récipients d'aluminium, dangereux pour les hépatiques et ceux qui ont les reins fragiles (Lecture 843-7, que j'ai traduite également p. 94 du T.I. de « *L'Univers d'Edgar Cayce* »). Personnelle-

La consultante n° 462 demanda s'il était bon d'utiliser un autocuiseur. Elle voulait savoir si celui-ci « détruit les vitamines des légumes et des fruits » ?

« NON, IL LES PRÉSERVE PLUTÔT QU'IL NE LES DÉTRUIT. » (Lecture 462-5)

Il y a également la question du matériau dans lequel on cuit ses repas :

« Est-ce que je fais bien en utilisant une marmite sans aluminium ? »

« C'EST TRÈS BIEN. MAIS RAPPELEZ-VOUS QUE LA CUISSON « EN PAPILLOTES » DANS DU PAPIER SULFURISÉ EST ENCORE CE QU'IL Y A DE PLUS SAIN. BIEN DES ALIMENTS SONT GATÉS PAR LE CONTACT AVEC L'ALUMINIUM, SPÉCIALEMENT CERTAINS FRUITS, LES TOMATES, LE CHOU. MAIS IL Y EN A D'AUTRES QUE CELA N'ABÎME PAS. » (Lecture 1852-1)[1]

Il existait du temps de Cayce un genre de papier sulfurisé dans lequel on emballait les légumes avant de les plonger dans l'eau bouillante[2].

ment j'utilise des casseroles, marmites et plats à four en verre pyrex, à la fois jolis et parfaitement sains (marque : « *Vision* » de De Corning, fabriqués en France à Montereau). (N.D.L.T.)
1. Dans cette lecture, il s'agit de l'autocuiseur que l'on utilisait aux États-Unis il y a plus de cinquante ans... Autrement dit un animal préhistorique ! Je ne sais pas ce que Cayce dirait de ceux qui sont utilisés aujourd'hui... et je ne pense pas qu'il les conseillerait. Je trouve que la cuisine que l'on fait dedans a un goût de conserve, c'est-à-dire un goût d'aliment mort. Les mères de famille soucieuses de la santé de leur famille et de préserver notre « qualité de la vie » me comprendront ! (N.D.L.T.)
2. Voir ce que j'en dis dans « *L'Univers d'Edgar Cayce* », T. I, p. 94 (Éd. R. Laffont). Le même principe est réalisé aussi dans tout ce qui cuit au bain-marie. L'usage s'est répandu

Cayce considérait qu'il ne fallait jamais perdre le jus des légumes. Par exemple, lorsqu'il parlait de carottes râpées, il ajoutait toujours qu'il fallait en recueillir le jus, et l'ajouter à la gélatine.
Et bien que « fan » convaincu de l'ensemble des légumes, il précisait souvent ceux qui étaient le mieux adaptés dans le cas de chacun de ses consultants. Par exemple, pour quelqu'un qui souffrait d'une carence en calcium :

« CONSOMMEZ BEAUCOUP D'ALIMENTS RICHES EN CALCIUM. PAR EXEMPLE LES CAROTTES CRUES, LES NAVETS CUITS AVEC LEURS FANES VERTES, ET TOUTES LES SALADES ; MAIS PLUS SPÉCIALEMENT LE CRESSON ET LES FEUILLES DE MOUTARDE, CES DERNIERS CRUS ; QUANT AUX FANES DE NAVETS, VOUS POUVEZ LES CUIRE, MAIS DANS LEUR JUS ET PAS AVEC DES VIANDES GRASSES. » (Lecture 1968-6)

Une fine cuisinière s'entendit dire que, certes, la façon dont elle cuisait les légumes dans son autocuiseur détruisait les vitamines, mais qu'en fait la valeur vitaminique des aliments :

« DÉPEND DE FACTEURS DIVERS, DU TEMPS DE CONSERVATION, DE LA DATE DE CUEILLETTE. TOUS CES FACTEURS MODIFIENT LA VALEUR DE LA NOURRITURE. AINSI, ON DOIT SAVOIR QUE LE CAFÉ PERD SA VALEUR NUTRITIVE QUINZE À VINGT-CINQ JOURS APRÈS AVOIR ÉTÉ TORRÉFIÉ. IL EN VA DE MÊME POUR LES AUTRES ALIMENTS, EN PARTICULIER POUR LES LÉGUMES, LESQUELS PERDENT LEUR VALEUR NUTRITIVE APRÈS AVOIR ÉTÉ

en France de cuire les poissons et légumes « en papillotes », c'est-à-dire emballés dans des feuilles d'aluminium — ce qui serait parfait si, justement, elles n'étaient pas en aluminium ! Il y a aussi la formule thaïlandaise : cuisson des aliments à la vapeur, emballés dans des feuilles de bananier — et toute la cuisine à la vapeur, dite « chinoise », dans des paniers tressés en osier. (N.D.L.T.)

RÉCOLTÉS EN AUTANT D'HEURES QUE LE CAFÉ DE JOURS!»
(Lecture 340-1)[1]

Tout ceci nous encourage à faire germer des graines dans notre cuisine — et même dans sa chambre d'hôtel, lorsqu'on voyage[2]!

Alors, faut-il être végétarien ?

Chez soi, on peut se livrer à la joie des plantations... C'est si simple et économique de faire germer quelques lentilles ou haricots dans sa cuisine! Et cela apporte des vitamines et des éléments minéraux importants.
Voici le cas d'une consultante végétarienne. Apparemment, elle était en état de sous-nutrition, car Cayce lui dit:

---

1. Citée dans « *L'Univers d'Edgar Cayce* » Tome I, p. 95 (Éd. R. Laffont). (N.D.L.T.)
2. La réflexion de l'auteur s'explique par le fait que la cuisine de la majorité des hôtels américains est tout simplement atroce. On est sûr d'y consommer la pire des bouffes industrielles. Ce n'est pas du tout le cas en Europe, où de très nombreux petits et grands hôtels offrent une nourriture fraîche et traditionnelle. Je mentionnerai, par exemple, l'« Hôtel de la gare » d'une minuscule petite ville de Dordogne : un soir, alors que nous dînions en famille dans ce boui-boui sympa, mon fils Gilles avait choisi sur la carte une omelette au jambon. « Désolée, dit la patronne, nous n'avons plus de jambon. Mais voulez-vous une omelette aux cèpes ? Ce sera le même prix. Pour nous, c'est pareil : le jambon, c'est nous qui le faisons avec nos cochons, et les conserves de champignons aussi ! — C'est vous qui ramassez les cèpes et les mettez en bocaux ? — Bien sûr ! Et les œufs de l'omelette, ce sont aussi ceux de nos poules ! Vous savez, la plupart des petits hôtels de la région nourrissent les clients avec les produits de la ferme de la famille. Ça nous coûte bien moins cher que de tout acheter à l'extérieur ! » Dans ce genre d'hôtel de confiance, on peut tout manger. (Souvenirs de la traductrice !)

« BIEN SÛR, JE NE VOUS CONSEILLE PAS DE REVENIR À LA VIANDE. MAIS TOUT DE MÊME, VOUS AURIEZ BESOIN D'UN SUPPLÉMENT NUTRITIF, À LA FOIS EN VITAMINES ET EN PROTÉINES POUR REMPLACER LA VIANDE. C'EST NÉCESSAIRE POUR CEUX QUI ADOPTENT UN RÉGIME VÉGÉTARIEN (...). MAIS PURIFIER SON ESPRIT DOIT COMMENCER DANS LA TÊTE, PAS DANS LE CORPS. SOUVENEZ-VOUS QUE LE MAÎTRE JÉSUS A DIT QUE CE N'ÉTAIT PAS CE QUI ENTRE DANS LA BOUCHE QUI CAUSE LE PÉCHÉ, MAIS CE QUI EN SORT... LES CHOSES SONT BONNES OU MAUVAISE SELON L'INTENTION AVEC LESQUELLES ON LES FAIT. CAR TOUT (au départ) ÉTAIT PUR EN SOI ET FUT DONNÉ POUR NOURRIR L'HOMME, CORPS, ÂME ET ESPRIT. » (Lecture 5401-1)

« SPIRITUALISEZ CERTAINES ÉNERGIES, CERTAINS ACTES PLUTÔT QUE DE VOUS EN ABSTENIR. CAR IL A DIT QUE C'ÉTAIT CE QUI SORTAIT DU CORPS HUMAIN, PLUTÔT QUE CE QUI Y ENTRAIT, QUI METTAIT EN PÉRIL LE CORPS SPIRITUEL. » (Lecture 295-10)[1]

A ceux qui croient que l'absence de viande ramollit le cerveau, Cayce répond d'avance :

« LES LÉGUMES RECONSTRUISENT LA MATIÈRE GRISE BEAUCOUP PLUS VITE QUE LA VIANDE ET LES SUCRES ! » (Lecture 900-386)[2]

---

1. La majuscule indique que Cayce parle de Dieu, ou du Christ. (N.D.L.T.)
2. Citée dans « *L'Univers d'Edgar Cayce* », Tome I, p. 109, Éd. R. Laffont. (N.D.L.T.)

Les aliments-remèdes de Cayce

1) Le jus de bœuf:

Comme vous l'avez compris, Cayce n'était pas un chaud partisan de la viande... Et pourtant, lorsque l'un de ses malades avait besoin d'un fortifiant, il n'était pas rare qu'il recommandât le «jus de bœuf». En voici la recette:

> «PRENEZ UNE LIVRE ET DEMIE DE BŒUF, DE PRÉFÉRENCE DU FILET. SURTOUT PAS DE GRAISSE NI DE PEAU, UNIQUEMENT DU MAIGRE! DÉCOUPEZ EN PETITS CUBES ET METTEZ DANS UN RÉCIPIENT DE VERRE[1], SANS EAU. PLACEZ LE TOUT AU BAIN-MARIE, LE VERRE ENTOURÉ D'UN LINGE POUR ÉVITER D'EXPLOSER. NE FERMEZ PAS HERMÉTIQUEMENT, MAIS NÉANMOINS COUVREZ. LAISSEZ BOUILLIR LE TOUT, TROIS OU QUATRE HEURES.» (Lecture 1343-2)

La posologie en fut indiquée à un autre consultant:

> «PRENEZ-EN AU MOINS UNE CUILLERÉE À SOUPE PLEINE DANS LA JOURNÉE, OU MÊME DEUX. MAIS PAS TOUT D'UN COUP, PLUTÔT PAR PETITES GORGÉES: CELA STIMULERA LA PRODUCTION DES SUCS GASTRIQUES QUI DOIVENT CHEMINER EN DIRECTION DE L'INTESTIN.» (Lecture 1100-10)

---

1. A l'heure actuelle, on dirait «du pyrex», que l'on n'aurait même pas besoin de faire chauffer au bain-marie, ni d'entourer d'un linge pour éviter l'explosion! (N.D.L.T.)

2) Les amandes :

Cayce a beaucoup vanté la valeur des amandes, dont nous avons déjà parlé, mais on n'insiste jamais assez sur l'importance de ce fruit exceptionnel :

« "UNE POMME PAR JOUR VOUS ÉVITERA DE FAIRE APPEL AU DOCTEUR." ON PEUT REMPLACER LA POMME PAR UNE AMANDE, CE SERA BEAUCOUP PLUS VRAI, EN PARTICULIER POUR CERTAINS TYPES DE DOCTEURS...! N'OUBLIEZ PAS QUE LA POMME SYMBOLISAIT LA CHUTE — PAS L'AMANDE, QUI FLEURIT ALORS QUE TOUT EST ENCORE MORT. ÇA, C'EST LA VIE !» (Lecture 3180-3)[1]

« Mais enfin, qu'est-ce qu'elles ont d'extraordinaire, les amandes ? »

« L'AMANDE CONTIENT PLUS DE PHOSPHORE ET DE FER QUE N'IMPORTE QUEL AUTRE TYPE DE NOIX ; ET CES ÉLÉMENTS Y SONT COMBINÉS D'UNE FAÇON PLUS ASSIMILABLE ». (Lecture 1131-2)

« POUR CONSOMMER DU FER, PRENEZ-LE PLUTÔT DANS LES ALIMENTS (que sous forme médicamenteuse), CAR CELUI QUI SE TROUVE DANS LES ÉNERGIES VÉGÉTALES EST PLUS FACILE À ASSIMILER. » (Lecture 1131-2)

1. Là encore, attention, n'achetez pas n'importe quelle sorte d'amandes. Lorsque j'achète sur les marchés du Midi les amandons verts produits localement, c'est bon. Hors saison, les amandes séchées et décortiquées sont actuellement importées, le plus souvent... et traitées. Essayez de trouver dans les boutiques de diététique des amandes de Provence garanties d'origine. On fait chez nous de l'excellente purée d'amandes bio — ainsi qu'un touron naturel dans la région de Perpignan et Carcassonne, qui répond certainement très bien à la prescription de Cayce — tout comme le nougat traditionnel. (N.D.L.T.).

Archinuisibles : les boissons gazeuses

A l'heure actuelle, on consomme beaucoup trop de boissons gazeuses. Cette habitude malsaine existait déjà à l'époque de Cayce. Dans les lectures, on en trouve une ou deux, au plus, les conseillant... mais dans la plupart des cas elles sont formellement proscrites par Cayce :

« Est-ce que les boissons gazeuses sont bonnes pour cet organisme ? » demande le consultant n° 2157.

« NON. IL N'Y A QUE TRÈS PEU DE GENS POUR QUI ELLES SONT BONNES ! » (Lecture 2157-2)

« NE BUVEZ JAMAIS AUCUNE BOISSON GAZEUSE : LES GAZ DISSOUS SONT NUISIBLES ET NE FONT QU'ACCENTUER LES DÉSÉQUILIBRES CHIMIQUES QUI PERTURBENT L'ORGANISME. » (Lecture 1013-3)

Quant à Monsieur 3009, il s'entend déclarer préremptoirement :

« PAS DE BOISSONS GAZEUSES, D'AUCUNE SORTE QUE CE SOIT ! » (Lecture 3099-1)

Ces boissons peuvent même être responsables de troubles sérieux, comme dans le cas suivant où :

« UNE PARTIE DE VOS PROBLÈMES DE SANTÉ EST DUE À UN EXCÈS DE BOISSONS GAZEUSES, AGGRAVÉ À CERTAINES PÉRIODES PAR UNE INTOXICATION DUE AUX BOISSONS FORTES. »

Et Cayce de continuer en conseillant à son patient de boire «BEAUCOUP D'EAU». (Lecture 2461-1)

La femme de cet homme écrivit à Cayce pour protester :

«Vous avez été vraiment dur pour le Coca-Cola. Mon mari travaille dans l'entreprise et ça va être difficile pour lui de s'abstenir d'en consommer!»

Hélas, la firme Coca-Cola ne s'en est pas portée plus mal pour autant... Cependant, le Coca-Cola non gazeux trouve grâce aux yeux du maître :

«NE PRENEZ DONC AUCUNE BOISSON GAZEUSE, DE QUELQUE NATURE QU'ELLE SOIT. CEPENDANT, LE COCA-COLA ADDITIONNÉ D'EAU PLATE EST BON POUR NETTOYER LES REINS[1].»
(Lecture 416-17)

---

1. Le Coca-Cola est, théoriquement, un composé d'extrait de noix de kola et de coca — le tout sucré et additionné d'eau gazeuse. Il est doublement néfaste pour nous, Européens, non seulement à cause des gaz mais aussi parce qu'il est à base de plantes tropicales : Cayce n'a jamais cessé de dire que l'on devait consommer ce qui pousse sur place, mais pas de fruits ou de légumes importés. Mon lecteur aura donc intérêt pour «NETTOYER LES REINS» à faire appel à des fruits et légumes bien de chez nous : cerises, oignons, champignons... plutôt qu'à un produit exotique! S'il pouvait conseiller à ses lecteurs le Coca-Cola en jus non gazeux, c'est qu'il s'agissait d'une boisson tropicale en usage dans les Amériques (comme la pignã colada, consommée en Floride). (N.D.L.T.)

L'équilibre acidité-alcalinité (pH)

Un aspect très important du régime alimentaire est de veiller à maintenir un pH pas trop acide. C'est particulièrement important dans le cas des maladies « contagieuses ». Quelqu'un demanda à Cayce s'il était possible de se protéger contre celles-ci autrement que par la vaccination.

« BIEN SÛR », répondit Cayce, donnant là un principe important : « SI L'ALCALINITÉ EST MAINTENUE DANS LE CORPS, SPÉCIALEMENT GRÂCE AUX CAROTTES ; CELLES-CI CONSTRUIRONT DANS LE SANG UN SYSTÈME DE DÉFENSE QUI IMMUNISERA LA PERSONNE. » (Lecture 480-19)[1]

Cet équilibre entre les acides et les bases, à l'intérieur de l'organisme, dépend non seulement de ce que nous mangeons, mais également de notre hygiène de vie :

« VOUS DEVEZ PRENDRE D'AUTANT PLUS D'ALIMENTS PRODUISANT DE L'ALCALINITÉ QUE VOUS AVEZ MOINS D'ACTIVITÉ PHYSIQUE OU MANUELLE. LES ACTIVITÉS PHYSIQUES BRÛLENT LES ACIDES. CEUX QUI MÈNENT UNE VIE TROP SÉDENTAIRE NE DOIVENT PAS SE LAISSER ALLER SUR LES PÂTISSERIES ET LES BONBONS... IL FAUT RESPECTER UN ÉQUILIBRE ! » (Lecture 798-1)

« ET LE RESTE DE VOTRE RÉGIME ALIMENTAIRE DEVRAIT DAVANTAGE INCLURE D'ALIMENTS PRODUISANT DES RÉACTIONS ALCALINES. MOINS VOUS PRENEZ D'EXERCICE PHYSIQUE, MOINS VOUS AVEZ D'ACTIVITÉS MANUELLES, PLUS VOUS DEVREZ CONSOMMER D'ALIMENTS ALCALINS. (...) »

---

1. Cf. « *L'Univers d'Edgar Cayce* », T. I, p. 98, Éd. R. Laffont.

ET, SURTOUT, GARDEZ TOUJOURS UNE ATTITUDE BIENVEILLANTE, JOVIALE, PLEINE D'ESPOIR. CHAQUE JOUR, FAITES RIRE DE GRAND CŒUR AU MOINS TROIS PERSONNES EN LEUR RACONTANT QUELQUE CHOSE DE DRÔLE. NON SEULEMENT CELA VOUS AIDERA, MAIS CELA AIDERA AUSSI LES AUTRES. »
(Lecture 789-1)[1]

La dame n° 294[2] souffrait d'acidité, parce qu':

« ELLE S'EMPIFFRAIT DE SUCRERIES AVANT DE MANGER, BOURRANT SON ESTOMAC DE CERTAINES SUBSTANCES AVANT LES REPAS... »

Elle s'insurgea : « Qu'est-ce que c'est les "SUBSTANCES" dont vous voulez parler, lorsque vous dites que je m'en "BOURRE L'ESTOMAC AVANT LES REPAS" ? »

« BONBONS ET FUMÉE DE CIGARETTE ! » (Lecture 294-86)

Et toc !
Dans le cas des estomacs paresseux, il y a diverses façons de les aider : outre toute une gamme de médicaments spécifiques, pensez à l'huile d'olive et au réajustement du régime alimentaire. Il y a aussi les tisanes de plantes, en particulier le safran d'Amérique[3].

---

1. Cf. « *L'Univers d'Edgar Cayce* », T. I, p. 11, Éd. R. Laffont.
2. Secrétaire de Cayce, Gladys Davis.
3. « YELLOW SAFFRAN TEA » ou « REGULAR AMERICAN SAFFRAN » dans le texte. J'ai vérifié dans tous mes dictionnaires de botanique médicale : c'est une espèce qui n'existe pas chez nous. Le Safran jaune que nous utilisons est une espèce différente (bien qu'il aide aussi à la digestion). Pour bien digérer après les repas, mes lecteurs et lectrices pourraient faire appel aux tisanes digestives en usage dans notre pays : Thym, Romarin, Tilleul, Camomille, Verveine du verveinier (ou des Indes) (ne pas abuser !) ; et toutes les Menthes. La merveille des merveilles, c'est le thé à la menthe marocain (recette dans « *Le Guide de l'anticonsommateur* », p. 38, Éd. R. Laffont). (N.D.L.T.)

Et vive le jus de la treille!

Voilà qui va réjouir Gaulois et Helvètes... Cayce devient lyrique quand il s'agit du jus de raisin. En particulier, c'est, dit-il, le remède-miracle contre l'obésité:

«DU JUS DE RAISIN QUATRE FOIS PAR JOUR, RÉGULIÈREMENT. À PRENDRE UNE DEMI-HEURE AVANT CHAQUE REPAS, ET AVANT DE SE COUCHER: QUATRE PARTS DE JUS DE RAISIN PUR (...) ADDITIONNÉES D'UNE EAU PURE, SURTOUT PAS GAZEUSE.» (Lecture 3913-2)

«Mais pourquoi, plus spécialement, le jus de raisin?»

«POUR FOURNIR À VOTRE ORGANISME LES SUCRES NÉCESSAIRES, SANS POUR AUTANT PRENDRE DU POIDS!» (Lecture 457-8)

«NOUS PRENDRIONS RÉGULIÈREMENT DU JUS DE RAISIN POUR FORTIFIER L'ORGANISME ET LUI APPORTER SA RATION DE VITAMINE B4!» (Lecture 2455-2)

Comment maigrir?

Hélas, la médecine officielle n'a pas encore trouvé l'arme absolue contre l'obésité. Les médecins, ces ânes, se contentent de conseiller au pauvre obèse de manger moins et de changer de

régime... Dans certains cas, ils vont même jusqu'à admettre qu'il y aurait une certaine défaillance glandulaire. En réalité, les insuffisances thyroïdiennes et hypophysaires ne provoquent qu'un faible pourcentage des obésités. Bien d'autres facteurs semblent jouer.
Lorsqu'un obèse venait consulter Cayce, le problème de poids n'était jamais seul en cause. Il y avait toujours une ou plusieurs fonctions vitales malades — et, d'ailleurs, dans chaque cas c'était différent. Mais Cayce trouvait presque toujours que la personne consommait : «TROP DE FÉCULENTS», et presque toujours aussi que : «SES FONCTIONS D'ÉLIMINATION MARCHAIENT MAL». Plusieurs fois, en effet, il fit mention d'un déséquilibre glandulaire, mais aussi du manque de coordination entre le système nerveux, sympathique et parasympathique, dernier facteur qui semblait assez important dans l'obésité.
Vous avez, comme moi, entendu parler de ces régimes-miracles qui transforment un éléphant en gazelle... Mais tous ceux qui ont essayé vous disent que le vrai problème n'est pas de réussir à redevenir mince, mais bien de le rester.
On ne peut pas avoir un beau corps sans une bonne santé. Pour commencer, un régime doit être suivi. Ensuite, l'élimination des déchets doit se faire dans tout le corps, mais d'une façon équilibrée. Il est important que le système glandulaire soit ramené à un fonctionnement normal, et les défaillances nerveuses et circulatoires soignées.
Voici une prescription de Cayce qui peut intéresser tout le monde, les obèses bien sûr, et aussi les minces :

« VISUALISEZ MENTALEMENT LE RÉSULTAT PHYSIQUE QUE VOUS VOULEZ OBTENIR. N'HÉSITEZ PAS À VISER HAUT, GARDEZ VOTRE ESPRIT TENDU DANS CETTE DIRECTION. N'ESSAYEZ PAS DE SOIGNER VOTRE PHYSIQUE SEULEMENT, SANS LA COLLABORATION DU MENTAL : VOS PROBLÈMES DE SANTÉ À PEINE GUÉRIS VOUS REVIENDRAIENT ! MAIS TRAVAILLEZ À VOUS REMETTRE EN FORME PHYSIQUEMENT, DE FAÇON QUE VOTRE CORPS MENTAL PUISSE PARTICIPER À CE TRAVAIL ; EFFORCEZ-VOUS D'ATTEINDRE CE QUE VOUS DÉSIREZ, TEL QUE VOUS LE DÉSIREZ, DANS VOTRE CORPS PHYSIQUE ET DANS VOTRE CORPS MENTAL. MAIS, SURTOUT, VISEZ HAUT ! NE VOUS CONTENTEZ PAS DE PEU ! »
(Lecture 5545-2)

Les vitamines

Sujet qui intéressait tant Cayce qu'il prétendait qu'il lui faudrait écrire un livre entier là-dessus. Malheureusement, il n'en eut jamais l'occasion ; mais nous avons tout de même beaucoup de fragments de lectures comme celui-ci :

« APPORTEZ À VOTRE ORGANISME LES ÉNERGIES VITALES QUE NOUS APPELONS VITAMINES, C'EST-À-DIRE ÉLÉMENTS VITAUX. RAPPELEZ-VOUS QU'EN DÉPIT DES MULTIPLES COMBINAISONS EXISTANTES IL Y A QUATRE ÉLÉMENTS DE BASE DANS NOTRE CORPS : EAU, SELS, SODIUM ET IODE. CES ÉLÉMENTS SE COMBINENT ENTRE EUX POUR CRÉER LE RESTE. CHAQUE VITAMINE, EN TANT QUE PARTIE COMPOSANTE D'UN ÉLÉMENT, EST SIMPLEMENT UNE SYNTHÈSE DE CES DIVERSES SUBSTANCES QUI PORTENT DES NOMS SAVANTS POUR FAIRE ILLUSION, NOMS DONNÉS PAR CEUX QUI SE FONT PAYER POUR VOUS DIRE CE QUE VOUS DEVEZ FAIRE ! » (Lecture 2533-6)

« QU'EST-CE QU'IL Y A, DANS LA NOURRITURE ET LA BOISSON, QUI PERMET LA CROISSANCE DE NOTRE CORPS ? DES VITAMINES ? MAIS LES VITAMINES, C'EST QUOI ? CE SONT LES FORCES CRÉATRICES TRAVAILLANT AVEC LES ÉNERGIES DU CORPS PHYSIQUE AU RENOUVELLEMENT DE CELUI-CI[1] ! » (Lecture 3511-1)

Voilà qui donne raison à ceux qui commencent les repas par une prière. Les « grâces » expriment leur gratitude devant ce cadeau du ciel qu'est la nourriture. C'est un acte créateur qui charge le repas de vibrations bénéfiques[2]. Dans cette perspective, vous pouvez consciemment décider de ce que vous voulez obtenir de la nourriture : comment voulez-vous qu'elle agisse sur votre corps ? Et l'on devrait toujours se calmer avant de passer à table :

« REPOSEZ-VOUS UN PEU AVANT DE BOIRE ET DE MANGER. LORSQUE VOUS ÊTES SOUCIEUX, OU ÉNERVÉ, OU FURIEUX, NE TOUCHEZ NI À LA NOURRITURE NI À LA BOISSON. ET N'ALLEZ PAS CROIRE QUE LE CHAGRIN OU LA COLÈRE PUISSENT ÊTRE NOYÉS DANS LA BOISSON, NI EN SURCHARGEANT L'ESTOMAC ; BIEN AU CONTRAIRE, CELA RISQUERAIT DE VOUS RENDRE MALADE. » (Lecture 4124-1)

---

1. LES FORCES CRÉATRICES = Dieu dans le langage de Cayce. (N.D.L.T.)
2. Dans les révélations de Findhorn, en Écosse, l'accent est mis sur la gratitude : ceux qui ne remercient pas pour les biens reçus finissent un jour par les perdre. « On » les leur retire. C'est de cette façon qu'il faut comprendre les prophéties sur la faim dans le monde entier, qui risque de survenir à la fin du siècle (prophéties de Cayce lui-même, et de tant d'autres voyants, cf. *Les Prophéties d'Edgar Cayce*, Éd. du Rocher). Pensons-nous à remercier tous les jours pour cette faveur extraordinaire d'habiter un pays béni où nous n'avons pas faim ? Et où la nourriture est l'une des meilleures du monde ? (N.D.L.T.)

Le dessert de la momie

Il faut bien se persuader que la nourriture est une façon de renouveler les énergies du corps ; la nourriture ne devrait jamais être prise autrement que dans la joie. Si les repas se passent sereinement, ce n'est pas seulement la nourriture matérielle que l'on reçoit, mais aussi les bienfaits d'une bonne ambiance. Essayez de la créer avec les moyens du bord !

Je ne voudrais pas terminer ce chapitre sans mentionner une étonnante recette qui nous est parvenue grâce à un rêve nocturne que fit Cayce en 1937, où une momie égyptienne lui communiqua une antique recette. Plus tard, dans sa séance de voyance habituelle, on interrogea Cayce sur ce rêve — et, endormi, il donna la même recette. Depuis lors, plusieurs lectures l'ont mentionnée ; les gens de la Fondation Cayce la désignent comme « le plat de la monie ». La voici :

« SUIVEZ RÉGULIÈREMENT UN RÉGIME DÉSINTOXIQUANT. PAR EXEMPLE, EN CONSOMMANT DES FIGUES ; OU, MIEUX, UNE COMBINAISON DE FIGUES ET DE DATTES QUE VOUS POURRIEZ PRENDRE SOUVENT. VOILA COMMENT PRÉPARER CE DESSERT : MÉLANGEZ : 1 TASSE DE FIGUES NOIRES [1], HACHÉES MENU OU ÉCRASÉES

---

1. Vous pouvez utiliser soit des figues sèches (qu'il faut tremper dans l'eau auparavant), soit des figues fraîches (en saison). La figue, fruit bien de chez nous, qui mûrit dans tout le Midi et le Sud-Ouest atlantique jusqu'en Bretagne Sud, est un puissant désintoxicant et laxatif. Pour les dattes, vous pouvez les trouver fraîches, en saison, sur certains marchés. Sinon, achetez-les sèches, mais non traitées (elles ont alors un aspect mat, tandis que lorsqu'elles ont été recouvertes de glycérine elles ont un aspect brillant). C'est assez facile à trouver en toute saison. (N.D.L.T.)

1 TASSE DE DATTES, HACHÉES MENU ÉGALEMENT
1 DEMI-TASSE DE FARINE (PAS MOULUE TROP FINE).
CUISEZ LE MÉLANGE DANS DEUX OU TROIS TASSES D'EAU, JUSQU'À OBTENIR LA CONSISTANCE D'UNE PÂTE.
DANS VOTRE RÉGIME HABITUEL, CELA VOUS AIDERA À ÉLIMINER LES DÉCHETS, TOUT EN APPORTANT À VOTRE ORGANISME LES ÉLÉMENTS QUI LUI PERMETTRONT DE MAINTENIR EN BON ÉTAT LE SYSTÈME DIGESTIF. » (Lecture 2050-1)

Le consultant n° 4008 interrogea Cayce sur ce qu'il appelait les « nourritures spirituelles ». Réponse du maître :

« VOUS EN AVEZ BESOIN, EXACTEMENT COMME VOTRE CORPS PHYSIQUE A BESOIN DE CARBURANT, QU'IL TROUVE DANS LES ALIMENTS. LE CORPS MENTAL ET LE CORPS SPIRITUEL DOIVENT EUX AUSSI ÊTRE ALIMENTÉS : PAR LA PRIÈRE, LA MÉDITATION, LA RÉFLEXION SUR LES CHOSES SPIRITUELLES. CAR VOTRE CORPS EST VRAIMENT LE TEMPLE DU DIEU VIVANT, ET VOUS DEVEZ LE TRAITER COMME TEL, PHYSIQUEMENT ET MENTALEMENT. » (Lecture 4008-1)

Sur le chemin de la bonne santé, impossible de jouer au plus malin : il y a des évidences qu'il faut regarder en face, et la discipline alimentaire en est une. Les erreurs de régime se paient très vite, plus vite que les autres. Aussi soyez ambitieux pour votre santé, et ayez le courage de cette ambition. Ne vous en laissez pas détourner par des tentations nées d'illusions... Restez réaliste !

Chapitre 7

L'IMPORTANT, C'EST DE BOUGER !

Un stimulant indispensable

La sagesse grecque l'enseignait : le corps a besoin de mouvement. Les jeux olympiques, institués par Hercule dès la plus haute antiquité, consacraient cette loi élémentaire de la vie physique. Ils avaient lieu dans la ville d'Olympie, en Grèce[1], et se composaient de cinq concours différents : saut, lutte, course, lancer du disque et lancer du javelot. Ces concours s'accompagnaient de fêtes magnifiques et de célébrations religieuses en l'honneur de Jupiter. En 1858 de notre ère, le Grec Zappas voulut rétablir ces jeux et inspira le Français Pierre de Coubertin (1863-1937), qui y consacra toute sa vie. Coubertin voulait donner

---

1. Pour les passionnés d'astrologie : Jupiter, planète maîtresse du Sagittaire, régit les cuisses... et le sport ! Le signe, comme sa planète, est également symbole de foi et d'optimisme. On se rappelle que les jeux olympiques grecs se déroulaient obligatoirement dans la foi et la paix : durant les cinq jours où ils avaient lieu, on arrêtait toutes les guerres ! (N.D.L.T.)

une envergure mondiale à ces jeux, pour la promotion du sport au service de l'humanité.
Cayce aurait complètement approuvé Pierre de Coubertin, s'il l'avait connu :

« IL EST BON QUE CHAQUE PERSONNE, QUE TOUT LE MONDE PRENNE DE L'EXERCICE POUR COMPENSER LA ROUTINE DES ACTIVITÉS QUOTIDIENNES, DE TELLE SORTE QUE L'ON PUISSE S'EN REPOSER. » (Lecture 416-3)[1]

« COMMENT FAIRE DE L'EXERCICE ? LE BON SENS LE PLUS ORDINAIRE DEVRAIT VOUS CONSEILLER LÀ-DESSUS. IL SUFFIT DE RÉFLÉCHIR AU FAIT QUE LE CORPS SE CONSTRUIT ET SE SOUTIENT GRÂCE À L'ÉNERGIE QUI RAYONNE DE CHACUN DE SES ORGANES, LORSQUE CEUX-CI FONCTIONNENT BIEN. IL NE FAUT JAMAIS FAIRE TRAVAILLER À L'EXCÈS UNE PARTIE DU CORPS AU DÉTRIMENT DES AUTRES — CE QUI RENDRAIT L'EXERCICE PLUS NÉFASTE QU'UTILE ! L'EXERCICE EST QUELQUE CHOSE DE MERVEILLEUX ET DE NÉCESSAIRE. ON PEUT EN PRENDRE BEAUCOUP, OU PEU, SELON LES BESOINS, D'UNE FAÇON SYSTÉMATIQUE. MAIS IL FAUT TOUJOURS, EN CELA USER DE BON SENS ET DE MODÉRATION. » (Lecture 283-1)

Cette dernière lecture, donnée en 1927, annonçait la rage du jogging que l'on voit maintenant, et mettait en garde contre ses abus... « Usez, n'abusez point », dit l'un de nos vieux proverbes... Ou, comme disaient les Latins : « *In medio stat virtus* », ce que Talleyrand traduisait par : « Ce qui est exagéré est insignifiant » (ne signifie plus rien !). En matière de sport comme dans le reste :

« POUR CHAQUE ORGANE DU CORPS, IL EXISTE DES EXERCICES PHYSIQUES SPÉCIFIQUES, AVEC DES EXERCICES DE SOUFFLE

---

[1]. Lectures que j'ai traduites dans « *L'Univers d'Edgar Cayce* », T. I., p. 82. (N.D.L.T.)

APPROPRIÉS. ET AUSSI POUR CHAQUE GLANDE DU SYSTÈME GLANDULAIRE. CES EXERCICES, QUI NE SONT PAS ÉPUISANTS, SONT BIEN PRÉFÉRABLES AUX INTERVENTIONS EXTÉRIEURES. CAR LES TRAITEMENTS CORRECTIFS DOIVENT COMMENCER PAR UNE PRISE DE CONSCIENCE PROFONDE DE VOS INSUFFISANCES OU DE VOS EXCÈS; CECI AFIN D'AMENER VOTRE CORPS À SE RECOORDONNER, ET LUI PERMETTRE DE COOPÉRER À CE TRAVAIL.» (Lecture 903-24)

Les exercices de base recommandés par Cayce

Commençons par les exercices généraux.
Une jeune fille de dix-huit ans demanda comment elle pourrait se développer au mieux dans les années à venir, et grandir. Cayce suggéra les exercices :

«PARTICULIÈREMENT LES EXERCICES DE BASE, VOYEZ-VOUS? IL FAUT LES FAIRE RÉGULIÈREMENT, TOUS LES JOURS. LA MARCHE, POUR COMMENCER, EST UN TRÈS BON EXERCICE, COMME TOUTES LES ACTIVITÉS EN PLEIN AIR, TELLES QUE LE TENNIS, LE CROQUET, L'ÉQUITATION, LA NATATION. TOUT ÇA, C'EST BON! MAIS N'OUBLIEZ PAS DE FAIRE QUELQUES MINUTES MATIN ET SOIR LES EXERCICES DE BASE — ET AU MOINS TROIS FOIS PAR SEMAINE LES EXERCICES ABDOMINAUX.
LE MATIN, LEVEZ-VOUS TÔT. COMMENCEZ PAR FAIRE À FOND LES EXERCICES DE BASE, DU HAUT EN BAS, AVEC ROTATION DU CORPS AU NIVEAU DES HANCHES, EN DÉCRIVANT DES CERCLES DES BRAS, DE LA TÊTE, DU COU; PENCHEZ-VOUS ET RELEVEZ-VOUS EN FAISANT TRAVAILLER LES HANCHES.» **(Lecture 137-1)**

Tous les lecteurs de Cayce connaissent l'exercice de rotation de la tête qui fait travailler le cou[1], et dont nous avons parlé au chapitre de la vue. Il fait partie des exercices de base à répéter tous les jours. Voici quelques explications supplémentaires sur l'importance de ce dérouillage biquotidien :

« IL SERAIT BON DE FAIRE SYSTÉMATIQUEMENT UN PEU D'EXERCICE MATIN ET SOIR, MAIS NE LE FAITES PAS QUAND ÇA VOUS CHANTE, UN JOUR OUI, UN JOUR NON ! PRENEZ LA PEINE D'Y CONSACRER TROIS OU QUATRE MINUTES MATIN ET SOIR. LE MATIN, FAITES TRAVAILLER PLUTÔT LA PARTIE SUPÉRIEURE DU CORPS DEPUIS LA TAILLE, ÉLEVANT ET BAISSANT LES BRAS. ÉTIREZ-LES LE PLUS HAUT POSSIBLE AU-DESSUS DE LA TÊTE ; ENSUITE, EXERCICES DE LA TÊTE ET DU COU[1]. ET SI VOUS DEVEZ LAISSER TOMBER L'UN DE CES EXERCICES, SURTOUT PAS CELUI-CI ! MAIS FAITES-LES DONC TOUS ! LE SOIR, IL FAUT PLUTÔT FAIRE TRAVAILLER LA PARTIE INFÉRIEURE DU CORPS, EN SE PENCHANT, SE PLIANT SUR LES MEMBRES INFÉRIEURS. » (Lecture 481-1)[2]

La dame n° 417 voulait exactement savoir « ce qu'elle avait aux yeux et comment les soigner ? ». Cayce lui conseilla de porter des verres de correction, et lui donna une prescription pour réduire l'inflammation, mais insista sur le fait que, pour stimuler sa vue, le meilleur traitement était encore :

« L'EXERCICE CONSISTANT DANS UNE ROTATION CIRCULAIRE DE

---

1. Rotation de la tête trois fois dans tous les sens, avant, arrière, à droite, à gauche, en haut, en bas, etc. (N.D.L.T.)
2. Par exemple, en travaillant la position de yoga qui consiste à embrasser ses genoux, jambes raides ! (N.D.L.T.)

LA TÊTE, EN LA PENCHANT EN AVANT, EN ARRIÈRE ET SUR LE CÔTÉ!» (Lecture 417-2)

Ensuite, la même dame, qui était de nos amies, demanda ce qu'elle devrait faire pour se maintenir en bonne forme. On lui répondit:

«BEAUCOUP D'EXERCICE EN PLEIN AIR, ET NE PAS SURCHAUFFER (la maison).» (Même lecture)

Il n'y a pas que le mouvement, il y a le maintien. Certains exercices contribuent à maintenir les organes à leur place, et permettent au réseau nerveux de la colonne vertébrale de travailler, en particulier si on la maintient droite quelques instants. Exercices et postures immobiles gardent aux muscles leur tonicité et contribuent puissamment à maintenir jeunesse et vitalité.
Voici par exemple des postures recommandées par Cayce:

«LE MATIN AU RÉVEIL, PRENEZ DEUX MINUTES POUR FAIRE CECI: DEBOUT, PIEDS POSÉS À PLAT, MONTEZ DOUCEMENT SUR LA POINTE DES PIEDS, TOUT EN ÉLEVANT PROGRESSIVEMENT LES BRAS AU-DESSUS DE LA TÊTE. ÉTIREZ-LES LE PLUS HAUT POSSIBLE ET LE PLUS LOIN EN ARRIÈRE. PUIS RAMENEZ-LES PEU À PEU DEVANT VOUS, POUR FINALEMENT LES LAISSER PENDRE LE LONG DU CORPS. LORSQUE VOUS VOUS DÉPLIEZ VERS LE HAUT, INSPIREZ; AU MOMENT OÙ VOUS ÉTENDEZ LES BRAS DEVANT VOUS, EXPIREZ DOUCEMENT. RÉPÉTEZ LE MOUVEMENT DEUX OU TROIS FOIS CHAQUE MATIN: C'EST UN EXCELLENT EXERCICE POUR LE MAINTIEN[1].» (Lecture 1773-1)

1. L'enchaînement des postures (mouvement très lent), décrit ici par Cayce, ressemble tout à fait aux premières séquences de ce qui est connu en yoga comme «le salut au soleil». Il doit se faire face au soleil levant. Dans les exercices que donne Cayce, beaucoup ressemblent à des pos-

« LE MEILLEUR EXERCICE POUR CETTE PERSONNE SERAIT DE S'ÉTIRER COMME UN CHAT, COMME UNE PANTHÈRE ! IL FAUT QU'ELLE ÉTIRE SES MUSCLES, SANS LES FORCER. CET ÉTIREMENT LES REMET, AINSI QUE LEURS TENDONS, À LEUR PLACE NATURELLE, ET CONTRIBUE À DONNER UN CORPS GRACIEUX ET RÉSISTANT. » (Lecture 4003-1)

Avec son amour (très égyptien ou très grec) de l'équilibre, Cayce, très pratique, disait aussi :

« CES ACTIVITÉS DEVRAIENT AVOIR LEUR PLACE DANS VOTRE BUDGET. IL FAUT CE QU'IL FAUT POUR LES ACTIVITÉS DE L'ESPRIT ET POUR CELLES DU CORPS, DANS LA RUBRIQUE LOISIRS ET RÉCRÉATION... C'EST AINSI QUE VOUS POURREZ RÉCUPÉRER ! » (Lecture 257-167)

Et de recommander chaudement le volley, le tennis, le golf et l'équitation, « LA MARCHE À PIED, LE MEILLEUR DE TOUS LES SPORTS ! ».

L'esprit aussi a besoin de s'exercer, en même temps que le corps ! Coordonner les deux, c'est merveilleux. Cayce, à la question : « Quel exercice mental recommandez-vous ? », répondait, bien entendu :

« LA MÉDITATION EST TOUJOURS BONNE ! L'ATTITUDE MENTALE

tures de yoga. Cayce, pionnier, déjà ! Alors qu'à son époque l'Occident ignorait le yoga ! Dans celui-ci, les postures ou « asanas » sont des figures immobiles, ou avec un enchaînement très lent que l'on doit maintenir quelques minutes pour permettre au corps de travailler en profondeur. (N.D.L.T.)

A DE GRANDES RÉPERCUSSIONS SUR LES ÉNERGIES PHYSIQUES.» (Lecture 2823-2)

Il est certain que la marche permet la méditation. Et que :

«SI MARCHER EST UN EXCELLENT EXERCICE (global), ON PEUT FAIRE ENCORE MIEUX EN METTANT LES PIEDS AU-DESSUS DE LA TÊTE, ALLONGÉ SUR LE DOS. LE MATIN ET LE SOIR JUSTE AVANT DE SE COUCHER, EN ALLONGEANT LES PIEDS LE PLUS LOIN POSSIBLE AU-DELÀ DES ÉPAULES. AU DÉBUT, ÉVIDEMMENT, ÇA TIRE UN PEU... MAIS N'OUBLIEZ PAS DE TRAVAILLER LES PIEDS COMME SI VOUS FAISIEZ DU VÉLO, VOUS VOYEZ[1] ?» (Lecture 322-3)

«Et quelle dose de marche à pied quotidienne me faut-il ?»

«QUE CE SOIT UN PAS OU UN KILOMÈTRE, PARCOUREZ LA DISTANCE QU'IL FAUT POUR VOUS SENTIR BIEN, ET EN PLEIN AIR[2]. (Lecture 257-304)

«LE PLUS POSSIBLE D'EXERCICES AU GRAND AIR, ET NOUS VERRONS COMME NOTRE SANTÉ VA S'AMÉLIORER!» (Lecture 36-1)

«Et quel type d'exercices faudrait-il à cet organisme ?»

«LA MARCHE À PIED, C'EST CE QU'IL Y A DE MIEUX. LA BICYCLETTE AU GRAND AIR, OU BIEN EN SALLE, EST BONNE. CE SONT LES MEILLEURS EXERCICES — ET TOUJOURS AU GRAND AIR, DE PRÉFÉRENCE!» (Lecture 2090-2)

---

1. Cayce décrit ici l'asana de yoga intitulée «la charrue».
2. Lecture que j'ai traduite dans «*Les Remèdes d'Edgar Cayce*», au Rocher, p. 101

Mais en tout cela il faut persévérer et agir avec cohérence :

« À NOUVEAU NOUS NE CESSERONS DE VOUS RÉPÉTER : PRENEZ LE TEMPS D'UNE RÉCRÉATION PHYSIQUE. ET PAS SEULEMENT UNE FOIS DE TEMPS EN TEMPS, SEUL JOUR PAR SEMAINE ! ET SI VRAIMENT VOUS NE POUVEZ PAS FAIRE PLUS DE CINQ MINUTES DE MARCHE TOUS LES JOURS, EH BIEN, CE SERA TOUJOURS ÇA DE PRIS ! IL N'Y A PAS DE MEILLEUR EXERCICE QUE LA MARCHE ! PAS FORCÉMENT RAPIDE, MAIS SURTOUT AU GRAND AIR. MIEUX ENCORE, MARCHEZ À PAS RYTHMÉ. C'EST BON ! » (Lecture 257-217)

Choisir le sport qui convient à votre genre de beauté !

« MARCHER, C'EST SAIN, SPÉCIALEMENT AU GRAND AIR. MAIS CE QU'IL Y A DE MIEUX POUR VOUS, C'EST NAGER ! C'EST ÇA QUI EST BON, PARCE QUE CELA PERMET AUX MUSCLES DE JOUER. » (Lecture 920-11)

Monsieur 1154-1 hésitait entre la natation et le golf. Il consulta le cher Edgar, qui répondit :

« NAGER EST MEILLEUR QUE LE GOLF. QUOIQUE CELUI-CI, S'IL N'EST PAS ÉPUISANT, SOIT TRÈS BON AU SENS OÙ IL VOUS OBLIGE À SORTIR AU GRAND AIR. MAIS DOUCEMENT, VOUS N'ÊTES PAS AUX PIÈCES ! LE GOLF N'EST PAS UN TRAVAIL ! QUE CE SOIT SEULEMENT UN JEU ! » (Lecture 1154-1)

Un pauvre consultant souffrait d'hémorroïdes, et souhaitait qu'on lui conseille une gymnastique pour les guérir :

« VOICI UN EXERCICE QUI PEUT LES FAIRE DISPARAÎTRE TOUTES SEULES — SI VOUS LE PRATIQUEZ RÉGULIÈREMENT, DEUX FOIS PAR JOUR, MATIN ET SOIR, ET TRÈS LÉGÈREMENT HABILLÉ ; VOUS ALLEZ VOUS METTRE LENTEMENT SUR LA POINTE DES PIEDS, EN ÉLEVANT PROGRESSIVEMENT LES BRAS. PUIS VOUS PENCHER EN ABAISSANT LES BRAS JUSQU'À CE QUE LES MAINS TOUCHENT LE SOL — TROIS FOIS, MATIN ET SOIR. MAIS CELA NE SERVIRAIT À RIEN DE LE FAIRE DEUX OU TROIS FOIS, PUIS DE LAISSER TOMBER. FAITES CET EXERCICE RÉGULIÈREMENT TOUS LES JOURS ! » (Lecture 2823-2)

Une jeune femme enceinte vint consulter Cayce sur le genre d'exercices qui serait indiqué dans son cas :

« LES EXERCICES PHYSIQUES », répondit celui-ci, « SONT UN MOYEN DE DÉVELOPPEMENT QU'IL FAUT UTILISER CONSTAMMENT, SI L'ON VEUT AVOIR UN CORPS SAIN ET ÉQUILIBRÉ. DES EXERCICES ADAPTÉS À VOTRE CAS ? LA MARCHE, C'EST BIEN (...) MAIS ADAPTEZ TOUT EXERCICE À L'ÉTAT DE VOTRE ORGANISME. » (Lecture 903-6)

« Et quels exercices ? » demanda une autre jeune femme enceinte.

« CEUX QUE NOUS VOUS AVONS INDIQUÉS : LA MARCHE À PIED, D'ABORD, LE MEILLEUR DE TOUS ; ET ENSUITE LES EXERCICES DE BASE, COMPOSÉS D'UNE SÉRIE DE ROTATIONS, À PRATIQUER QUOTIDIENNEMENT [1]. » (Lecture 457-9)

Voici encore une lecture qui décrit ces exercices de base pour quelqu'un qui avait tendance à l'obésité :

---

1. Certaines asanas de yoga sont excellentes pour la grossesse. On peut les faire allongée sur le dos, sans jamais rien forcer. (N.D.L.T.)

«NOUS FERONS CHAQUE MATIN ET SOIR UNE SÉRIE D'EXERCICES. CEUX-CI CONTRIBUENT À MAINTENIR LA SANTÉ ET COMBATTENT CETTE TENDANCE À PRENDRE DU POIDS. MATIN ET SOIR, PENDANT AU MOINS CINQ MINUTES. NE LES CONSIDÉREZ PAS COMME UNE CORVÉE DONT IL FAUT SE DÉBARRASSER AU PLUS VITE, MAIS FAITES-LES AVEC SENSIBILITÉ, EN ESSAYANT DE PERCEVOIR LE TRAVAIL QUI SE FAIT DANS VOTRE ORGANISME TOUT ENTIER.
METTEZ-VOUS DEBOUT, TRÈS LÉGÈREMENT VÊTU. COMMENCEZ À VOUS ÉLEVER TOUT DOUCEMENT SUR LA POINTE DES PIEDS, TOUT EN PRENANT UNE INSPIRATION PROFONDE, ET EN ÉLEVANT PROGRESSIVEMENT LES BRAS AU-DESSUS DE LA TÊTE, LE PLUS HAUT POSSIBLE. RESTEZ SUR LA POINTE DES PIEDS PENDANT QUE VOUS REDESCENDEZ PEU À PEU, EN VOUS PENCHANT LE PLUS BAS POSSIBLE. CONTINUEZ TOUJOURS BIEN SUR LES ORTEILS, ET TOUCHEZ LE SOL AVEC LE BOUT DES DOIGTS DE CHAQUE MAIN. ON INSPIRE EN S'ÉLEVANT SUR LA POINTE DES PIEDS ET EN MÊME TEMPS QU'ON ÉLÈVE LES BRAS[1]. À LA FIN DE L'EXERCICE, PRATIQUEZ LES ROTATIONS DE LA TÊTE ET DU COU: C'EST-À-DIRE EN FAISANT TOURNER LA TÊTE LE PLUS LOIN POSSIBLE, EN ARRIÈRE, EN AVANT, SUR LES COTÉS, ETC. VOUS POUVEZ COMBINER CET EXERCICE AVEC LE PRÉCÉDENT.» (Lecture 654-35)

Tout à l'opposé, le consultant n° 27 se plaignait de sa maigreur. Pour lui aussi, il y avait un exercice *ad hoc*!

«VOUS POURRIEZ EN EFFET AVOIR QUELQUES KILOS DE PLUS... MAIS PAS N'IMPORTE COMMENT, PAS EN VOUS BOURRANT DE SUCRERIES ET DE FÉCULENTS. PLUTÔT EN PRENANT DE L'EXERCICE, EN FAISANT RÉGULIÈREMENT DE LA GYMNASTIQUE OU DU SPORT.» (Lecture 27-35)

1. La grande difficulté de cet exercice est de se tenir d'aplomb sur la pointe des pieds pendant que l'on monte et que l'on descend! (N.D.L.T.)

Autrement dit, s'empiffrer n'est jamais la solution ! Une autre personne se plaignait de sa peau trop sèche, particulièrement sur les mains. Voici la prescription qu'elle reçut :

> « MASSEZ-VOUS AVEC DE L'HUILE D'OLIVE OU AUTRE TOUT LE CORPS ET LES MAINS — ET VOUS VERREZ COMME ÇA VA S'AMÉLIORER ! MAIS POUR CETTE PEAU SÈCHE, IL FAUT UN TRAITEMENT DE FOND QUI RÉÉQUILIBRE LES FONCTIONS D'ASSIMILATION. OR, LÀ, CE QUI SERAIT LE PLUS EFFICACE, CE SERAIT DE FAIRE CERTAINS EXERCICES. PAR EXEMPLE, ÉTIRER LES BRAS AU-DESSUS DE LA TÊTE, OU BIEN DU SAUT À LA PERCHE. ÇA NE VEUT PAS DIRE QU'IL FAILLE COURIR COMME UN DÉRATÉ ET SAUTER PENDANT LA DIGESTION... MAIS S'EXERCER RÉGULIÈREMENT. CES ACTIVITÉS PHYSIQUES STIMULENT LES FONCTIONS DE L'ESTOMAC ET PERMETTENT DE MIEUX FAIRE PASSER LES REPAS, C'EST-À-DIRE DE MANGER PLUS. » (Lecture 2072-14)

Il n'y a pas que l'estomac qu'il faut faire travailler, le ventre aussi. Et c'est très souvent recommandé dans les lectures :

> « FAITES TRAVAILLER LES MUSCLES DU VENTRE ALLONGÉ LES PIEDS AU MUR. LES MAINS AU SOL, SOULEVEZ LE CORPS ET ÉTIREZ-LE DANS UNE SÉRIE DE MOUVEMENTS DE ROTATION. CELA MAINTIENDRA LES HANCHES ET LE VENTRE À LEUR PLACE ET EN FORME, TOUT EN STIMULANT LES ORGANES ABDOMINAUX ET PELVIENS. » (Lecture 1206-16) [1]

---

1. Et si vous n'avez pas très bien compris ce que veut dire Cayce, vous pouvez vous exercer à la danse du ventre (façon orientale), aux danses afro-brésiliennes... Mêmes déhanchements, même efficacité... L'expression américaine « rock and roll » caractérisait ce type de danse où l'on faisait travailler si bien les muscles abdominaux et pelviens qu'Elvis Presley (père fondateur du genre) avait été surnommé : « Elvis the pelvis » ! (N.D.L.T.)

Madame 340 demanda quel exercice on lui conseillait pour fortifier la sangle abdominale :

« AH, MAIS C'EST QU'IL FAUT COMMENCER PAR ME NETTOYER TOUT ÇA ! ENSUITE SEULEMENT VOUS POURREZ FAIRE LES EXERCICES. N'ESSAYEZ PAS DE LES PRATIQUER AVANT D'AVOIR BIEN DÉGAGÉ L'ABDOMEN. SINON VOUS PROVOQUEREZ DE L'IRRITATION ET ÇA NE VOUS FERA AUCUN BIEN ! » (Lecture 340)

Cet exercice de « rotation pelvienne » semble d'une efficacité magique, *dixit* Cayce :

« C'EST UN EXERCICE QUI STIMULERA VOTRE COLONNE VERTÉBRALE, GARDERA LEUR TONUS À VOS ABDOMINAUX, DONNERA UNE BONNE TENUE GÉNÉRALE À VOTRE CORPS, CONSERVERA LA MUSCULATURE DES MEMBRES EN BONNE FORME, SANS NUIRE EN RIEN À VOTRE ORGANISME... CELA AIDERA LA CIRCULATION, LA DIGESTION ET AMÉLIORERA TOUT, TOUT, TOUT ! » (Lecture 308-13)

L'exercice n'est pas toujours facile au départ, dit Cayce. Il faut commencer par travailler un seul mouvement à la fois, dans une direction donnée, ensuite répéter trois fois dans chaque direction (avant, arrière, côtés, etc.). Il paraît que c'est bon aussi pour amincir bras et mollets !
Madame 540 demanda à Cayce comment elle pourrait effacer son ventre. Réponse :

« IL FAUDRAIT VOUS ROULER SUR UNE BARRIQUE[1] ! » (Lecture 540-11)

---

1. Ou dans un cerceau. Nos lecteurs comprendront mieux par référence à une mode d'il y a quelques années : le « houla-hoop ». Il s'agissait de passer à travers un cerceau, que l'on maintenait à la hauteur de la taille par un mouvement de rotation des hanches. (N.D.L.T.)

Une autre consultante se plaignait d'une sensation de lourdeur dans les jambes. Que faire ?

« C'EST À CAUSE D'UN BLOCAGE CIRCULATOIRE DES MEMBRES INFÉRIEURS, PRODUIT PAR UNE PRESSION AU NIVEAU DORSAL ET LOMBAIRE. ON PEUT Y REMÉDIER PAR DES EXERCICES PRÉCIS, AINSI QU'EN SURVEILLANT LA RÉGULARITÉ DES ÉVACUATIONS INTESTINALES. LES EXERCICES AURONT POUR BUT DE RAMENER LA CIRCULATION SANGUINE VERS LA PARTIE INFÉRIEURE DU CORPS. POUR CELA, IL FAUT PRENDRE LE TEMPS DE FAIRE CERTAINS MOUVEMENTS : PLIER LE CORPS, FAIRE DES MOUVEMENTS CIRCULAIRES DES JAMBES. ET, SURTOUT, NE PAS LAISSER S'INSTALLER LA CONSTIPATION ! AINSI CELA IRA MIEUX ! » (Lecture 417-2)

La gymnastique prescrite à une autre personne reprend ce que nous avons vu plus haut :

« DEBOUT, À PLAT ; MONTEZ DOUCEMENT SUR LA POINTE DES PIEDS. À RÉPÉTER QUINZE FOIS, EN DOUCEUR ; EN MÊME TEMPS, ÉLEVEZ PROGRESSIVEMENT LES BRAS, CE QUI FAIT TRAVAILLER LA PARTIE INFÉRIEURE DU CORPS ET RÉTABLIT LA CIRCULATION LÀ OÙ ELLE EST DÉFAILLANTE. » (Lecture 412-10)

Toujours pour améliorer la zone pelvienne :

« CHAQUE SOIR AVANT DE VOUS COUCHER, FAITES DES MOUVEMENTS DE ROTATION DU CORPS, MAINS AUX HANCHES, NON PAS PENCHÉ EN AVANT, MAIS EN FAISANT DES CERCLES. » (Lecture 4895-1)

Les exercices respiratoires : attention aux apprentis sorciers !

Et le travail du souffle ?
Qu'en pensait Cayce ? Les exercices respiratoires, dit-il :

« DEVRAIENT FAIRE PARTIE DE LA CULTURE PHYSIQUE QUOTIDIENNE DE CHAQUE PERSONNE ÉQUILIBRÉE. MATIN ET SOIR, INSPIREZ PROFONDÉMENT ET EXPIREZ RAPIDEMENT. INSPIREZ PAR LES NARINES ET EXPIREZ PAR LA BOUCHE, SUR UN RYTHME RAPIDE. » (Lecture 369-10)

Encore une lecture sur le sujet :

« TOUT EN VOUS SOULEVANT SUR LA POINTE DES PIEDS, LE PLUS HAUT POSSIBLE, BRAS ÉTENDUS À ANGLE DROIT AVEC LE CORPS, EXERCEZ-VOUS À DÉPLOYER LARGEMENT VOS PAUMES. » (Lecture 304-3)

Le développement du yoga en Occident a popularisé les exercices du souffle, et Cayce, interrogé là-dessus, fit ce commentaire :

« CES EXERCICES SONT EXCELLENTS ! CEPENDANT ILS DEMANDENT, AVANT D'ÊTRE PRATIQUÉS, UNE PRÉPARATION SPÉCIALE, C'EST-À-DIRE QUE L'ON DOIT AVOIR UNE PARFAITE COMPRÉHENSION DE CE QUE L'ON EST EN TRAIN DE FAIRE ET DE CE QUI SE PASSE DANS LE CORPS QUAND ON PRATIQUE CES EXERCICES. LE SOUFFLE ÉTANT LA BASE DE L'ACTIVITÉ DE TOUT ORGANISME VIVANT, DE TELS EXERCICES PEUVENT ÊTRE SOIT BÉNÉFIQUES, SOIT DESTRUCTEURS, DANS LEUR EFFET SUR UN CORPS

HUMAIN. D'OÙ LA NÉCESSITÉ DE SAVOIR CE QUE L'ON FAIT, ET QUAND, ET COMMENT. » (Lecture 2475-1)[1]

Les exercices respiratoires qui vont avec l'enseignement du yoga ont une puissance que les débutants ne soupçonnent pas. Voilà pourquoi Cayce demandait à son client ci-dessus (Monsieur 2475) :

« ALORS QUELLE PRÉPARATION ENVISAGEZ-VOUS DE SUIVRE ? » (avant de vous lancer dans cette aventure !)
« C'EST À VOUS DE CHOISIR, SELON VOTRE PROPRE NIVEAU DE DÉVELOPPEMENT INTÉRIEUR, ET NON PAS D'APRÈS L'IDÉE DE QUELQU'UN D'AUTRE, QUEL QU'IL SOIT !
PURIFIEZ VOTRE CORPS PHYSIQUE, PURIFIEZ VOTRE MENTAL ; QUE LE CHOIX PERSONNEL QUE VOUS AVEZ FAIT D'UNE ÉTHIQUE PUISSE SE MANIFESTER.
FAITES CE QU'IL FAUT POUR CELA — QU'IL S'AGISSE DE LAVER VOTRE CORPS, DE PURIFIER VOTRE GENRE DE VIE, EN ÉLIMINANT TELLE OU TELLE INFLUENCE (négative), QUELLE QU'EN SOIT LA NATURE.
COMME VOUS EN AVEZ FAIT L'EXPÉRIENCE, CETTE OUVERTURE DES CENTRES GLANDULAIRES[2] SOUS LA MONTÉE DE L'ÉNERGIE VITALE PEUT ÊTRE PROVOQUÉE PAR CERTAINES TECHNIQUES DU SOUFFLE. CAR LE SOUFFLE EST UNE PUISSANCE EN SOI. ET

---

1. Que j'ai traduite en plus détaillé dans « *L'Univers d'Edgar Cayce* », T. II, p. 42 (au chapitre sur les glandes endocrines). (N.D.L.T.)
2. Voir le dessin dans le Tome II de « *L'Univers d'Edgar Cayce* ». Ces CENTRES GLANDULAIRES correspondent à des nœuds d'énergie qu'on appelle « CHAKRAS » en Inde. L'énergie vitale y est appelée « kundālini ». Lorsqu'elle remonte le long de cet axe vital, qui est « l'arbre de vie », elle dynamise l'énergie tourbillonnaire des centres glandulaires. Ce qui provoque la transe, l'extase, l'ivresse, l'orgasme, l'inspiration créatrice, etc. Voir là-dessus « *Edgar Cayce : guérir par la musique* », aux Éditions du Rocher (1989). (N.D.L.T.)

CETTE PUISSANCE PEUT ÊTRE DIRIGÉE À VOLONTÉ SUR TELLE OU TELLE PARTIE DU CORPS. MAIS DANS QUEL BUT ? C'EST TOUTE LA QUESTION ! JUSQU'ICI VOUS L'AVEZ SEULEMENT FAIT POUR VOIR CE QUI ALLAIT ARRIVER ! PAR CURIOSITÉ ! » **(Lecture 2475-1)**

Si l'on voulait résumer la pensée de Cayce, on pourrait dire que, quelle que soit notre activité — exercice physique, repas, ou n'importe quoi d'autre —, c'est toujours l'occasion de mieux nous connaître, de «REGARDER EN NOUS-MÊME». Ce qui nous permet de diriger consciemment notre énergie vitale là où c'est nécessaire. Si notre mental est l'architecte de notre corps, la construction dépendra de la direction vers laquelle notre mental a utilisé la force vitale. A nous de choisir !...

Chapitre 8

COMMENT SE REMETTRE EN FORME : MASSAGES, BAINS, CATAPLASMES...

Les massages

N'attendez pas d'être malade pour en profiter! Le massage, véritable médecine préventive, base essentielle de la forme, n'est pas seulement agréable, il est une vraie thérapie. En effet, une grande partie des maladies sont causées par l'engourdissement insidieux de certaines parties du corps. Par exemple, le cas de la colonne vertébrale : certaines zones sont «gelées», leur activité se ralentit, et cette léthargie freine la bonne marche des organes qui en dépendent (puisque tous les organes sont reliés à la colonne vertébrale par des terminaisons nerveuses et les ganglions lymphatiques). Si l'on masse soigneusement la colonne vertébrale, on dynamise le corps tout entier : les terminaisons nerveuses et les ganglions lymphatiques, ainsi stimulés, feront de nouveau circuler l'énergie dans l'ensemble de l'organisme. Ainsi, les différents

organes pourront mieux se coordonner, se rééquilibrer les uns en face des autres.
C'est ce que dit Cayce :

« POURQUOI LES MASSAGES ? PARCE QUE L'INACTIVITÉ N'ARRANGE PAS LA COLONNE VERTÉBRALE ; EN PARTICULIER LES DEUX SILLONS QUI LA BORDENT DE CHAQUE CÔTÉ, SIÈGE DES TERMINAISONS NERVEUSES QUI ENVOIENT DES STIMULI AUX DIFFÉRENTS ORGANES DU CORPS. L'INACTIVITÉ, DONC, DONNE À CERTAINES DE CES ZONES VERTÉBRALES UNE RAIDEUR, OU AU CONTRAIRE UN RELÂCHEMENT, QUI LES REND TROP — OU TROP PEU — STIMULÉES NERVEUSEMENT. SI L'ON MASSE, ON AIDE LES GANGLIONS À RECEVOIR CORRECTEMENT LES STIMULI NERVEUX ; ON CONTRIBUE AINSI À RÉTABLIR LA CIRCULATION DANS L'ENSEMBLE DU CORPS. » (Lecture 2456-4)[1]

Lorsque les lectures emploient l'expression « RÉAJUSTEMENTS MÉCANIQUES », il s'agit simplement de remettre les vertèbres dans l'alignement. Cette remise en place débloque certains ganglions lymphatiques et leur permet de faire à nouveau circuler les énergies :

« LA PERSONNE QUI VOUS FERA LES RÉAJUSTEMENTS MÉCANIQUES, C'EST-À-DIRE OSTÉOPATHIQUES — OU BIEN LE MASSEUR OU LA MASSEUSE —, DEVRA AVOIR COMPRIS, COMME VOUS-MÊME, QUE LE CORPS HUMAIN CONTIENT EN SOI TOUTES LES ÉNERGIES NÉCESSAIRES À SON PROPRE RENOUVELLEMENT. MAIS À CONDITION QUE SES DIVERS ORGANES PUISSENT AGIR DE CONCERT. C'EST LA RAISON POUR LAQUELLE NOUS AVONS SI SOUVENT PARLÉ DE CES RÉAJUSTEMENTS MÉCANIQUES QUI PEUVENT SE FAIRE PAR DES MANIPULATIONS OSTÉOPATHIQUES COMPÉTENTES. CELLES-CI SONT L'UN DES MEILLEURS MOYENS

---

1. Que j'ai traduite dans « *Les Remèdes d'Edgar Cayce* », p. 113, Éd. du Rocher. (N.D.L.T.)

POUR REMETTRE À L'UNISSON LES DIFFÉRENTS ORGANES ET PARTIES DU CORPS, POUR LEUR PERMETTRE DE COORDONNER LEUR ACTIVITÉ. À CONDITION DE PRENDRE LES PRÉCAUTIONS NÉCESSAIRES, RENFORCÉES PAR UN RÉGIME ALIMENTAIRE ADÉQUAT, ELLES PEUVENT PERMETTRE À L'ORGANISME DE RETROUVER TOUTES SES FORCES, AU MOINS AUSSI EFFICACEMENT QU'UNE DROGUE PHARMACEUTIQUE ! (Lecture 1158-11)[1]

1. Oui, mais Cayce dit bien «des manipulations ostéopathiques compétentes» («SERIOUS», dans le texte), avec «les précautions nécessaires» («PROPER PRECAUTIONS»). Parce que, si ce n'est pas le cas, c'est dramatique : l'ostéopathe incompétent ou maladroit vous massacrera à coup sûr ! Je voudrais mettre en garde mes lecteurs sur le choix d'un ostéopathe et les supplier de se montrer extrêmement prudents sur ce chapitre. C'est l'une des branches des «médecines douces» où j'ai rencontré le plus de charlatans — nettement plus que partout ailleurs. Je me pose moi-même des questions sur l'ostéopathie. Lorsque j'en ai découvert la théorie, à la Fondation Cayce, et la personnalité de son fondateur, Andrew Taylor Still, j'ai vraiment été enthousiaste, et j'ai voulu essayer. J'ai même essayé de multiples fois, aussi bien en Amérique qu'en France, et les résultats n'ont pas toujours été la hauteur de mes espérances. Depuis, je m'interroge... Est-ce le fondateur américain de l'ostéopathie (typiquement le puritain protestant américain du XIXe siècle) qui est inadapté à notre mentalité latine? C'est probable. Ce mode de pensée nous est étranger mais répondait parfaitement aux besoins de l'Amérique du début du XXe siècle... Si Cayce pouvait prescrire des redressements ostéopathiques à ses concitoyens, il n'aurait jamais pu leur prescrire de cures thermales ni de cataplasmes d'argile (à quoi le puritanisme local s'oppose farouchement — expérience que j'ai longuement racontée dans «*L'Univers d'Edgar Cayce*»). D'autre part, j'ai remarqué qu'en Amérique on aime les sports violents et les médecines violentes... Plus le traitement est brutal, plus le malade, là-bas, a l'impression que l'on fait quelque chose d'utile pour lui ! Autre pays, autres mœurs... Voyez la violence qui fleurit sur les affiches de films «made in USA», qui est pour nous profondément choquante (images et titres de films à base d'histoires de flics, de flingues, de meurtres, de guerre...). Je me suis également demandée si l'enseignement actuel de l'ostéopathie en Europe n'était pas devenu tellement matérialiste que l'efficacité générale

Autre lecture dans laquelle on voit s'exprimer la patience et l'amour de ses malades qu'avait Edgar Cayce. Le consultant souffrait d'affaiblissement général. Voici la prescription :

« POUR CET ORGANISME, IL NOUS FAUDRAIT UN RÉGIME ÉQUILIBRÉ, AFIN DE TONIFIER LE SANG ET DE RECONSTRUIRE LA SANTÉ (...). IL FAUDRAIT UN MASSAGE DOUX, FAIT PAR UNE MASSEUSE UNE FOIS PAR SEMAINE. CE SONT LES DEUX BASES QUI PERMETTRONT AU MALADE DE REPRENDRE SES FORCES. CE MASSAGE DEVRAIT ÊTRE FAIT DANS UNE OPTIQUE PRÉCISE : ACCÉLÉRER LE DRAINAGE DES ZONES DORSALES SUPÉRIEURES ET CERVICALES. » (Lecture 1102-4)

« Pourriez-vous indiquer un traitement local pour corriger cette difficulté à respirer normalement par le nez ? »

de la technique en soit considérablement diminuée. Andrew Taylor Still, le fondateur, n'était certes pas un homme matérialiste. Mais son enseignement, en se divulgant, a perdu peut-être de son charisme ?... Puisque, comme dit Cayce, le corps humain est le temple qui abrite une étincelle divine, on ne devrait toucher celui-ci qu'avec un respect infini ; le thérapeute devrait se mettre en prière avant de poser sa main sur ce temple — comme le font les guérisseurs spirituels philippins ou brésiliens. Connaissez-vous actuellement beaucoup d'ostéopathes qui se mettent en prière avant de jouer aux osselets avec vos vertèbres ??? Dans les groupes de guérison par la prière, organisés par notre association, « *Le Navire Argo* », nous avons beaucoup travaillé sur cette relation thérapeutique qui passe par les mains. Et bien compris qu'il y a de subtiles affinités spirituelles entre patient et guérisseur, des harmonies vibratoires indispensables entre les uns et les autres. Lorsqu'il y a dysharmonie, aucune guérison n'est possible. Avez-vous des « atomes crochus » avec votre ostéopathe ? Si vous n'en ressentez pas, inutile d'insister... (N.D.L.T.)

« LE MASSAGE DES ZONES DORSALES SUPÉRIEURES ET CERVICALES, QUI DOIT AVOIR POUR BUT DE FACILITER LE DRAINAGE DES TOXINES VERS LES VOIES D'ÉLIMINATION NORMALES ; C'EST TOUT DE MÊME MIEUX QUE QUAND LES ORGANES REJETTENT LEURS POISONS VERS DES VOIES EXTERNES ANORMALES [1] ! »

<u>« Indiquez-nous un traitement local pour soigner l'oreille gauche qui coule. »</u>

« LE MASSAGE DE LA TÊTE ET DU COU, COMME NOUS VOUS L'AVONS INDIQUÉ. CAR IL Y A DES BLOCAGES, PAS DES LÉSIONS, MAIS DES SORTES DE BLOCAGES DANS CERTAINES ZONES. CECI À CAUSE DU STRESS, DE LA TENSION DANS LAQUELLE VIT CONSTAMMENT L'ORGANISME DEPUIS QUELQUE TEMPS. CETTE TENSION AFFECTE SURTOUT LES ZONES DONT NOUS VENONS DE PARLER : VOILA POURQUOI IL FAUT DES MANIPULATIONS RÉGULIÈRES, ET BIEN FAITES, POUR SOIGNER TOUT CELA. » (Lecture 1102-4)

Ce dialogue montre bien avec quelle patience Cayce répondait à ses interlocuteurs ! Et permet aussi de toucher du doigt les conséquences des tensions, du stress que l'on impose à son corps. Dans cette lecture, le même traitement (c'est-à-dire des massages) fut prescrit pour soigner à la fois : 1) la fatigue générale, 2) une difficulté respiratoire, 3) un écoulement des oreilles. Si l'angoisse vous met un jour dans un état pareil, rappelez-vous qu'il existe un médicament : « LE MASSAGE » !

---

1. Par la peau (abcès cutanés, dermatoses, boutons divers), par les voies nasales (rhumes), ou encore par l'oreille comme le montre la suite de la lecture. (N.D.L.T.)

Avec quoi masser ? Quelques recettes

Et voici une pommade prescrite à une patiente qui souffrait de névralgies dorsales — pommade qui a soulagé depuis lors bien des lecteurs de Cayce. Comme dit celui-ci :

« C'EST EXCELLENT POUR LES « TOURS DE REINS », LUMBAGOS, ENTORSES, FOULURES, RAIDEURS, BLEUS ET BOSSES, ETC.
MÉLANGEZ : 1/2 LITRE D'HUILE D'OLIVE
50 GRAMMES D'HUILE DE PARAFFINE
15 GRAMMES D'EAU D'HAMAMÉLIS
15 GRAMMES DE TEINTURE DE BENJOIN
10 GRAMMES D'ESSENCE DE SASSAFRAS
170 GRAMMES DE PÉTROLE

IL FAUT BIEN SECOUER LE TOUT, CAR LES DIFFÉRENTS ÉLÉMENTS TENDENT À SE SÉPARER. MAIS IL SUFFIT D'UNE PETITE QUANTITÉ UTILISÉE EN MASSAGE SUR LES TERMINAISONS NERVEUSES DE LA COLONNE VERTÉBRALE, OU BIEN SUR LES ECCHYMOSES, FOULURES ET ENTORSES, POUR RÉSORBER L'INFLAMMATION ET FAIRE DISPARAÎTRE LA DOULEUR[1]. » (Lecture 326-5)

---

1. Si vous ne trouvez pas ces éléments chez votre pharmacien, ne vous découragez pas, nous avons en France d'autres formules de remplacement ; comme par exemple la teinture mère d'arnica, l'huile essentielle de romarin, l'huile essentielle de lavande, l'huile (ou la lanoline) camphrée, et la fameuse huile de millepertuis, dont j'extrais la recette du « *Guide de l'anticonsommateur* » (Éd. Seghers-R. Laffont, p. 57) : « Mettez une livre de fleurs fraîches dans un litre d'huile d'olive, à macérer dix jours au soleil. En Provence, on l'appelle "oli rougé", et on la prépare avec une livre de fleurs fraîches dans un demi-litre de bon vin blanc et un litre d'huile d'olive. On laisse macérer quatre jours au soleil, puis on filtre cette huile toute rouge. » Je précise que le millepertuis est une plante à fleurs jaunes, très

La consultante n° 2679, une jeune fille de dix-neuf ans, à la suite d'un accident, était couverte de bleus et d'écorchures. Cayce conseilla :

« DES MASSAGES ! AVEC DU BEURRE DE CACAO QU'IL FAUT CONTINUER, EN ALTERNANT AVEC LE MÉLANGE SUIVANT : TROIS PARTS D'HUILE D'ARACHIDE ET UNE PART D'EAU D'HAMAMÉLIS[1]. »

Après un bon bain chaud, on peut se masser avec diverses lotions — comme après un bain de vapeur. On peut, dans les saunas, mettre les huiles essentielles de plantes aromatiques, qui se vaporisent dans l'atmosphère[2].

---

commune, qui fleurit tout l'été. Vous pourrez aussi utiliser le « baume du Tigre », à base de camphre, très efficace, et la « liqueur du Suédois », plus connue en Belgique, Hollande, Suisse et Autriche. Enfin, le laudanum de Sydenham est une vieille recette qui marche toujours... (N.D.L.T.)
1. Voir lexique des produits utilisés en fin de volume. (N.D.L.T.)
2. En ce qui concerne les saunas et hammams (bains turcs), Cayce les avait vivement recommandés, mais ils étaient assez peu répandus en Amérique de son temps. Même aujourd'hui, ils sont bien plus connus et utilisés en Europe qu'en Amérique. (Nous conseillons donc à nos lecteurs d'en faire largement usage ! N.D.L.T.)

Voici quelques suggestions de Cayce :

« AJOUTEZ A 40 GRAMMES D'HUILE DE PARAFFINE LES INGRÉDIENTS SUIVANTS, DANS L'ORDRE INDIQUÉ :
10 GRAMMES D'HUILE ESSENTIELLE D'AIGUILLES DE PIN
5 GRAMMES D'HUILE ESSENTIELLE DE PIN
25 GRAMMES D'HUILE ESSENTIELLE DE SASSAFRAS
20 GRAMMES D'HUILE D'ARACHIDE [1]. » (Lecture 303-36)

Ou encore :

« MÉLANGEZ LES INGRÉDIENTS SUIVANTS, L'UN APRÈS L'AUTRE, DANS L'ORDRE INDIQUÉ :
20 GRAMMES D'HUILE D'OLIVE
20 GRAMMES D'HUILE D'ARACHIDE
5 GRAMMES D'HUILE ESSENTIELLE D'AIGUILLES DE PIN
5 GRAMMES DE LANOLINE FONDUE.
SI LES INGRÉDIENTS ONT TENDANCE À SE SÉPARER, SECOUEZ-LES BIEN POUR LES MÉLANGER AVANT DE TREMPER VOS DOIGTS DEDANS POUR LE MASSAGE ! » (Lecture 3288-1)

L'efficacité des massages est due au fait qu'ils rétablissent, comme le disait Cayce, la coordination des différents systèmes (nerveux, digestif, circulatoire, glandulaire) entre eux.

« AU TRAITEMENT (déjà donné) NOUS AJOUTERONS, DE TEMPS EN TEMPS, UN MASSAGE AUX HUILES, AU NIVEAU DES DIFFÉRENTS CENTRES GLANDULAIRES. PLUS PARTICULIÈREMENT ENTRE LA HUITIÈME VERTÈBRE DORSALE ET LA NUQUE, À LA BASE DU CRÂNE, LÀ OÙ IL Y A DES GANGLIONS LYMPHATIQUES ; C'EST CE QUI STIMULERA LE MIEUX L'ORGANISME : L'ABSORPTION DES HUILES PAR LE MASSAGE PRODUIT UN EFFET LUBRI-

---

[1]. En Europe, nous remplaçons l'huile d'arachide par de l'huile d'amande douce. (N.D.L.T.)

FIANT, QUI AMÉLIORE LA COORDINATION DES FONCTIONS ORGANIQUES. VOUS VERREZ COMME C'EST EFFICACE !
QUANT AUX HUILES, VOICI COMMENT IL FAUT LES PRÉPARER, EN LES AJOUTANT L'UNE APRÈS l'AUTRE DANS L'ORDRE DONNÉ — QU'IL FAUT RESPECTER, CAR C'EST IMPORTANT (...) :
95 GRAMMES D'HUILE DE PARAFFINE
30 GRAMMES D'EAU D'HAMAMÉLIS
30 GRAMMES D'HUILE D'OLIVE
45 GRAMMES DE TEINTURE DE BENJOIN
QUELQUES GOUTTES D'HUILE DE SASSAFRAS [1].

SECOUEZ BIEN LES DIVERS INGRÉDIENTS POUR QU'ILS SE MÉLANGENT, JUSTE AVANT LE MASSAGE, QUE VOUS FEREZ LE LONG DE LA COLONNE VERTÉBRALE. MASSEZ AVEC LE BOUT DES DOIGTS EN METTANT JUSTE LA QUANTITÉ D'HUILE QUE LA PEAU POURRA ABSORBER. VOUS VOYEZ ? » (Lecture 442-5)

A un autre malade, Cayce prescrivit des massages à l'huile d'arachide le long de la colonne vertébrale et sur les membres, mais surtout :

« SUR L'ABDOMEN ET LE BAS-VENTRE, NOUS FERONS LE MASSAGE AVEC UN MÉLANGE À PARTS ÉGALES DE TEINTURE DE MYRRHE ET D'HUILE D'OLIVE. » (Lecture 303-27)

Le même mélange fut prescrit à une dame qui demandait :

« Qu'est-ce qui pourrait me soulager le dos, dont la peau me fait mal ? »

Et Cayce d'ajouter :

---

[1]. Voir à la fin du livre la description des ingrédients et renseignements pratiques. (N.D.L.T.)

« IL NE FAUDRA PAS FROTTER FORT, MAIS SEULEMENT EFFLEURER. » (Lecture 298-2)

L'huile d'olive ainsi que le beurre de cacao apparaissent souvent dans la suite (assez longue) des ingrédients que l'on peut utiliser pour les massages[1].

1. La liste des ingrédients prescrits par Cayce n'est nullement exhaustive. Je veux dire, plus précisément, qu'elle correspond à ce qui était disponible aux États-Unis et à cette époque pour les malades de Cayce. Ces derniers ne bénéficiaient pas de l'extraordinaire richesse et variété dont nous disposons en France. Car, à Grasse, capitale mondiale de la parfumerie, on extrait des huiles essentielles de toutes les plantes aromatiques connues, ou presque ! Bien sûr, les plus rares sont chères, mais il y en a qui proviennent de plantes très courantes : huiles essentielles de lavande, de romarin, de thym, de pin, d'eucalyptus, de genévrier, de menthe, de verveine, etc. Impossible de les citer toutes. Il faut savoir que l'on peut être allergique à tel ou tel parfum — c'est-à-dire à telle ou telle huile essentielle. Par exemple, mon lecteur devra être sûr, en employant les mélanges donnés par Cayce plus haut, qu'il n'est pas allergique à l'huile de sassafras — j'ai constaté moi-même que je ne la supporte pas, et je suppose que je ne suis pas la seule ! Pour d'autres, ce sera le benjoin, la myrrhe, l'hamamélis, etc. Les prescriptions de Cayce étant toujours personnalisées, il prescrit ce qui convient à un malade et qui ne convient pas forcément à un autre. Comment savoir si on est allergique à telle ou telle essence ? Un médecin spécialisé dans l'aromathérapie vous fera subir un test (aromatogramme) pour savoir quelle essence vous convient. Plus simplement, vous vous en rendrez compte si une essence déclenche chez vous des réactions douloureuse ou désagréables : nausée, brûlure, inflammation, vertige, mal de tête, etc.
Je ne saurais donc trop vous conseiller de faire votre mélange d'huiles essentielles vous-même ! Personnellement, je fais mes mélanges à l'aide du pendule, c'est-à-dire par la radiesthésie (voir « *Le Pendule, premières leçons de radiesthésie* », Éd. Solar).
L'huile d'arachide, produit exotique, convient aux Américains, puisque l'arachide est une plante cultivée en Virginie (pour les malades de Cayce, en particulier), ou bien à mes lecteurs africains, si cet oléagineux pousse dans leur

Une autre personne se vit conseiller d'utiliser ce même mélange pour masser doucement la colonne vertébrale — et aussi :

« PARTICULIÈREMENT LA RÉGION DU DIAPHRAGME ET CELLE DE L'ABDOMEN. LES MASSER BIEN COMPLÈTEMENT, SPÉCIALEMENT LE CÔTÉ GAUCHE ET LA PARTIE SUPÉRIEURE DE L'ABDOMEN. BIEN MASSER PARTOUT. VOUS VERREZ, SI VOUS LE FAITES RÉGULIÈREMENT, COMME C'EST EFFICACE ! VOUS POUVEZ SOIT UTILISER EN ALTERNANCE LE BEURRE DE CACAO ET L'HUILE D'OLIVE, UN JOUR L'UN UN JOUR L'AUTRE, SOIT LES DEUX ENSEMBLE. »
(Lecture 307-16)

Le consultant n° 263-10 reçut également comme prescription un massage, mais après s'être fait transpirer dans un sauna :

« UN MASSAGE ENVIRON UNE FOIS PAR MOIS, À LA SUÉDOISE, APRÈS AVOIR TRANSPIRÉ AU SAUNA OU AU BAIN TURC, OU ENVELOPPÉ DANS UNE COUVERTURE DE LAINE. VOUS VERREZ COMME CELA VOUS FERA DU BIEN ! APRÈS AVOIR TRANSPIRÉ [1],

pays. Mais nous autres Européens, qui n'avons pas d'arachide sur notre sol, devons nous conformer au précepte de base de Cayce : se soigner avec les plantes du lieu où l'on vit, celles qui ont les mêmes vibrations que nous. Je remplace donc l'huile d'arachide par de l'huiles d'amande douce (au sud de la Loire !) ou de noisette, voire de noix (au nord !). Pour l'huile d'olive, toujours la prendre vierge, de première pression à froid. A cette base vous ajoutez, à votre choix, de l'huile essentielle de lavande (somnifère, calmante, tonique du foie et de la digestion), de l'huile essentielle de romarin (extraordinaire stimulant digestif, antirhumatismal), de l'huile essentielle de thym (tonicardiaque et spécifique du système respiratoire), etc. Il faut consulter « *L'Aromathérapie* », du Dr Valnet (Éd. Maloine). (N.D.L.T.)
1. Il est bien entendu qu'on se lave à grande eau après avoir transpiré et avant le massage. Dans le sauna scandinave, on fait suivre la séance de transpiration (dans la cabine de bois) d'un bain glacé, ou au moins d'une douche bien froide. (N.D.L.T.)

FAITES UN MASSAGE COMPLET AVEC UN MÉLANGE DE BEURRE DE CACAO ET D'HUILE D'OLIVE (...) PARTOUT SUR LE CORPS. MASSEZ TOUJOURS EN DIRECTION DU CENTRE DU CORPS, AFIN DE STIMULER LES ÉLIMINATIONS. » (Lecture 263-10)

L'huile d'arachide était prescrite par Cayce en usage externe, c'est-à-dire en massage, pour soulager l'arthrite. Ce qui étonna beaucoup le malade n° 1224, qui demanda à Cayce :

« Mais comment les douleurs dont je souffre à la hanche gauche, aux mains et aux reins, et qui sont dues à l'arthrite, peuvent-elles être soulagées ? »

« MAIS PAR L'APPLICATION D'HUILES QUI ÉCHAUFFENT : HUILE CAMPHRÉE, AINSI QU'UN MÉLANGE À PARTS ÉGALES D'HUILE D'OLIVE ET DE TEINTURE DE MYRRHE. UN MASSAGE DOUX SUR LES ZONES DOULOUREUSES, EN EMPLOYANT CES PRODUITS EN ALTERNANCE, NON PAS TOUTES LES DEUX OU TROIS FOIS, MAIS RÉGULIÈREMENT UN JOUR SUR DEUX. L'HUILE CAMPHRÉE UN JOUR, LE MÉLANGE HUILE D'OLIVE + TEINTURE DE MYRRHE LE LENDEMAIN, VOUS VOYEZ ? » (Lecture 1224-5)

Le pauvre Monsieur n° 630 souffrait d'un glaucome. On lui conseilla des massages quotidiens, de préférence le soir avant de se coucher, inclus dans un ensemble de prescriptions. Ces massages, insistait Cayce, ne devaient pas être expédiés à la va-vite ! Le malade devait être massé depuis la base du crâne (première cervicale) jusqu'à la neuvième dorsale, en suivant la colonne vertébrale :

« ET VOICI COMMENT PRÉPARER L'HUILE POUR CE MASSAGE : À 115 GRAMMES D'HUILE DE PARAFFINE, COMME BASE, AJOUTEZ : 30 GRAMMES D'HUILE D'ARACHIDE
  15 GRAMMES D'ESSENCE DE CÈDRE

8 GRAMMES D'ESSENCE DE SASSAFRAS
8 GRAMMES DE LANOLINE DISSOUTE
ET METTRE JUSTE CE QUE LA PEAU POURRA ABSORBER!» (Lecture 630-3)

Un autre client souffrait de dermatose (maladie de la peau non spécifiée). Entre autres traitements, il lui fut conseillé des massages avec:

«UN MÉLANGE À PARTS ÉGALES D'HUILE D'OLIVE, DE TEINTURE DE MYRRHE ET DE TEINTURE DE BENJOIN (...). AVEC CE MÉLANGE, MASSEZ SPÉCIALEMENT LES ARTICULATIONS: GENOUX, CHEVILLES, HANCHES, COLONNE VERTÉBRALE, EN REMONTANT. MASSEZ DOUCEMENT LE CORPS TOUT ENTIER EN METTANT LA QUANTITÉ D'HUILE QUE LE CORPS POURRA ABSORBER.» (Lecture 513-2)

Encore un exemple de l'efficacité des massages: il s'agit d'une femme en cours de ménopause. Cayce lui dit qu'elle devrait:

«DE TEMPS EN TEMPS SE FAIRE UN BON MASSAGE, EN PARTICULIER DANS LE DOS, À PARTIR DE LA NEUVIÈME VERTÈBRE DORSALE, ET EN ALLANT VERS LE BAS. PLUS PRÉCISÉMENT, BIEN SE FROTTER ET MASSER EN PROFONDEUR, APRÈS UNE SÉANCE DE TRANSPIRATION.» (Lecture 845-10)

Autre sujet d'angoisse: la taille des seins[1], qui parfois peut bloquer la confiance en soi chez une femme. La chirurgie esthétique, appelée autrefois chirurgie plastique[2], est souvent sollicitée dans ce domaine. Actuellement, on fait une

---

1. Obsessionnelle chez les femmes américaines! (N.D.L.T.)
2. Et dont le pionnier fut le Dr Henri Kœchlin, fils de Maurice Kœchlin qui «inventa» et dessina la tour Eiffel. (N.D.L.T.)

injection de silicones pour regonfler les poitrines insuffisantes[1].

« Que pourrais-je faire pour développer ma poitrine de façon à redessiner ma silhouette ? »

« MASSEZ LES GLANDES MAMMAIRES AVEC DU BEURRE DE CACAO — PAS LE BUSTE, MAIS LES GLANDES. MASSEZ TOUJOURS VERS LE HAUT. PLUS EXACTEMENT, COMMENCEZ PAR L'ATTACHE DE LA POITRINE AU NIVEAU DES AISSELLES ET INSISTEZ SUR LES ZONES OU SE TROUVENT LES GLANDES MAMMAIRES. » (Lecture 3376-1)

« Comment pourrais-je réduire le volume de mes seins jusqu'à une taille normale, et cela sans danger ? »

« IL FAUDRAIT BAIGNER LA ZONE DES GLANDES MAMMAIRES DANS DE L'EAU D'ALUN MOYENNEMENT CONCENTRÉE, ET ENSUITE MASSER AVEC DE L'HUILE CAMPHRÉE (...) SUR LES GLANDES MAMMAIRES ELLES-MÊMES ; C'EST-À-DIRE EN MASSANT TOUT LE LONG DE LEUR TRAJET, PARTANT DES SEINS À LEUR ATTACHE PRÈS DE L'AISSELLE, PUIS EN DESCENDANT SOUS LES BRAS ET SUR LE FLANC. MASSEZ LES ZONES EXTÉRIEURES AUTOUR DES SEINS. VOUS VERREZ LE CHANGEMENT ! » (Lecture 2185-4)

Même problème pour la consultante suivante :

---

1. Procédé qui fut très en vogue et qui semble aujourd'hui dangereux. De toute façon, l'introduction d'un corps étranger dans l'organisme est toujours vécue à long terme comme une agression. Il en résulte beaucoup de fatigue, des allergies parfois violentes, des problèmes plus ou moins graves à long terme. Les chirurgiens ne savent plus quoi inventer, et leurs patient(e)s transformés(ées) en cobayes font souvent les frais de leurs trouvailles... (N.D.L.T.)

« Est-ce qu'il y a quelque chose pour réduire la taille de ma poitrine ? »

« NOUS VOUS AVONS DÉJA DONNÉ ICI UNE RECETTE, PRESQUE IDÉALE POUR VOTRE CAS — ET QUI N'EST PAS DANGEREUSE ; ELLE N'AGIT QUE SUR LA TAILLE ET LA SANTÉ DU BUSTE. » (Lecture 275-37)

La recette dont parle Cayce avait été donnée à la consultante n° 903. La voici :

« CHAUFFEZ 115 GRAMMES D'HUILE D'OLIVE. AJOUTEZ-Y UNE CUILLERÉE À DESSERT DE BEURRE DE CACAO FONDU ET 3 CM³ D'UNE SOLUTION SATURÉE D'EAU D'ALUN[1]. » (Lecture 903-18)

Suivait alors dans la lecture le mode d'emploi :

« CE MÉLANGE DOIT ÊTRE EMPLOYÉ EN MASSAGE SUR LES GLANDES MAMMAIRES ET SUR LES MUSCLES AUTOUR DU SEIN, PLUTÔT QUE SUR LA POITRINE ELLE-MÊME. CAR LA TAILLE DE CELLE-CI DÉPEND DE L'ACTIVITÉ DES GLANDES. » (Même lecture)

Le beurre de cacao, utilisé ici à toutes les sauces, peut étonner le lecteur, mais il peut avoir encore d'autres emplois. Par exemple, le consultant n° 5188 semblait attirer magiquement les moustiques. Contre cette regrettable disposition, Cayce lui dit :

« À L'OCCASION, MASSEZ-VOUS LE LONG DE LA COLONNE VERTÉBRALE AVEC DU BEURRE DE CACAO. PRENEZ-EN 30 GRAMMES ENVIRON ET MÉLANGEZ-LES AVEC QUELQUES GRAMMES DE QUININE[1]. MÉLANGEZ BIEN ET APPLIQUEZ LE LONG DE LA

---

1. A commander chez votre pharmacien. (N.D.L.T.)

COLONNE VERTÉBRALE, SOUS LES BRAS ET SUR LE DERRIÈRE ! LES MOUSTIQUES S'ENFUIRONT ET VOUS ÉVITEREZ LA MALARIA ! CE N'EST PAS UN GRI-GRI MAGIQUE, MAIS UN PRODUIT DONT L'ACTION AIDERA VOTRE CORPS À SE METTRE SUR UNE LONGUEUR D'ONDE SPIRITUELLE[1]. » (Lecture 5188-1)

Les bains

La physiothérapie, c'est-à-dire l'ensemble des traitements de mise en forme et d'hygiène, fait appel à une gamme de soins qui se complètent les uns les autres. Par exemple, si Cayce préconise tel ou tel type de bain, il lui ajoute en général une douche, puis un massage.
Lorsqu'on parle de « bains » chez Cayce, il faut s'entendre : il y a ce que nous appelons les sau-

---

[1]. Note de l'auteur : en 1941, le Dr Frank Moeser, de Pemberville, Ohio, déclara à l'A.R.E. qu'il utilisait cette arme dissuasive antimoustiques avec 100 % de succès. Note de la traductrice : mon lecteur ou ma lectrice aura sans doute compris qu'il s'agit ici du moustique dit « anophèle des marais », porteur de malaria, c'est-à-dire de paludisme. Celui-ci pique et infecte sa victime avec le virus qu'il transporte. L'anophèle sévit seulement dans les zones chaudes, les marais équatoriaux, tropicaux et subtropicaux (n'oubliez pas que Cayce vivait en Virginie, dont le climat estival est très chaud : les « swamps » — marais — de la côte Est des États-Unis furent longtemps insalubres à cause des anophèles qui y pullulaient).
En France, seuls la Camargue et le Languedoc étaient, autrefois, visités par l'anophèle des marais. Dans le reste de la France, de la Suisse, de la Belgique, nous avons plutôt droit au « cousin piquant », moustique qui ne transmet pas la malaria (voir « *Le Guide de l'anticonsommateur* », p. 139 et suivantes, toutes les recettes efficaces pour décourager le vilain cousin piquant !). (N.D.L.T.)

nas (bains de chaleur sèche) et les bains de vapeur (que nous appelons hamman ou bain turc)... et puis les bains au sens propre du terme[1].

En ce qui concerne le sauna, on peut ajouter des essences, ou huiles essentielles, à de l'eau contenue dans une cuve de bois. Cette eau aromatisée, jetée sur les braises, se répand dans l'atmosphère en ajoutant aux bienfaits du sauna (la transpiration) un nettoyage respiratoire. Cayce l'avait beaucoup recommandé :

> « ENVIRON DEUX FOIS PAR MOIS (...) NOUS AURONS UNE SÉANCE DE TRANSPIRATION AVEC RESPIRATION D'ESSENCES PARFUMÉES. PAS DE PARFUMS LOURDS MAIS, PAR EXEMPLE, DE L'ESSENCE D'HAMAMÉLIS. LE TOUT SUIVI D'UN MASSAGE COMPLET OU VOUS VOUS FROTTEREZ AVEC UN MÉLANGE À PARTS ÉGALES D'HUILE ESSENTIELLE DE PIN ET D'HUILE D'ARACHIDE ».

(Lecture 1968-3)

A une autre personne :

> « NOUS PRATIQUERONS SYSTÉMATIQUEMENT L'HYDROTHÉRAPIE ; CHAQUE SÉANCE COMMENCERA PAR UN SAUNA POUR TRANSPIRER ; ENSUITE, UNE INHALATION D'ESSENCE D'HAMAMÉLIS ; PLUS UNE DOUCHE « ÉCOSSAISE » ALTERNANT FROID ET

---

1. Au temps de Cayce, comme d'ailleurs à la Fondation Cayce où je les ai utilisés en 1984, les bains de vapeur se faisaient dans des sabots où l'on était assis jusqu'au cou, la tête seule dépassant (pudeur puritaine oblige !). J'ai eu le plus grand mal à trouver des hammams ou des saunas tels que nous les connaissons en Europe (avec eau parfumée aux essences dans une cuve de bois, chambre de repos insonorisée, douche froide, bain glacé, pédicuve... et pour cet ensemble de raffinements que nous connaissons ici). Cayce était à 100 % en faveur des saunas et hammams, et le répétait de lecture en lecture ! (N.D.L.T.)

CHAUD ; ENFIN, UNE BONNE FRICTION ! SE MASSER LE CORPS AVEC DE L'HUILE ESSENTIELLE DE PIN, C'EST CE QU'IL Y A DE MIEUX POUR CET ORGANISME. » (Lecture 3000-1)

Cayce expliquait l'effet des huiles essentielles utilisées :

« LE BAIN DE VAPEUR[1], OÙ L'ON COMBINE LES ESSENCES D'HAMAMÉLIS, DE PIN OU D'AIGULLES DE PIN, A UN EFFET PURIFIANT, NETTOYANT ET FORTIFIANT SUR TOUT LE CORPS ET LA PEAU. IL FAUDRAIT EN PRENDRE UN PAR SEMAINE, OU UN PAR MOIS, SUIVI D'UNE FRICTION COMPLÈTE DONNÉE PAR UN MASSEUR OU UNE MASSEUSE QUI TRAVAILLERA SUR LE CORPS TOUT ENTIER. » (Lecture 1276-1)

Autre combinaison aromatique suggérée par Cayce, un mélange d'eau de fleurs :

« VOUS AVEZ BESOIN D'UN TRAITEMENT D'HYDROTHÉRAPIE QUI VOUS FASSE TRANSPIRER — PAS DANS LA CHALEUR SÈCHE, MAIS DANS LA CHALEUR HUMIDE, C'EST-À-DIRE UN BAIN DE VAPEUR (hammam). LA CHALEUR SÈCHE SERAIT TROP DURE À SUPPORTER POUR VOTRE ORGANISME. COMME ESSENCES, Y VAPORISER UN MÉLANGE À PARTS ÉGALES D'EAU D'HAMAMÉLIS ET D'EAU DE ROSE. » (Lecture 2957-1)

Les bains de vapeur nettoient très bien la peau ;

---

1. Aujourd'hui, dans le sauna. Nous disposons, en France, d'une bien plus grande variété d'huiles essentielles (ou essences) que Cayce en ce temps-là et aux États-Unis. Vous pouvez mettre dans votre sauna : de l'essence d'Eucalyptus, de Romarin, de Lavande, de Thym, de Niaouli, etc. Au choix, selon ce qui vous convient. Lorsqu'on a un sauna chez soi, c'est évidemment plus facile. Mais il y a des saunas que l'on peut louer et y apporter ses propres mélanges d'huiles essentielles. (N.D.L.T.)

« POUR NETTOYER CETTE ÉRUPTION CUTANÉE, NOUS PRENDRIONS TOUS LES JOURS, POUR COMMENCER, UN BAIN DE VAPEUR. ET DEDANS, VOUS DEVRIEZ METTRE DE L'HUILE ESSENTIELLE DE SASSAFRAS. (...) APRÈS LA SÉANCE, UNE BONNE FRICTION SUR TOUT LE CORPS AVEC UNE SERVIETTE RUGUEUSE OU UN GANT ÉPONGE, POUR STIMULER LA CIRCULATION. » (Lecture 4557-1)

Les essences et eaux de fleurs n'étaient pas seules à être recommandées par Cayce dans les bains de vapeur :

« LES BAINS DE VAPEUR SERAIENT EXCELLENTS POUR VOUS GUÉRIR SI VOUS AJOUTEZ DE LA TEINTURE D'IODE À LA VAPEUR (...). NE RESTEZ PAS TROP LONGTEMPS DEDANS. CINQ À HUIT MINUTES AU DÉBUT, ENSUITE PROGRESSIVEMENT VOUS POURREZ PROLONGER (...). NE PRENEZ PAS DE BAINS DE VAPEUR SANS AVOIR BU TROIS OU QUATRE GRANDS VERRES D'EAU. » (Lecture 288-23)[1]

1. Cette lecture évoque pour nous la thalassothérapie bains de mer chauds, si en vogue chez nous et au Japon, et complètement ignorée actuellement en Amérique. L'eau de mer contient beaucoup d'iode, qui stimule certaines glandes endocrines paresseuses, la thyroïde en particulier. Je voudrais seulement signaler à mes lecteurs et lectrices un chapitre qui n'a pas été traité par l'auteur : celui de bains en baignoire ! Cayce, chaud partisan du sauna et du hamman, comme on le voit ci-dessus, a également beaucoup recommandé les bains (en baignoire remplie d'eau chaude, tout simplement) auxquels on ajoute divers ingrédients. Pour une raison que je n'ai pas réussi à élucider, les Américains ne prennent plus que des douches (j'écris en 1989). Lors de mon séjour là-bas, j'ai beaucoup embarrassé les différentes maîtresses de maison chez qui j'ai séjourné en demandant à utiliser la baignoire pour prendre un bain. Visiblement, les familles qui m'ont hébergée, tant au Canada qu'aux États-Unis, avaient quelque chose contre les baignoires et ne prenaient plus que des douches... Il y a des modes médicales en Amérique comme ailleurs... C'est la raison pour laquelle, dans ce chapitre consacré aux bains,

l'auteur, Lawrence Steinhart, ne parle que des bains de vapeur ou de chaleur sèche. Je peux cependant témoigner que Cayce n'ignorait pas les bains de baignoire! Aussi la lecture ci-dessus (288-23) peut être adaptée de la façon suivante: ramasser des algues sur la plage (elles sentent l'iode à plein nez!), les faire cuire dans la marmite (la cuisine se transforme en hammam iodé!) et les jeter avec leur eau bouillante dans la baignoire des familles... Je vous garantis que cela fera le même effet! Et mieux encore, car l'algue est un produit vivant qui contient bien d'autres oligo-éléments guérisseurs, tandis que la teinture d'iode est seulement un extrait, un produit «mort». Complétons le chapitre des bains. Pour rester dans la pensée de Cayce, vous pouvez prendre dans votre baignoire: des bains d'algues fraîches (si l'on est au bord de la mer) ou sèches; des bains au gros sel naturel; des bains aux plantes: décoction de lierre ordinaire (Hedera helix), Citron, Eucalyptus, Thym, Lavande, Menthe, Pin, Romarin... On peut mettre dans l'eau du bain soit la plante elle-même, soit quelques gouttes d'essence de la plante aromatique, ou «l'eau de fleurs» comme l'eau de lavande, de lilas, d'hamamélis, de rose, etc.; des bains de son; des bains de farine (avoine, seigle, blé); des bains d'huile (olive, noix, noisette, amande douce... Voir pour les détails le chapitre sur «les bains de beauté» dans *Le Guide de l'anticonsommateur*, p. 106). Il y a aussi les bains de sable chaud, très recommandés par Cayce, que pratiquent spontanément tous nos enfants sur les plages! Mais celles-ci sont rarement aussi chaudes que Virginia Beach l'été, sauf dans le Midi. La technique du bain de sable, selon Cayce, consiste à s'enterrer jusqu'au cou pendant vingt minutes, ou plus, ce qui a pour effet de mettre la peau en contact avec les oligo-éléments contenus dans le sable. C'est ce que nous faisions en Bretagne, à Saint-Lunaire, quand nous étions enfants! J'ai voulu recommencer à Virginia Beach, puisque Cayce le recommandait. Et j'ai découvert que c'était une prescription qui embarrassait beaucoup l'Américain moderne. On m'a regardée d'un air gêné... en me faisant remarquer que c'était risqué. «Pourquoi?» ai-je demandé. «A cause des petits crabes enterrés dans le sable...» J'ai cru mourir de rire et j'ai répondu que je n'avais pas peur des bébêtes — sous le regard consterné des gens de l'A.R.E. La peur panique de l'animal... Pourtant les «poux de mer» et autres petits crabes existaient bien déjà du temps de Cayce et ne l'ont pas empêché de recommander les bains de sable sur cette même plage de Virginia Beach! (N.D.L.T.)

Cayce a recommandé un hamman à un très grand nombre de ses patients :

« AU MOINS DEUX FOIS PAR SEMAINE, FAITES-VOUS TRANSPIRER DANS UN BAIN DE VAPEUR ET FRICTIONNEZ-VOUS ÉNERGIQUEMENT APRÈS ! » (Lecture 2096-1)

Lorsque vous prenez un sauna ou un hammam, ne vous précipitez pas dehors tout de suite après, mais reposez-vous. Comme d'ailleurs après un massage, pour permettre à la peau d'absorber les huiles bienfaisantes utilisées [1].

1. La recommandation de l'auteur se justifie par le fait que, dans tous les saunas ou hammams que j'ai essayés aux États-Unis ou au Canada, il n'était pas prévu de « chambre de repos ». Chez nous, en Europe, au contraire, c'est dans la tradition et c'est obligatoire : le temps de repos doit être équivalent au temps passé à transpirer dans la cabine de sauna ou la salle de hammam (comme le rappelle en général le règlement de l'établissement, affiché à l'entrée). Tous les saunas et hammams publics que j'ai fréquentés en Europe (et croyez-moi, là je suis une « pro ») comportaient une salle de repos avec des chaises longues, des coussins ou des planches en bois prévues à cet effet. Dans la salle de repos, interdit de parler et bien sûr de fumer. La lumière y est tamisée, le silence obligatoire, l'air pas trop froid. Dans les hammams, la tradition méditerranéenne offre aux baigneurs et baigneuses la détente apportée par la beauté : de superbes salles de marbre à colonnades comme dans les bains turcs peints par Ingres ou les thermes romains... Des masseurs et masseuses aussi compétents qu'énergiques viennent proposer leurs services. La mosquée de Paris et le hammam de la rue des Rosiers, également à Paris, étaient des modèles du genre. Mais attention de ne pas reprendre les kilos perdus à la pâtisserie et au restaurant, inclus dans ce genre d'établissements... Quant à la mode des bains bouillonnants (jacuzis), Cayce n'en a rien dit, parce qu'à son époque on n'y avait pas encore pensé. Personnellement, je pense qu'au point de vue hydrothérapie cela fait un bon massage... mais jamais aussi bien qu'un bain de mer, fouetté par les déferlantes des jours de tempête !

Les cataplasmes

A la bibliothèque de la Fondation Cayce, où les sujets traités par Cayce sont classés dans un fichier analytique, il y a sous la rubrique « cataplasme » un nombre impressionnant de fiches.

Je termine par un chapitre qui n'est absolument pas abordé par Lawrence Steinhart : les cures thermales. Les bains d'eau thermale, bains de boue, cascades thermales et jets d'eau thermale, extrêmement pratiqués dans toute l'Europe occidentale et au Japon, n'existant pas en Amérique, notre auteur n'en parle donc pas. Cayce, lui, avait conseillé des bains en baignoire additionnés de sels divers (sels d'Epsom entre autres) pour remplacer, en chambre, cette thérapie. Pour moi, Européenne, le thermalisme est *fondamental*; c'est une forme extraordinairement efficace d'hydrothérapie — qu'il s'agisse de thalassothérapie ou de cures thermales avec des eaux de source —, c'est quelque chose de merveilleux. J'ai raconté ailleurs (dans « *Médecines douces pour nos enfants petits et grands* », aux Éditions du Rocher) comment mon fils Gilles avait été guéri d'une bronchite chronique, qui menaçait de tourner à la broncho-pneumonie, par une cure thermale de quatre semaines à Amélie-les-Bains, dans les Pyrénées (eaux chaudes soufrées). Un succès! J'y ai également soigné les maladies de mes autres enfants, et, personnellement, mes rhumatismes et séquelles de traumatismes. Le thermalisme est une vieille tradition celtique, dont les bienfaits ne sont pas discutables. En Suisse, en Allemagne, en Angleterre, il y a de merveilleuses stations thermales. Celles que je préfère sont en Italie (pays à l'avant-garde dans ce domaine), à Saturnia (Toscane), où j'ai vu la plus grande piscine d'eau thermale soufrée que je connaisse, au fond d'un volcan éteint, avec des cascades d'eau thermale pour vous tonifier, des bains de boue, et tout un ensemble d'établissements de soins ultra-modernes et ultra-efficaces! (N.D.L.T.)

Cette forme de thérapie a été très souvent recommandée dans les lectures, depuis l'application d'une poche de glace (pour réduire certaines inflammations) jusqu'à celle de raisins écrasés pour combattre la fièvre et drainer les toxines. En passant par le cataplasme de bouillon blanc, de sel (chaud ou froid), d'oignons, de pommes de terre, d'argile, de glyco-thymoline, d'huile de ricin, d'eau d'hamamélis, de lard, de graisse de mouton, à l'essence de térébenthine camphrée... agrémentée de camphre, etc.
Nous ne pourrons pas tous les traiter[1]. Nous nous contenterons d'en citer quelques-uns. Par exemple, un cataplasme de vinaigre de cidre bio et de sel de table (on mélange jusqu'à ce que le vinaigre soit saturé de sel) — ceci pour les entorses et les foulures. Par exemple, pour une cheville foulée :

« SUR TOUTE LA ZONE DOULEUREUSE DU MEMBRE BLESSÉ, ET AUSSI DANS LA RÉGION DES VERTÈBRES LOMBAIRES ET DU SACRUM, APPLIQUEZ DU VINAIGRE DE POMME, SATURÉ DE SEL, CHAUFFÉ AUTANT QUE VOUS POURREZ LE SUPPORTER. » (Lecture 49-1)

Avez-vous été anthropophagisé par un sale moustique ou un autre monstre piquant ? Alors essayez vite :

---

1. J'ai traduit quelques-unes des lectures de Cayce, donnant une recette de cataplasme dans « *L'Univers d'Edgar Cayce* », T. I. (Éd. R. Laffont), et dans « *Les Remèdes d'Edgar Cayce* » (Éd. du Rocher). Enfin mes lecteurs trouveront dans « *Le Guide de l'anticonsommateur* » (Éd. R. Laffont) des cataplasmes pour tout, des plus classiques aux plus rares — avec souvent les mêmes formules que celles données par Cayce (qui sont traditionnelles !) (N.D.L.T.)

« DU SEL TREMPÉ D'ESSENCE DE TÉRÉBENTHINE APPLIQUÉ SUR LA MORSURE COMME UN CATAPLASME, MAIS SANS BANDAGE. À CHANGER TOUTES LES HEURES, JUSQU'A CE QUE L'ENFLURE AIT DISPARU. » (Lecture 2015-9)

Votre enfant s'est-il écorché, ou coupé, en jouant ?

« VITE, APPLIQUER SUR LA BLESSURE UN CATAPLASME DE FEUILLES DE BOUILLON BLANC, DE PRÉFÉRENCE FRAÎCHES, ET SINON SÉCHÉES. » (Lecture 3918-2)

Le bouillon blanc (Verbascum thapsus) est une plante médicinale très connue, et très commune, dont les feuilles doivent être ébouillantées avant d'être appliquées sur la plaie[1].
Une personne vint se plaindre à Cayce d'avoir reçu un coup sur l'œil, qui était injecté de sang. Il lui fut conseillé :

« DES CATAPLASMES D'UN COTON IMBIBÉ D'EAU CHAUDE CAMPHRÉE, À METTRE SUR LES TEMPES — CE QUI ARRÊTERA L'HÉMORRAGIE ET GUÉRIRA LA PARTIE ENDOMMAGÉ. » (Lecture 1112-8)

<u>« Mais pourquoi mettre ce cataplasme sur la tempe et pas sur l'œil directement ? »</u> demanda le malade.

---

1. Dans « *Le Guide de l'anticonsommatur* », p. 15, Éd. R. Laffont, j'avais donné cette recette avec la précision suivante : l'on fait bouillir les feuilles de bouillon blanc dans du lait avant de les appliquer chaudes sur la peau. Ensuite on imprègne un coton de ce lait pour le poser sur la peau. On peut faire également un cataplasme de teinture mère de bouillon blanc imprégnant un linge ou un coton. Cette recette est souveraine pour les abcès, crevasses, gerçures, etc. (N.D.L.T.)

« AUTOUR DES YEUX ET SUR LA FIGURE, METTEZ UN BON ASTRINGENT, N'IMPORTE LEQUEL — PAR EXEMPLE, UN LINGE OU UN COTON IMPRÉGNÉ D'EAU D'HAMAMÉLIS. APPLIQUEZ-LE SUR LA NUQUE ET SUR LE VISAGE, MAIS PAS DIRECTEMENT SUR LE FRONT, SEULEMENT DANS LES ZONES QUI COMMANDENT CETTE PARTIE DE L'ŒIL. » (Lecture 243-34)

Le cas n° 2585 était une femme qui se plaignait de règles douloureuses :

« À CERTAINES PÉRIODES, VOUS SOUFFREZ BEAUCOUP AU MOMENT OÙ VIENNENT LES RÈGLES, ET TANT QU'ELLES DURENT. APPLIQUEZ ALORS UN CATAPLASME IMBIBÉ DE GLYCO-THYMOLINE ET METTEZ-LE DANS UN PETIT SAC[1], DE TELLE FAÇON QUE VOUS PUISSIEZ L'APPLIQUER EN CATAPLASME SUR LA PEAU. » (Lecture 2585-2)

Ces cataplasmes de glyco-thymoline furent assez souvent recommandés par Cayce, et dans des cas assez divers — souvent pour détendre certaines zones de l'organisme avant un réajustement ostéopathique. Cayce les prescrivit tantôt chauds, sur des zones blessées ou traumatisées, tout de suite après le choc, tantôt employés alternativement avec des compresses de sel ou de vinaigre, comme dans les cas d'arthrite douloureuse :

« CELA APPORTERA UN GRAND SOULAGEMENT À CET ORGANISME ET UNE MEILLEURE RÉACTION AU TRAITEMENT MÉDICAL COMME AUX MASSAGES QUI SERONT FAITS. » (Lecture 849-71)

Les cataplasmes de glyco-thymoline furent recommandés dans les cas de kystes dus à :

---

1. En gaze ou tissu léger. (N.D.L.T.)

« DES POCHES REMPLIES D'UNE ACCUMULATION DE LYMPHE (...), NOUS APPLIQUERONS DESSUS DES COMPRESSES ÉPAISSES IMBIBÉES DE GLYCO-THYMOLINE (...) CHAUDES, MAIS PAS BRÛLANTES. COMPRESSES À RENOUVELER TOUTES LES VINGT MINUTES, PENDANT UNE HEURE. » (Lecture 2957-1)

Quant aux cataplasmes d'huile de ricin, qui ont une si grande action sur la circulation lymphatique, c'est une merveille caycienne à redécouvrir. Chaque fois qu'une lésion, une inflammation ou un engorgement empêchait la libre circulation de la lymphe et du sang à travers le corps, Cayce recommandait l'usage du cataplasme d'huile de ricin. Par exemple, dans tous les cas de coliques hépatiques ou néphrétiques, ou de cystite, la première mesure prescrite était l'application de cataplasmes d'huile de ricin. Mode d'emploi :

« TROIS OU QUATRE ÉPAISSEURS DE VIEILLE FLANELLE SERONT NÉCESSAIRES : ELLES DOIVENT ÊTRE COMPLÈTEMENT IMBIBÉES D'HUILE DE RICIN. APPLIQUEZ-LES EN CATAPLASMES ET, PAR-DESSUS, METTEZ UNE CHAUFFERETTE ÉLECTRIQUE. CELA DOIT ÊTRE AUSSI CHAUD QUE VOUS POURREZ LE SUPPORTER. N'OUBLIEZ PAS DE METTRE SUR LE TOUT QUELQUE CHOSE QUI EMPÊCHE L'HUILE DE TACHER VOS DRAPS. » (Lecture 5186-1)

Au temps de Cayce, on ne connaissait que les « VIEILLES FLANELLES » et la charpie. Maintenant il existe des serviettes et essuie-mains en papier jetables (que l'on ignorait du temps du cher Edgar)[1]. Il faut bien viser, ne pas mettre le cata

---

1. Allons tant qu'à faire plus loin dans la pratique : vous pouvez enduire la peau d'huile de ricin (qui est épaisse et coule peu) et embobiner par-dessus des mètres et des mètres de papier WC. Ensuite, par-dessus, une serviette de bain, et sur le tout une bouillotte brûlante : très efficace ! (N.D.L.T.)

plasme n'importe où. A chaque consultant, Cayce donnait des indications précises. Par exemple,

« Où dois-je mettre ces cataplasmes ? »

« SUR LA VÉSICULE BILIAIRE ET AUTOUR, EN DESCENDANT SUR LE CÔTÉ DROIT ; COUVRIR LA ZONE DU CÆCUM ET ENFIN L'ABDOMEN. » (Lecture 5186-1)

La dame n° 1523 voulait un enfant, et avait certaines difficultés. Elle désirait savoir si :

« le fait de se mettre continuellement des cataplasmes d'huile de ricin pour dissoudre les adhérences gênerait une grossesse et risquerait de provoquer une fausse couche » ?

« AU CONTRAIRE, lui répondit Cayce, IL FAUT CONTINUER À PRATIQUER LES CATAPLASMES D'HUILE DE RICIN, QUI, LORSQUE SURVIENDRA LA GROSSESSE, VOUS ÉVITERONT DE GROS SOUCIS ET DE GRANDES ANGOISSES. » (Lecture 1523-15)

Et à une autre personne, dont le mauvais état de santé — comme toujours ! — venait d'une intoxication générale :

« METTEZ CES CATAPLASMES, CHAUFFÉS SUFFISAMMENT POUR QUE LE RAYONNEMENT DE LA CHALEUR SE RÉPANDE DANS TOUT LE CORPS (...). CELA AMÈNERA DANS L'ORGANISME UNE RÉACTION D'ÉLIMINATION DES TOXINES. » (Lecture 3492-1)

Il faut croire au miracle... Des guérisons quasi miraculeuses se sont produites grâce à l'application externe de ces cataplasmes d'huile de ricin, que les Anciens appelaient en latin: «Palma Christi», autrement dit: la paume (guérisseuse!) du Christ[1]...

---

[1]. Racontées dans « *Les Remèdes d'Edgar Cayce* », du Dr William Mac Garey, que j'ai adapté, pour nos pays de langue française, aux Éditions du Rocher, p. 78. (N.D.L.T.)

Chapitre 9

PAS DE BEAUTÉ NI DE SANTÉ SANS ÉLIMINATION DES TOXINES

Se désintoxiquer en profondeur

Lorsque l'organisme évacue insuffisamment ses poisons (par la respiration, la sueur, les matières fécales, etc.), les rouages du corps perdent leur efficacité. A chacun d'entre nous il est arrivé de se sentir « en dessous de son régime normal ». Dans tous les cas ou presque, il s'agissait d'un état d'intoxication, c'est-à-dire d'un affaiblissement général dû à une mauvaise élimination des toxines.
Il n'y a pas de santé ni de beauté possibles sans un drainage régulier des déchets organiques. Et cela est encore plus évident lorsqu'on parcourt les lectures d'Edgar Cayce: pour lui, toutes les maladies, quelles qu'elles soient, ont une même origine : l'accumulation des toxines. Même quand ce n'est pas la seule cause, c'est certainement ce « terrain » mal nettoyé qui rend possible l'apparition des maladies. Voici quelques pas-

sages extraits des lectures, qui illustrent la pensée de Cayce sur ce processus.

Appendicite

« IL Y A LÀ UN ENGORGEMENT INTESTINAL DANS LA ZONE DU CÔLON. C'EST LE PROBLÈME DE BASE QUI CRÉE LOCALEMENT L'INFLAMMATION. » (Lecture 1194-1)

Allergies (aux piqûres d'abeille)

« IL S'AGIT D'UNE DÉFAILLANCE DU SYSTÈME NERVEUX SYMPATHIQUE, EN MÊME TEMPS QUE DES ORGANES D'ÉLIMINATION ; D'OÙ CERTAINS BLOCAGES DANS LES VOIES D'ÉLIMINATION, EN PARTICULIER LA PEAU. » (Lecture 1734-4)

Artériosclérose

« À L'HEURE ACTUELLE, IL Y A UN PROBLÈME PRÉCIS QUI PERTURBE LE FONCTIONNEMENT DE L'ENSEMBLE DE L'ORGANISME : C'EST UNE QUESTION D'ÉLIMINATION DES TOXINES. » (Lecture 506-1)

Arthrite

« ELLE EST DUE À DES CONDITIONS PATHOLOGIQUES, TANT MENTALES QUE PHYSIQUES, CARACTÉRISÉES PAR UNE INSUFFISANTE ÉLIMINATION DES TOXINES. » (Lecture 3363-1)

Calvitie

« ESSAYEZ D'ÉLIMINER MIEUX ET VOUS VERREZ COMBIEN LA CIRCULATION (du cuir chevelu) S'AMÉLIORERA. » (Lecture 2653-2)

Laryngite

« C'EST D'ABORD UNE QUESTION DE CIRCULATION DU SANG QUI IRRIGUE CETTE PARTIE DU CORPS. NOUS TROUVONS QU'IL Y A ICI UN MAUVAIS ÉTAT CIRCULATOIRE, SUITE À UNE INSUFFISANCE DES ÉLIMINATIONS DANS L'ORGANISME. DES DÉCHETS SONT RESTÉS SUR PLACE, SPÉCIALEMENT DANS LE CADRE ALIMENTAIRE, DÉCHETS QUI AFFECTENT DIRECTEMENT LE FOIE ET PROVOQUENT CETTE INFECTION SECONDAIRE. » (Lecture 191-1)

Mauvaise haleine

« VOTRE ÉTAT DE SANTÉ N'EST PAS SI MAUVAIS — SAUF CETTE DIFFICULTÉ D'ÉVACUATION AU NIVEAU DU BAS INTESTIN. » (Lecture 4420-1)

Migraine

« IL S'AGIT D'UN TROUBLE DONT L'ORIGINE EST ALIMENTAIRE ET PROVIENT PLUS PARTICULIÈREMENT D'UNE PARESSE INTESTINALE AU NIVEAU DU CÔLON. » (Lecture 5052-P-1)

Teint brouillé

On se rappelle l'extrait de la lecture n° 1101-3 (ci-dessus) où Cayce expliquait le vilain teint par un drainage mal orienté des déchets, qui obstruent les pores de la peau au lieu de s'éliminer par les voies naturelles, digestives ou respiratoires.

Vertige

> «CES ÉTOURDISSEMENTS, CETTE SENSATION DE VERTIGE SONT PROVOQUÉS PAR UN MAUVAIS ÉTAT INTESTINAL ET DES DÉSORDRES DANS LA RÉGION PELVIENNE.» (Lecture 294-3)

Les lectures montrent bien que l'encrassement de l'organisme est vraiment à l'origine de tous nos maux physiques.
On se souvient d'Elie Metchnikoff (1845-1916), savant d'origine russe, qui fit progresser la recherche en gérontologie. Ses travaux sur la flore intestinale font autorité. Au terme d'années de recherche, il en vint à défendre la thèse selon laquelle une des clés de la maladie était la concentration de toxines non évacuées, qui traînaient dans l'intestin. Les parois de la muqueuse intestinale, à l'intérieur, ne sont pas lisses. Bien au contraire: elles forment mille et un recoins, des replis innombrables, qui sont autant de refuges pour la matière fécale; celle-ci peut s'y incruster pendant des années, au grand dam de la santé. Et, là, Cayce rejoint complètement la thèse de Metchnikoff:

> «VOUS AVEZ UNE TENDANCE À L'ACCUMULATION DES MATIÈRES FÉCALES DANS LE CÔLON, DANS DES POCHES, QUI, À CERTAINES PÉRIODES, PÈSENT SUR L'ORGANISME EN PROVOQUANT DE L'IRRITATION.» (Lecture 843-2)

Car la constipation, ou même seulement une évacuation insuffisante, provoque la réabsorption catastrophique des poisons par l'organisme (poisons que le corps avait préalablement filtrés). Metchnikoff avait parfaitement réalisé cela en baptisant sa découverte : « le processus d'auto-intoxication » — et pour lui, c'était la cause principale du vieillissement. Afin de lutter contre ce processus, il préconisait l'usage du « Lactobacillis bulgaricus », autrement dit : du yaourt ! Celui-ci, estimait-il, améliorait la qualité de la flore intestinale.

La désintoxication par le yaourt et les ferments lactiques

Edgar Cayce était entièrement d'accord : combien de fois n'a-t-il pas parlé du yaourt et du lait ribot[1], et conseillé d'en faire une cure ? Pour guérir un diabète, une anémie généralisée, un

---

1. Vendu chez nous également sous le nom de « buttermilk » et de « l'ben », en Afrique du Nord (tous les épiciers maghrébins en vendent). C'est un produit traditionnel breton (on le buvait avec les galettes), également connu sur les deux rives de la Méditerranée. Le lait ribot n'est pas difficile à faire chez soi : il faut seulement se procurer un petit morceau de « champignon », qui provoque la fermentation, et le mettre dans une « dame-jeanne » de verre. Tous les jours l'arroser de lait frais, de façon qu'il ne soit jamais sec. Le champignon grossit en faisant fermenter le lait, qui prend alors un délicieux goût champagnisé. Mais si l'on interrompt le processus, le champignon (comme le géranium sur votre fenêtre !) risque de se dessécher et de mourir. J'ai fabriqué, à la maison, du lait ribot pendant dix ans, c'était très peu de travail pour une boisson délicieuse que ma famille buvait quotidiennement, avec grand plaisir ! (N.D.L.T.)

ulcère du duodénum, un cancer, de l'asthme, une toxémie, une tuberculose, un kyste, une colite... et, bien entendu, toutes les formes de paresse digestive et intestinale! Yaourt, kéfir et lait ribot étaient très souvent inclus dans le traitement complet — et individualisé — donné dans chaque cas par Cayce, aussi complexe et long qu'il fût.

Toxémie

« DU YAOURT TOUS LES SOIRS AU DÎNER! CELA NETTOIERA LE CIRCUIT ALIMENTAIRE ET RÉTABLIRA L'ÉQUILIBRE INTESTINAL, EN RÉDUISANT LES FERMENTATIONS ET EN DÉSINTOXIQUANT L'ORGANISME! » (Lecture 1762-1)

Troubles de l'assimilation et mauvaise évacuation digestive

« LA LEVURE ET TOUTES LES SORTES DE YAOURTS SERONT BONNES POUR CET ORGANISME. BIEN ENTENDU, CELA COMPREND ÉGALEMENT LE LAIT RIBOT. CES PRODUITS CONTIENNENT DES BACTÉRICIDES QUI SERONT TRÈS EFFICACES POUR NETTOYER L'INTESTIN. » (Lecture 538-57)

Asthme

« LE SOIR, VOUS POURRIEZ PRENDRE AUSSI DU LAIT RIBOT S'IL EST FRAIS, OU BIEN UN YAOURT BULGARE. CE SERAIT BON. » (Lecture 5682-2)

Cancer

« NE MANGEZ PAS DE GRANDES QUANTITÉS DE VIANDE. MAIS BEAUCOUP DE LAIT RIBOT. » (Lecture 1967-1)

Tuberculose

« N'OUBLIEZ PAS (...) DE CONSOMMER DU YAOURT (...) QUI EST UN ANTISEPTIQUE POUR LE TRANSIT INTESTINAL. PRENEZ-EN RÉGULIÈREMENT. » (Lecture 3154-1)

Paresse intestinale

« À MIDI, NOUS PRENDRONS, ENTRE LE DÉJEUNER ET LE DÎNER, SOIT DU LAIT FERMENTÉ BULGARE, SOIT D'AUTRES TYPES DE LAIT FERMENTÉ, COMME PAR EXEMPLE LE YAOURT, VOYEZ-VOUS ! » (Lecture 1186-3)

Diabète

« CONSOMMEZ PLEIN DE LAIT RIBOT, TOUS LES JOURS, À L'UN DES REPAS, VOYEZ-VOUS ! CAR LE LAIT RIBOT, S'IL EST FRAIS, CONTIENT DES ÉLÉMENTS QUI AIDERONT À RÉGULARISER LE TRANSIT INTESTINAL, AFIN QU'IL REDEVIENNE CE QU'IL DOIT ÊTRE, COMPTE TENU DE VOTRE ÉTAT. » (Lecture 2040-1)

Anémie

« AUTANT DE LAIT RIBOT QUE VOUS POURREZ EN ASSIMILER, CE SERA TOUJOURS EXCELLENT POUR L'ORGANISME. » (Lecture 67-1)

La cure de pommes (et autres fruits)

Il n'y a pas que la « cure de lait ribot », il y a des tas d'autres cures, dans les lectures de Cayce. Par exemple, la cure de pommes. Il ne s'agit pas de perdre du poids — quoique cela puisse arriver. Dans la pensée de Cayce, il s'agit d'abord de désintoxiquer l'organisme :

> « NOUS COMMENCERONS PAR UNE CURE DE DÉSINTOXICATION À BASE DE POMMES ; C'EST-À-DIRE : NE MANGER PENDANT TROIS JOURS QUE DES POMMES (...). VOUS POUVEZ BOIRE DU CAFÉ AVEC, MAIS SANS LAIT NI CRÈME, SPÉCIALEMENT LORSQUE VOUS PRENEZ LES POMMES. » (Lecture 780-12)

Comment agit la cure de pommes ?

> « ELLE NETTOIE LE FOIE, LES REINS, LES ENDROITS PERTURBÉS, ET, FINALEMENT, TOUT L'ORGANISME.
> LE SOIR DU TROISIÈME JOUR, PRENEZ UNE DEMI-TASSE D'HUILE D'OLIVE.
> ENSUITE, ATTENTION DE NE PAS SURCHARGER L'ORGANISME EN VOUS GOINFRANT À NOUVEAU ! MANGEZ MODÉRÉMENT, DES ALIMENTS PAS TROP GRAS ET SANS CORSER L'ASSAISONNEMENT.
> FAITES DE L'EXERCICE EN PLEIN AIR, MAIS PAS DE SURMENAGE PENDANT LES TROIS JOURS (...) DE LA CURE DE POMMES. » (Lecture 1850-3)

Attention, tout le monde ne supporte pas les pommes crues :

> « PAS DE POMMES CRUES. MAIS SI VOUS EN PRENEZ, ALORS QUE CE SOIT UNIQUEMENT CELA, SANS RIEN D'AUTRE : TROIS JOURS DE POMMES CRUES, ET RIEN QUE DES POMMES CRUES ! LÀ-DES-

SUS, UN PEU D'HUILE D'OLIVE. ET N'IMPORTE QUEL ORGANISME SERA DÉSINTOXIQUÉ!» (Lecture 820-2)

Les diètes avec un aliment unique permettent, en fait, aux organes de se reposer. Quoique Cayce ait trouvé que la pomme était un élément de choix pour une cure de désintoxication, il ne faudrait pas devenir un maniaque de la pomme[1]! Cayce n'a pas recommandé que ça. Il a également beaucoup conseillé la cure d'agrumes (oranges et citrons) ou la cure de raisins frais (lecture 1498-1). La cure d'oranges doit durer cinq jours, celle de raisins quatre (contre trois pour celle de pommes: celles-ci semblant décaper plus vite!). Cependant, il faut terminer en beauté:

« À LA FIN DE N'IMPORTE LAQUELLE DE CES CURES, LE DERNIER JOUR, PRENEZ UNE DEMI-TASSE D'HUILE D'OLIVE. CELA VOUS NETTOIERA L'ORGANISME ET EMPÊCHERA LA FORMATION DES GAZ ET LA RÉGURGITATION QUI PEUT SE PRODUIRE DANS LA PARTIE INFÉRIEURE DU DUODÉNUM. » (Lecture 1713-21)

Et dans ces cures, quelle quantité de fruits doit-on manger?

« S'IL S'AGIT DE POMMES, NE VOUS LAISSEZ PAS AFFAMER. MANGEZ-EN AUTANT QUE VOUS VOUDREZ, AU MOINS CINQ À SIX PAR JOUR! MÂCHEZ-LES, MASTIQUEZ-LES BIEN. BUVEZ ÉGALEMENT BEAUCOUP D'EAU, ET TERMINEZ LA CURE DE TROIS JOURS PAR UNE BONNE DOSE D'HUILE D'OLIVE! (Lecture 1409-9)

---

1. Si vous décidez de faire cette cure, choisissez des pommes «bio», c'est-à-dire non traitées. Avec des pommes produites «industriellement», la cure est bien moins efficace! (N.D.L.T.)

A cette patiente, Cayce avait également recommandé de préparer la cure de pommes par une série de cataplasmes à l'huile de ricin. Mais, disait-il, il ne faut pas faire les deux à la fois :

« COMMENCEZ PAR LES UNS, ENSUITE PRENEZ LES AUTRES. »
(Même lecture)

Quelle quantité d'huile d'olive fallait-il prendre ainsi, comme purge ? Cela variait suivant les cas, depuis une cuillère à soupe jusqu'à une demi-tasse (plus fréquemment). Et quand ? Plus généralement le soir du troisième jour, encore qu'il y ait eu des exceptions, par exemple la malade n° 780, à laquelle Cayce prescrivit de prendre cette huile d'olive le premier matin après la fin de la cure.
Une jeune fille, sous le numéro 567, s'inquiétait de savoir si elle avait le ver solitaire. Cayce la rassura et lui prescrivit la cure de pommes comme moyen de contrôler elle-même la présence de l'animal :

« CECI VOUS PURGERA DE MATIÈRES FÉCALES QUI SE SONT INCRUSTÉES DEPUIS QUELQUE TEMPS DANS VOS INTESTINS, ET VOUS MONTRERA QUE VOUS N'AVEZ PAS LE VER SOLITAIRE ! »
(Lecture 567-7)

Un certain nombre de membres de l'A.R.E. (Fondation Edgar Cayce) font cette cure deux fois par an. En général, ils la précèdent de trois jours de cataplasmes d'huile de ricin et la terminent, en groupe, par une sortie au grand air dans la nature.

Les lavements

Ils représentent un autre moyen classique — et efficace — de nettoyer son organisme[1]. Comme dit Cayce :

« CE N'EST PAS MAUVAIS DE NETTOYER VOTRE CÔLON DE TEMPS EN TEMPS AVEC UN LAVEMENT. » (Lecture 843-2)

Pour Cayce, le lavement faisait partie de l'hydrothérapie (suivant l'étymologie grecque : guérison par l'eau) :

« IL FAUT BIEN VOUS DIRE QUE MASSAGE ET HYDROTHÉRAPIE SONT AUSSI BIEN UNE THÉRAPIE QU'UNE HYGIÈNE PRÉVENTIVE. PURGER SON ORGANISME PERMET AUX FORCES VITALES DE FONCTIONNER NORMALEMENT, EN ÉLIMINANT LES POISONS, LES CONGESTIONS ET LES MALADIES QUI, SINON, RISQUERAIENT DE DEVENIR AIGUËS. » (Lecture 257-1)

Mais attention :

« LES LAVEMENTS SONT RAREMENT CURATIFS TOUT SEULS ! ILS DOIVENT S'ACCOMPAGNER DE MESURES POUR CORRIGER LA CAUSE DE LA MALADIE. » (Lecture 303-34)

Autrement dit, il faut tout faire en même temps : la diète et les soins d'hygiène. Par exemple :

« LA MEILLEURE MANIÈRE DE PROCÉDER À CE NETTOYAGE INTÉRIEUR, C'EST DE FAIRE DE TEMPS EN TEMPS UN LAVEMENT DU

---

1. On les pratiquait beaucoup chez nous autrefois (témoin les « *Mémoires* » du duc de Saint-Simon). Leur abus les a fait tomber en désuétude, ce qui semble une grave erreur ! (N.D.L.T.)

CÔLON ET DE SE METTRE EN MÊME TEMPS À LA DIÈTE, AVEC DES FIGUES, DE LA RHUBARBE, ETC. L'EAU ET L'EXERCICE PHYSIQUE (...) AMÉLIORERONT BEAUCOUP CET ORGANISME. C'EST AINSI QUE CETTE PERSONNE, COMME TOUT UN CHACUN, POURRA GARDER SON TONUS. » (Lecture 4003-1)

Et ces lavements, à quelle fréquence doit-on les pratiquer ?

« CELA DÉPEND DES CAS. ET CE GENRE DE CHOSE AIDE BEAUCOUP (...). LORSQU'ON EST CONSTIPÉ, IL FAUT VIDER LE GROS INTESTIN AVEC UN LAVEMENT. UNE OU DEUX FOIS PAR SEMAINE ? TOUTES LES SIX SEMAINES ? TOUS LES SIX MOIS ? CELA DÉPEND DE VOS HABITUDES D'HYGIÈNE ! » (Lecture 303-34)

Bien. Alors, cher lecteur, quelles sont vos habitudes d'hygiène ? Avez-vous comme principe de faire de l'exercice et une visite hebdomadaire au sauna ou à la piscine ? Et de faire suivre vos séances de gymnastique d'un gueuleton au « Mac Do »[1], avec hot dogs, fritures et pâtisseries ? Ou bien vous efforcez-vous de manger juste ce qu'il faut et comme il faut, en prenant le temps de faire de l'exercice ?
L'efficacité de cette forme d'hydrothérapie que constitue le lavement dépend de votre hygiène de vie. Il ne faudrait tout de même pas penser qu'un lavement va résoudre tous vos problèmes.

1. L'auteur avait mis dans le texte : « hot dogs » (typique de la désastreuse bouffe américaine, dont vous retrouvez la quintessence au Mac Donald !) et... « French fries », ce qui veut dire « friture française », car ils nous créditent là-bas d'avoir inventé la frite, dont nous-mêmes attribuons la paternité aux cousins belges ! Mais en Amérique, on adore tout ce qui est frit (« Kentucky fried chicken ») et on en abuse, beaucoup plus que chez nous. D'où les mises en garde répétées de Cayce contre la friture. (N.D.L.T.)

C'est seulement un appoint dans votre recherche d'un équilibre de vie. Mais, de façon générale :

« N'HÉSITEZ PAS À FAIRE UN LAVEMENT SI C'EST NÉCESSAIRE. L'EAU DOIT ÊTRE À LA TEMPÉRATURE DU CORPS, ET ÉVENTUELLEMENT ADDITIONNÉE D'UN PEU DE GLYCO-THYMOLINE OU BIEN DE SEL DE TABLE ET DE CRISTAUX DE SOUDE, DANS LES PROPORTIONS QUE NOUS VOUS AVONS INDIQUÉES, OU DE QUOI QUE CE SOIT D'AUTRE ; CELA NE VOUS FERA AUCUN MAL, BIEN AU CONTRAIRE. MAIS ATTENTION, PAS TROP SOUVENT, ET QUANT À L'EAU : NI TROP FROIDE NI TROP CHAUDE ! » (Lecture 303-31)

Les produits conseillés par Cayce (mais nullement indispensables) :

« METTEZ ENVIRON UNE PETITE CUILLERÉE À CAFÉ DE SEL DE TABLE ET UNE PLEINE CUILLERÉE À CAFÉ DE CRISTAUX DE SOUDE, BIEN DISSOUS, DANS ENVIRON UN LITRE D'EAU. CECI POUR LE PREMIER « RINÇAGE ». DANS LE DERNIER, METTEZ DE LA GLYCO-THYMOLINE COMME DÉSINFECTANT INTESTINAL – À PEU PRÈS UNE CUILLERÉE À SOUPE DANS UN QUART DE LITRE D'EAU. » (Lecture 17454)

Autre précision:

« IL SERAIT BON QUE LA GLYCO-THYMOLINE ET PLUS ENCORE LE MÉLANGE DE SEL ET DE CRISTAUX DE SOUDE SOIENT UTILISÉS COMME ANTISEPTIQUES DES VOIES INTESTINALES, QU'IL FAUT ABSOLUMENT MAINTENIR PROPRES. CAR C'EST UNE ZONE QUI A TENDANCE À S'IRRITER LORSQU'IL Y A UNE TROP FORTE ACCUMULATION DES MUCOSITÉS. » (Lecture 279-10) [1]

1. Note pratique sur le lavement : tout l'équipement nécessaire se trouve en pharmacie. Pour le sel, utilisez plutôt du sel gris naturel des marais salants. Pour la température : de l'eau tiède, certes, mais c'est encore plus efficace lorsqu'elle est raisonnablement chaude. L'eau du robinet, sous pression, convient d'ailleurs très bien. (N.D.L.T.)

La glyco-thymoline est «UN BON ANTISEPTIQUE INTESTINAL CAR ELLE EST ALCALINE». (Lecture 99-5)

Nous avons déjà parlé de l'équilibre acide-bases (dans «*L'Univers d'Edgar Cayce*», Tome I, Éd. R. Laffont, et dans «*Les Remèdes d'Edgar Cayce*», adapté du Dr William Mac Garey, Éd. du Rocher). Il semble que notre alimentation qui comporte trop de sucres, de viandes et de féculents crée de l'acidité dans le tube digestif. Or celle-ci est responsable de bien des maladies courantes, comme l'angine banale. Voilà pourquoi Cayce conseille également de prendre la glyco-thymoline par voie orale, pour nettoyer — par l'autre extrémité — les intestins encrassés:

«PRENEZ DE PETITES QUANTITÉS D'UN ANTISEPTIQUE INTESTINAL, TEL QUE LA GLYCO-THYMOLINE, HUIT À DIX GOUTTES.» (Lecture 99-5)

«VOUS DEVRIEZ ALCALINISER LE TUBE DIGESTIF. PRENEZ TOUS LES JOURS TROIS OU QUATRE GOUTTES DE GLYCO-THYMOLINE DANS UN PEU D'EAU. POUR QUE L'ODEUR DE LA GLYCO-THYMOLINE NE VOUS GÊNE PAS, LAISSEZ-LA REPOSER UN PEU AVANT DE BOIRE. CELA DÉSINFECTERA TOUT LE TUBE DIGESTIF ET PRODUIRA UNE SÉRIE DE RÉACTIONS ALCALINES DANS L'INTESTIN.» (Lecture 1807-3)

«IL FAUT SAVOIR QUE L'ANGINE BANALE, LE «COUP DE FROID», NE SE PRODUIRAIT PAS SI LE MILIEU ÉTAIT ALCALIN.» (Lecture 808-3)

Toute la philosophie de l'hygiène du tube digestif (d'un bout à l'autre!) est donnée ici par Cayce:

«DE MÊME QU'IL EST INDISPENSABLE DE SE RINCER LA BOUCHE OU DE SE LAVER LES MAINS, IL EST NÉCESSAIRE DE RINCER LES

INTESTINS. DANS CETTE PERSPECTIVE, LES LAVEMENTS PERMETTENT DE GARDER LA SANTÉ EN EMPÊCHANT L'ACCUMULATION DES DÉCHETS PRODUITS PAR L'ORGANISME ET LA VIE ÉMOTIONNELLE — QUI PARFOIS PEUVENT ACCUMULER CES DÉCHETS SANS ÊTRE CAPABLES DE LES ÉVACUER.
VEILLEZ À CE QU'IL Y AIT TOUS LES JOURS UNE ÉVACUATION INTESTINALE. SI CETTE ÉVACUATION DOIT ÊTRE AIDÉE PAR UN LAVEMENT, QUE CE SOIT AVEC DE L'EAU À LA TEMPÉRATURE DU CORPS, ET DE PRÉFÉRENCE SALÉE. METTEZ UNE CUILLERÉE À CAFÉ DE SEL DANS UN QUART DE LITRE D'EAU ET AJOUTEZ-Y, ÉVENTUELLEMENT, UNE BONNE CUILLERÉE DE CRISTAUX DE SOUDE. CELA NE PRODUIRA AUCUNE IRRITATION, NE VOUS FERA AUCUN MAL, NE GÊNERA PAS LE DÉROULEMENT NORMAL DES PROCESSUS NATURELS ; MAIS ASSAINIRA LA PAROI INTESTINALE EN TONIFIANT LES RÉFLEXES PÉRISTALTIQUES. SUR TOUT LE CANAL INTESTINAL DEPUIS LE DUODÉNUM, LE TRANSIT ALIMENTAIRE NE S'EN ÉCOULERA QUE MIEUX. » (Lecture 1276-1)

Au cas où nos lecteurs n'auraient pas compris l'importance que Cayce attachait à une bonne évacuation intestinale, voici encore quelques lectures supplémentaires :

« Monsieur Cayce, conseillez-vous les lavements ? »

« LORSQU'ILS SONT NÉCESSAIRES, OUI. POUR TOUT UN CHACUN ! TOUT LE MONDE DEVRAIT, À L'OCCASION, BÉNÉFICIER D'UN LAVEMENT — COMME ON PREND UN BAIN ! LES GENS SE PORTERAIENT MIEUX S'ILS LE FAISAIENT ! » (Lecture 440-2)

Les laxatifs

Évidemment, si le lavement est un «TRAITEMENT D'APPOINT», le mieux serait d'avoir une hygiène de vie qui vous en dispense. Hélas[1]...

«LORSQUE LA PARESSE INTESTINALE EST DEVENUE UNE HABITUDE, AU POINT QUE L'ON DOIVE CONSTAMMENT STIMULER L'ÉVACUATION DU FLUX INTESTINAL AVEC DES LAXATIFS, C'EST-À-DIRE STIMULER LES MOUVEMENTS PÉRISTALTIQUES (...), IL FAUDRAIT PLUTÔT AIDER L'ORGANISME À MIEUX COORDONNER SES DIFFÉRENTES FONCTIONS. C'EST LE BUT DES TRAITEMENTS QUE NOUS AVONS DONNÉS (...). EN OUTRE, IL FAUDRAIT QUE VOUS PRENIEZ L'HABITUDE D'ALLER RÉGULIÈREMENT AUX TOILETTES TOUS LES MATINS, APRÈS LE PETIT DÉJEUNER. C'EST UNE HABITUDE À PRENDRE : CELA VOUS LIBÉRERA DE LA DÉPENDANCE DES LAXATIFS.» (Lecture 777-3)

On pourrait en effet s'en passer, en corrigeant les mauvaises habitudes alimentaires.

«Devrais-je prendre quelque chose pour me purger?»

---

[1]. Chers lecteurs, aucun de vous n'est dans ce cas. Car si vous êtes intégré dans la vie actuelle, votre alimentation est — comme celle de tout le monde — désastreuse! Un festival de pesticides, d'additifs, de colorants et de déchets chimiques, que votre malheureux intestin peine à évacuer, sans y réussir jamais complètement : par les temps qui courent, c'est impossible! D'où la nécessité d'une alimentation le plus «bio» possible, de jeûnes à certaines périodes pour faire passer le tout et de lavements pour y aider...! (N.D.L.T)

« VOUS CORRIGEREZ BEAUCOUP MIEUX CETTE PARESSE INTESTINALE EN AMÉLIORANT VOTRE RÉGIME ALIMENTAIRE. BIEN SÛR, SI VOUS N'Y ARRIVEZ PAS, PRENEZ UN LAXATIF (...), MAIS CE PROBLÈME DE CONSTIPATION S'AMÉLIORERA AVEC UN RÉGIME À BASE DE LÉGUMES CRUS, EN ÉVITANT TROP DE VIANDE ; CEPENDANT, VOUS POUVEZ MANGER OCCASIONNELLEMENT DU POISSON, DE LA VOLAILLE ET DE L'AGNEAU (...), MAIS SURTOUT PAS EN FRITURE ! » (Lecture 3381-1)

Les fruits sont particulièrement laxatifs :

« VOUS LUTTEREZ MIEUX CONTRE LA CONSTIPATION EN CONSOMMANT DAVANTAGE D'ALIMENTS QUI FAVORISENT LE DRAINAGE (...) ; PAR EXEMPLE, DES FRUITS LAXATIFS COMME LES FIGUES BLANCHES ET NOIRES, OU VIOLETTES, ET LES PRUNES AINSI QUE TOUTES LES PRÉPARATIONS À BASE DE PRUNES[1] ! » (Lecture 3336-1)

Cayce, pour répondre à la demande souvent formulée par ses patients, a prescrit une assez grande variété de laxatifs, ceux qui étaient en vente aux États-Unis, à son époque, comme par exemple la marque « Castoria »[2]. Cependant

---

1. Pruneaux d'Agen, par exemple. (N.D.L.T.)
2. Nous disposons en Europe d'un arsenal équivalent et très efficace — dont je donne ici un aperçu : par exemple, la racine de chicorée, les huiles de noix, d'olive et de ricin, bien entendu, l'aloès, le liseron des haies — sans compter les traitements en homéopathie, aromathérapie, acupuncture, auriculomédecine, que les concitoyens de Cayce ne connaissaient pas (et ne connaissent toujours pas !).
La moindre pharmacie de France et de Navarre vous vendra un mélange de plantes tout préparé, en général très efficace (Boldoflorine, thé Franklin en Suisse, etc.). Attention à certaines plantes utilisées parfois contre la constipation, mais qui peuvent être dangereuses : l'écorce de bourdaine, la coloquinte, le houx... (Voir recettes dans « *Le Guide de l'anti-consommateur* », Éd. Seghers-Laffont, p. 30 ; et « *Médecines douces pour nos enfants petits et grands* », Éd. du Rocher.) (N.D.L.T.)

Cayce ne conseillait pas de se rendre dépendant d'un seul laxatif. Par exemple :

> « PAS TROP DE "CASTORIA". ACTUELLEMENT, CELA PEUT PROVOQUER DE L'IRRITATION. NOUS CONSEILLERONS DE CHANGER DE LAXATIF. COMME NOUS L'AVONS DÉJÀ DIT À D'AUTRES, IL EST BON D'ALTERNER CEUX-CI PLUTÔT QUE DE SE LIMITER À UN SEUL. » (Lecture 264-56)

C'est d'ailleurs la même chose, qu'il s'agisse d'une spécialité pharmaceutique ou d'une plante :

> « COMME LAXATIF PRENEZ DU THÉ DE FEUILLES DE SÉNÉ. METTEZ-EN QUATRE OU CINQ FEUILLES AU FOND D'UNE TASSE QUE VOUS COUVREZ D'EAU BOUILLANTE ; LAISSEZ REPOSER TRENTE À QUARANTE-CINQ MINUTES. PASSEZ, BUVEZ. UNE FOIS PAR SEMAINE, CE SERA BON POUR VOUS, MAIS QUE CELA NE DEVIENNE PAS UNE DÉPENDANCE. C'EST UN LAXATIF QUI CONVIENT À BEAUCOUP DE GENS, MAIS PAS À TOUS. » (Lecture 457-14)

En effet, et contrairement aux lavements dont Cayce assure qu'ils sont bons pour tout le monde, les laxatifs ne sont pas sans danger. Tel qui est bon pour l'un peut être nocif pour l'autre. Par exemple :

> « CETTE MARQUE DE LAXATIF EST BONNE POUR CET ORGANISME-LÀ, CAR IL EST À BASE DE FRUITS PLUTÔT QUE DE MINÉRAUX (...). MAIS À PETITES DOSES SEULEMENT ! » (Lecture 462-4)

Pour d'autres, ce sera autre chose :

> « NOUS CONSEILLERONS D'UTILISER UN LAXATIF À BASE DE SEL POUR ALCALINISER LE TERRAIN. » (Lecture 2526-2)

« PRÉFÉREZ POUR VOUS LES LAXATIFS À BASE DE MINÉRAUX PLUTOT QUE CEUX À BASE DE PLANTES. » (Lecture 2051-17)

« OCCASIONNELLEMENT AJOUTEZ À VOTRE RÉGIME HABITUEL... UNE DOSE DE MAGNÉSIUM[1]. » (Lecture 618-2)

Mais pour beaucoup de gens, le meilleur et le plus sain de tous les laxatifs, c'est notre chère huile d'olive du Midi :

« SI LA CONSTIPATION PERSISTE, PRENEZ DE PETITES DOSES D'HUILE D'OLIVE. CE SERA MEILLEUR QUE DE PRENDRE DE LA LEVURE OU DES LAXATIFS DIVERS. NOUS VOUS CONSEILLERONS D'EN PRENDRE ENVIRON UNE DEMI-CUILLERÉE À CAFÉ, TROIS OU QUATRE FOIS PAR JOUR, DANS CE CAS, NON SEULEMENT CELA APPORTERA UN COMPLÉMENT NUTRITIONNEL AU BOL ALIMENTAIRE, MAIS ENCORE FACILITERA LE DÉBLOCAGE DU TRANSIT INTESTINAL — ET, D'AILLEURS, C'EST UN ALIMENT POUR L'INTESTIN LUI-MÊME. » (Lecture 1622-1)

Quant au célèbre cataplasme d'huile de ricin chaud sur le ventre, vedette absolue de la pharmacopée caycienne, il est sûrement l'un des meilleurs traitements contre la constipation chronique :

« IL FAUT COMMENCER AVEC UN CATAPLASME D'HUILE DE RICIN PENDANT UNE HEURE, UN JOUR SUR TROIS. METTEZ UNE BONNE ÉPAISSEUR DE FLANELLES TREMPÉES DANS L'HUILE DE RICIN ET À PEINE ESSORÉES. L'HUILE DOIT ÊTRE AUSSI CHAUDE

---

1. Le magnésium entre dans la composition de nombreuses spécialités vendues en pharmacie. La meilleure est la *Delbiase* du Pr Delbet (et la moins mauvaise au goût). C'est du chlorure de magnésium qui provoque, chez certaines personnes, un effet laxatif. On peut aussi prendre le magnésium en oligo-éléments ou sous forme homéopathique. (N.D.L.T.)

QUE VOUS POUVEZ LE SUPPORTER. APPLIQUEZ CE CATAPLASME SUR LE FOIE ET SUR LA LARGEUR DE L'ABDOMEN, SPÉCIALEMENT SUR LE CÔTÉ DROIT. POUR GARDER L'ENSEMBLE CHAUD, POSEZ DESSUS UNE BOUILLOTTE. À LA FIN DE LA TROISIÈME JOURNÉE DE CATAPLASMES, FAITES UN LAVEMENT PROFOND POUR NETTOYER LE GROS INTESTIN ET LA PARTIE INFÉRIEURE DU JÉJUNUM. » (Lecture 2434-1)

« POUR UN CAS DE CONSTIPATION AIGUË, EN CAS D'URGENCE, RÉPÉTEZ LES CATAPLASMES D'HUILE DE RICIN CHAUDE PENDANT DEUX HEURES ET DEMIE À TROIS HEURES. PUIS UN LAVEMENT EN DOUCEUR. » (Lecture 1523-9)

Et comme tout effort pour maîtriser son corps physique amène un progrès mental et spirituel, voici le conseil « holistique » donné à un malade :

« SI VOUS NE RÉUSSISSEZ PAS COMPLÈTEMENT À VOUS DÉBARRASSER DE CETTE CONSTIPATION OPINIÂTRE, MALGRÉ VOS EFFORTS POUR BRISER CETTE MAUVAISE HABITUDE, EH BIEN ESSAYEZ ENCORE ! EN ESSAYANT VOUS SEREZ AIDÉ ; EN VOUS Y APPLIQUANT AVEC PERSÉVÉRANCE, VOUS Y GAGNEREZ UNE CONNAISSANCE DE LA VÉRITÉ ET DE LA VOIE JUSTE. VOUS TROUVEREZ EN CHEMIN UNE AIDE PHYSIQUE, MENTALE ET SPIRITUELLE. N'OUBLIEZ PAS QUE SI VOUS CONNAISSEZ LA VÉRITÉ ET NE LA METTEZ PAS EN PRATIQUE C'EST UNE FAUTE ! ET SI LE PÉCHÉ TRAÎNE À VOTRE PORTE, COMMENT POURRIEZ-VOUS ÊTRE EN PAIX AVEC VOUS-MÊME ET AVEC AUTRUI ? » (Lecture 3078-1)

Partant de cet excellent principe moral, le consultant n° 3051 demanda à Cayce :

« Puisque (vous dites) que toute maladie est causée par le péché, alors dites-moi à quoi est due cette paresse intestinale dont je souffre ? »

« LE PÉCHÉ DE NÉGLIGENCE ! LA NÉGLIGENCE EST UN PÉCHÉ TOUT AUTANT QUE LE RESSENTIMENT OU LA JALOUSIE. LA NÉGLIGENCE ! » (Lecture 3051-7)

L'élimination des toxines autrement que par les voies intestinales

Bien évidemment, il n'y aurait rien à rejeter si tout était assimilé : c'est pourquoi les lectures lient les deux fonctions organiques, celle de l'assimilation des aliments et celle de l'évacuation des déchets (non utilisés par cette usine qu'est le corps).
À une personne qui souffrait de psoriasis (maladie cutanée due à une intoxication en profondeur et où les déchets tentent de s'éliminer par la peau), Cayce dit :

« TOUS CES TROUBLES PROVIENNENT D'UNE MAUVAISE ASSIMILATION ET D'UNE MAUVAISE ÉLIMINATION. POUR TOUTES CES MALADIES IL FAUDRAIT AVERTIR LES GENS : QU'ILS SACHENT QUE SI ON MAINTENAIT L'ÉQUILIBRE ENTRE ASSIMILATION ET ÉLIMINATION DES DÉCHETS ON POURRAIT VIVRE AUSSI LONGTEMPS QU'ON LE DÉSIRERAIT. CAR LE CORPS SE CONSTRUIT GRÂCE À CE QU'IL ASSIMILE DES ALIMENTS, ET IL EST CAPABLE DE SE RENOUVELER AUSSI LONGTEMPS QUE LES DÉCHETS À ÉLIMINER NE L'EN EMPÊCHENT PAS. » (Lecture 311-4)

Lorsque Cayce parle d'ÉLIMINATIONS (au pluriel), il ne parle pas seulement de celles qui se font par les voies intestinales, mais des autres aussi (voies respiratoires, transpiratoires, etc.) qui doivent toutes fonctionner en bon accord :

> «REPOSEZ-VOUS DAVANTAGE, ÉLIMINEZ MIEUX — PAS SEULEMENT PAR LES VOIES DIGESTIVES! IL FAUT ÉGALEMENT QUE VOTRE ORGANISME COORDONNE SES DIFFÉRENTS SYSTÈMES D'ÉLIMINATION.» (Lecture 302-9)

C'est une chose qui ne se sait pas assez!
Un autre patient souffrait d'une maladie de peau. Après lui avoir signalé qu'il était victime du manque de coordination de ses différentes fonctions éliminatoires, Cayce ajouta:

> «ET DONC, DU CÔTÉ DE LA TRANSPIRATION ET DE LA RESPIRATION, ÇA N'EST PAS ÇA NON PLUS! VOILÀ POURQUOI VOUS AVEZ, EN PLUS, MAUVAISE HALEINE; CE QUI VOUS EMPOISONNE, CE SONT LES TOXINES QUI DEVRAIENT NORMALEMENT S'ÉLIMINER PAR L'INTESTIN. MÊME CHOSE POUR VOTRE ÉRUPTION DE BOUTONS!» (Lecture 4073-1)

Un autre malade, dans le même cas, demanda:

«Et comment faire pour me débarrasser de cette mauvaise haleine?»

> «DÉSINTOXIQUEZ-VOUS! PRENEZ DE LA GLYCO-THYMOLINE COMME ANTISEPTIQUE INTESTINAL. DEUX OU TROIS FOIS PAR JOUR, METTEZ SIX GOUTTES DE GLYCO-THYMOLINE DANS VOTRE EAU DE BOISSON.
> LES TOXINES, DANS VOTRE ORGANISME, SONT REJETÉES VERS LES POUMONS PAR L'ACTIVITÉ DES CELLULES LYMPHATIQUES QUI CHERCHENT À SE DÉBARRASSER DE CET EMPOISONNEMENT QUASI FÉCAL.» (Lecture 5198-1)

Les mauvaises odeurs corporelles étant une agression pour nos proches, la pub essaie de nous persuader que le seul moyen de s'en débarrasser, c'est de nous tartiner sous les bras un produit chimique (crème ou, pis encore, bombe aérosol!). Les déodorants du commerce vous sont proposés pour toutes les parties du corps, bouche et zizi compris... Hélas pour ceux qui ne font ainsi qu'ajouter un empoisonnement clinique à leur empoisonnement interne!

Car, lorsque les fonctions d'élimination sont coordonnées et qu'on se lave, il n'y a pas à craindre de sentir mauvais. Et si cela arrive, il faudrait en chercher la cause profonde. Un dentifrice «contre la mauvaise haleine» ne saurait soigner une fonction organique défaillante.

En résumé, la base de la santé, c'est de nettoyer notre corps de ses déchets. Cela devrait être une règle absolue. Et ceux qui l'oublient le paient naturellement très cher.

A vous de découvrir les ennemis de votre santé et de choisir vos armes!

III

GUÉRIR L'ÊTRE HUMAIN TOUT ENTIER

La dernière partie de notre livre sera un peu plus « métaphysique », dans le sens de ce qui va plus loin que la physique. Tout ce qui est matériel est commandé depuis les plans invisibles, que la science ignore ou connaît encore mal. Nous avons pensé qu'il serait utile au lecteur de donner ici certaines lectures où Edgar Cayce explique plus clairement sa philosophie des relations entre le visible et l'invisible, entre le corps, l'âme et l'esprit.

Chapitre 10

LA RÉINCARNATION

Une façon de comprendre la théorie de l'évolution

«TON ÂME CHERCHE À S'EXPRIMER», disait Cayce. Ayant embelli notre corps, allons maintenant à la source de sa vitalité : l'âme. Car la personne tout entière doit :

> «EXPRIMER TOUT D'ABORD CE QUI PEUT DONNER SATISFACTION À ELLE-MÊME, PUIS À AUTRUI; C'EST LÀ-DESSUS QUE SE CONSTRUISENT LA PAIX, L'HARMONIE, LA RÉALISATION DU BONHEUR.» (Lecture 541-1)

Comme dit le proverbe : charité bien ordonnée commence par soi-même!
La chose essentielle est de savoir où l'on va, pourquoi l'on est sur cette Terre. Peut-être est-ce pour cela que souriait Mona Lisa, la Joconde?
«*Connais-toi toi-même*», disait Socrate. Or pour cela, il faut raccorder, comme dans un puzzle, certains éléments jusque-là épars, et parfois occultes comme la mémoire de nos vies anté-

rieures (et dont, dans un pays comme le nôtre, il n'est pas d'usage de parler).

Pourtant, la continuité de la vie dans des incarnations successives est pleinement acceptée dans plus de la moitié des pays du monde. On l'enseigne aux Indiens d'Amérique dès le berceau. En Extrême-Orient, elle fait partie de l'enseignement religieux — comme c'était le cas autrefois chez nous. C'est l'empereur Justinien qui semble avoir fait expurger les Saintes Écritures des références à la Réincarnation, sur l'insistance de son épouse l'impératrice Théodora[1].

On demanda à Cayce s'il restait encore des allusions à la réincarnation dans nos bibles, et il répondit :

«DANS L'ÉVANGILE DE JEAN (VI-8, ET III-3), ET DANS TOUT LE RESTE EN GÉNÉRAL!» (Lecture 452-6)[2]

Autrement dit, Théodora n'avait pas réussi à tout faire censurer! Néanmoins, notre civilisation avait, depuis, perdu contact avec cette grande réalité de base. La grande masse des fidèles semble l'avoir ignorée depuis près de quinze siècles[3]. Nos différentes vies sur la Terre peuvent être

---

1. Cf. dans «*L'Astrologie karmique*», je raconte un peu plus en détail toute cette affaire et comment la réincarnation a finalement disparu de notre enseignement (Ed. R. Laffont). (N.D.L.T.)
2. Lecture que j'ai traduite dans «*L'Univers d'Edgar Cayce*», Tome I., p. 117, Éd. R. Laffont. (N.D.L.T.)
3. Tout de même pas complètement: on la connaissait là où des bribes d'enseignement druidique ont survécu (Irlande, Bretagne), au sein des groupes de mystique initiés (Bogomiles, cathares, Rose-Croix, alchimistes, et les innombrables «sectes» que l'on a appelées «hérétiques»). (N.D.L.T.)

vues comme les anneaux de croissance qu'on lit sur les troncs des arbres — ou comme les perles d'un collier. Mais tant qu'on n'a pas assemblé celles-ci, il est difficile de voir quelle a été notre progression d'ensemble de vie en vie. Il faut savoir qu'

> « IL N'EST JAMAIS TROP TARD POUR RÉPARER TA ROUTE, CAR LA VIE EST ÉTERNELLE ET SI TU ES AUJOURD'HUI CE QUE TU ES, C'EST À CAUSE DE CE QUE TU AS ÉTÉ. PENDANT DES ANNÉES TU ES CO-CRÉATEUR AVEC TON CRÉATEUR, DE FAÇON QUE TU PUISSES UN JOUR ÊTRE PRÉSENT À SON AVÈNEMENT AVEC TOUS CEUX QUI L'AIMENT[1]. » (Lecture 5284-1)

Si vous êtes heureux aujourd'hui, c'est à cause du bonheur que vous avez donné à d'autres dans des vies précédentes. Et si vous êtes beau ou belle, c'est à cause de la beauté que vous avez construite dans votre âme, laquelle est le schéma directeur du physique. Et si vous ne vous trouvez pas aussi beau ou belle aujourd'hui que vous le voudriez, eh bien au travail, tout de suite! Puisque, comme dit Cayce:

> « IL N'EST JAMAIS TROP TARD. »

Bien que la réincarnation ne soit pas le sujet central de notre livre, il me semble qu'il est indispensable d'en parler pour aider le lecteur ou la lectrice à mieux travailler en soi-même. D'autres domaines, qui ont leur mot à dire et leur influence sur la Beauté, paraîtront moins complexes à la lumière de la réincarnation. Par

---

1. Citée dans « *L'Univers d'Edgar Cayce* », Tome I., pp. 161-162, Éd. R. Laffont. (N.D.L.T.)

exemple, la musique, la couleur, l'astrologie, l'analyse des rêves, les facultés « psi ».
Sur la Terre, nous vivons dans un plan tridimensionnel où nous n'avons que cinq sens (ou peut-être six !). Et cela nous demande un énorme effort de dominer les limitations présentes, de prendre le recul pour voir la continuité de nos vies dans le temps et l'espace, et de nous mettre ainsi dans la contemplation sereine d'un éternel présent.

> « QU'EST-CE QUE LE TEMPS ET L'ESPACE LORSQUE AU TRÉFONDS DE VOTRE ÂME VOUS VOUS IMMERGEZ DANS CES ÉNERGIES (DIVINE) QUI VOUS DONNENT LA SÉRÉNITÉ ? » (Lecture 541-1)

Comment se fait-il que nous ayons perdu la mémoire ?

Mais comment avons-nous pu oublier nos vies antérieures ? Notre histoire karmique ?

« Si l'âme de l'Homme est éternelle, pourquoi donc sa mémoire est-elle limitée ? »

> « LORSQUE L'HOMME PREND CONSCIENCE DE SON EXISTENCE DANS LE MONDE MATÉRIEL, LA MATÉRIALITÉ ENVAHIT SON ESPRIT ET EFFACE SOUVENT SA CONSCIENCE D'ÊTRE UNE ÂME. » (Lecture 262-89) [1]

---

1. Citée dans « *L'Univers d'Edgar Cayce* », Tome I., Éd. R. Laffont, p. 146. (N.D.L.T.)

Tout a son utilité — comme le disent les lectures. Connaître ses vies antérieures est utile, mais peut-être pas les connaître TOUTES... Cela risquerait de nous apporter plus de confusion qu'autre chose. Dans ses lectures de vies antérieures, Cayce commençait souvent par dire que toutes les incarnations antérieures ne seraient pas données, mais seulement quelques-unes, celles qui avaient une influence directe sur la vie actuelle de son patient :

« TOI-MÊME, EN EFFET, TU N'ES PAS NÉ PAR HASARD ! CAR LA TERRE A UNE RAISON D'ÊTRE OÙ JOUENT LES LOIS NATURELLES DE CAUSE À EFFET ! ET CHAQUE ÂME ENTRE DANS CE SÉJOUR MATÉRIEL AVEC UN OBJECTIF PRÉCIS : RECEVOIR CERTAINES LEÇONS, OU BIEN EN DONNER À AUTRUI. ET LE BUT DE TOUT CELA, C'EST, POUR TOUTE ÂME, DE CONNAÎTRE MIEUX LA RAISON POUR LAQUELLE ELLE EST ENTRÉE SUR LA TERRE. » (Lecture 3645-1)

Le but de la réincarnation

Nous avons en effet besoin de temps pour nous perfectionner — de nombreuses vies sont nécessaires. Pour être liquidé, le karma accumulé ne peut pas trouver toutes les circonstances nécessaires à la fois dans une seule vie. Il en faut plusieurs.

« Monsieur Cayce, ai-je appris les leçons que j'étais venue apprendre ? »

« LA VIE, LA VÉRITÉ, L'INTELLIGENCE DES CHOSES SE DÉVELOPPENT. AU FUR ET À MESURE QUE NOUS APPLIQUONS LES

LEÇONS QUE NOUS APPRENONS, DANS NOS CONTACTS AVEC NOS FRÈRES, NOUS LES COMPRENONS DE MIEUX EN MIEUX. D'OÙ CETTE EXPÉRIENCE (de vie terrestre) QUI DOIT ÊTRE CONSIDÉRÉE COMME UN MOYEN DE GRANDIR, COMME LA FLEUR DE COTON QUI S'ÉPANOUIT PEU À PEU ET QUE VOUS AVIEZ ADOPTÉE (comme emblème) LORSQUE VOUS ASSURIEZ VOTRE SERVICE DANS LE TEMPLE DE LA BEAUTÉ[1]. ÉPANOUISSEZ-VOUS: LES FRUITS VIENDRONT PLUS TARD. CHERCHEZ ET VOUS SAUREZ, FRAPPEZ ET L'ON VOUS OUVRIRA. » (Lecture 1246-2)

Nous nous réincarnons depuis l'Égypte ancienne

Le Temple de la Beauté était une institution de l'Égypte ancienne — approximativement, dit Cayce, il y a 12 500 ans. Il s'agissait d'un centre de guérison et de perfectionnement. On commençait par entrer dans «le Temple du Sacrifice», qui était une sorte d'hôpital: là, toutes les techniques de chirurgie les plus sophistiquées (et bien plus avancées que celles que nous connaissons) étaient mises au service du patient. Ensuite, celui-ci pouvait entrer dans le Temple de la Beauté pour y apprendre la méditation, le mouvement, la couleur, le son[2]. Il y avait là un pro -

---

1. Voir dans les Tomes I et II de «*L'Univers d'Edgar Cayce*» (Éd. R. Laffont) le chapitre sur l'Égypte ancienne où tout ceci est détaillé. (N.D.L.T.)
2. Cf. «*Edgar Cayce, guérir par la musique*» (Éd. du Rocher). Nous autres, peuples de langue française, reprenons la leçon et le programme de l'Égype ancienne. D'où l'intérêt passionné des Français, des Belges et des Suisses pour cette civilisation disparue, que nous avons connue dans une vie antérieure! (N.D.L.T.)

gramme « holistique », comme on dirait aujourd'hui, de renouvellement complet.

« DE CE TEMPLE DU SACRIFICE », Cayce disait que : « C'ÉTAIT UN ENDROIT OÙ LES MALADES PURIFIAIENT LEURS BAS INSTINCTS ET SUBLIMAIENT LEURS DÉSIRS CHARNELS (...). CEUX-CI, DANS CHAQUE PERSONNE, POUVAIENT ÊTRE NETTOYÉS, SI ELLE S'OFFRAIT ELLE-MÊME À PARTICIPER AU SACRIFICE OÙ ON LES DÉPOSAIT POUR ÊTRE BRÛLÉS SUR LES FEUX DES AUTELS. CES FEUX DE L'AMOUR (divin) AVAIENT POUR FONCTION DE PURIFIER LA CHAIR DE SES IMPURETÉS, AFIN DE PERMETTRE À L'ÂME PURIFIÉE DE S'UNIR À L'ÉNERGIE CRÉATRICE[1]. » (Lecture 1246-2)

Il semble qu'il y ait eu plusieurs façons de brûler les impuretés d'un corps :

« LÀ, ON POUVAIT VOIR COMMENT LA MUSIQUE ÉTAIT UTILISÉE A CETTE ÉPOQUE ET COMMENT LA VIOLE, ACCORDÉE À CERTAINES VIBRATIONS, POUVAIT DÉCHAÎNER LE FEU DES INSTINCTS NATURELS, OU L'ÉTOUFFER, OU LE DÉTRUIRE. » (Lecture 265-43)[2]

Cette étape de purification permettait de débarrasser les patients de leurs malformations congénitales (et aussi — ce que nous avons du mal à comprendre aujourd'hui — de leurs appendices animaux[3]). Après quoi, le patient était dirigé sur le Temple de la Beauté, qui était :

« LA PREMIÈRE DE CES ÉCOLES CRÉÉES DANS UN BUT À LA FOIS

---

1. Nom donné par Cayce à Dieu. (N.D.L.T.)
2. Voir dans les Tomes I et II de « L'Univers d'Edgar Cayce » le chapitre sur l'Atlantide. (N.D.L.T.)
3. Idem.

CURATIF ET PRÉVENTIF, OÙ L'ON TRAITAIT EN PROFONDEUR LES DIVERSES MALADIES DE L'HOMME. » (Lecture 275-11)

Évidemment, une psychothérapie y était incluse, mais cela allait beaucoup plus loin encore :

« LORSQU'IL DEVINT NÉCESSAIRE D'ÉTABLIR CES INSTITUTIONS APPELÉES TEMPLES, OÙ L'ON ÉTUDIAIT LA DIÉTÉTIQUE AFIN DE PURIFIER LE CORPS EN DÉSINTOXIQUANT LE SANG (...), (l'entité) PRIT UNE PART ACTIVE À CES RECHERCHES SUR LES CONSÉQUENCES DES DIFFÉRENTS RÉGIMES. ON CHERCHA ALORS, À TRAVERS L'ALIMENTATION, À FAÇONNER DES CORPS HUMAINS PLUS HARMONIEUX DANS LEURS PROPORTIONS, ET PLUS SYMÉTRIQUES (...). ET CERTAINS (thérapeutes) FAISAIENT DE LA MUSIQUE POUR AIDER CEUX QUI PRATIQUAIENT LA GYMNASTIQUE (corrective) ; TOUT COMME L'ON UTILISAIT LES CHANTS QUI POUVAIENT AIDER À UNE PRISE DE CONSCIENCE (...), C'EST-À-DIRE AIDER LE PATIENT À BRANCHER SON MOI SPIRITUEL SUR LES FORCES UNIVERSELLES[1]. » (Lecture 275-33)

Car en ce temps-là, dans l'antiquissime Égypte, l'institut de beauté ne se concevait pas sans une pensée religieuse qui présidait à tous les soins du corps.

« LES TEMPLES ÉTAIENT FAITS POUR QUE LES GENS PUISSENT ADORER LES FORCES, C'EST-À-DIRE LES INFLUENCES DIVINES, CE QUI LEUR PERMETTAIT DE RÉHARMONISER LEUR CORPS AVEC LEUR ESPRIT. » (Lecture 275-40)

La musique et la voix et les incantations étaient intégrées naturellement dans les soins du corps :

---

1. Voir « *Edgar Cayce, guérir par la musique* », Éd. du Rocher, 1989. Quant à l'expression « LES FORCES UNIVERSELLES », c'est l'une des façons de Cayce de désigner Dieu. (N.D.L.T.)

« EN CE TEMPS-LÀ, DANS TON SERVICE AU TEMPLE DE LA BEAUTÉ, TU UTILISAIS CES INCANTATIONS, QUI AVAIENT POUR BUT DE GLORIFIER LES FORCES CRÉATRICES À L'ŒUVRE DANS TOUT HOMME, AGISSANT SUR TOUTES LES ÉMOTIONS HUMAINES TELLES QU'ON LES CONNAÎT AUJOURD'HUI. » (Lecture 275-43)

Si Cayce raconte les techniques et les thérapies en usage dans la préhistoire égyptienne, c'est pour l'information que nous pouvons en tirer dans notre vie actuelle et comme encouragement pour l'avenir. La vie ressemble au voyage d'Ulysse: une navigation dans des pays et des civilisations très divers, comme l'a décrite « *L'Odyssée* ». Nos multiples expériences de vies antérieures ont pour but de nous instruire, et de nous rendre efficaces dans notre tâche.

Se réincarner en homme ou en femme ?

Aussi curieux que cela puisse paraître au non-initié, il peut être utile et intéressant de changer de sexe d'une vie à l'autre: cela élargit la gamme de nos connaissances et de nos expériences. Il arrive cependant que certaines âmes s'incarnent toujours dans le même sexe, ce qui leur donne une vision incomplète de la réalité:

« L'ENTITÉ EST FÉMINISSIME ! JUSQU'À LA RACINE DES CHEVEUX, N'AYANT JAMAIS VOULU PRENDRE L'AUTRE SEXE AU COURS DE SES EXPÉRIENCES D'INCARNATION SUR LA TERRE ! PAS ÉTON-

NANT QU'ELLE COMPRENNE SI MAL LES HOMMES — ET RÉCIPROQUEMENT!» (Lecture 3379-2)[1]

La nouvelle race d'hommes et l'Âge du Verseau

Les lectures de Cayce font souvent allusion au Nouvel Age et aux perspectives d'avenir — dans lesquelles nous devons toujours nous placer, afin de garder notre jeunesse mentale et physique. Voici par exemple une de ces lectures, qui date de 1944, c'est-à-dire de la fin de la vie de Cayce :

« QUELLE HISTOIRE INSOLITE VOUS AVEZ! ON POURRAIT DIRE QUE VOUS ÊTES L'UNE DES "MÈRES" DE L'HUMANITÉ, CAR, SAVEZ-VOUS?, VOUS AVEZ ÉTÉ DANS L'ARCHE DE NOÉ! CAR, EN EFFET, VOUS VOUS ÊTES INCARNÉE À UNE ÉPOQUE DE TOURNANT, ALORS QUE DE NOUVEAUX ENSEIGNEMENTS ALLAIENT ÊTRE DONNÉS (à l'Humanité). ET MAINTENANT QUE VOUS VOILÀ REVENUE, UN NOUVEL ENSEIGNEMENT VA APPARAÎTRE. PUISSIEZ-VOUS DANS VOTRE ESPRIT, VOTRE CORPS, DANS LES OBJECTIFS DE VOTRE VIE ACTUELLE, VOUS PRÉPARER À DEVENIR LE CANAL PAR LEQUEL PASSERONT LES MESSAGES À VENIR. MESSAGES DONT LES HOMMES ONT BESOIN POUR ÉVEILLER LEUR ESPRIT, POUR QU'ILS RESSENTENT L'URGENCE DE RETROUVER UNE RELATION AVEC LES FORCES CRÉATRICES, C'EST-À-DIRE AVEC DIEU. » (Lecture 3653-1)

---

1. Voir une lecture analogue sur le même sujet, dans « *L'Univers d'Edgar Cayce* », Tome I., p. 135 (Éd. R. Laffont), avec un développement sur la question du changement de sexe d'une incarnation à l'autre (N.D.L.T.)

Signalons une autre lecture, de 1943, qui disait :

« CAR COMME IL A ÉTÉ DIT, MAINTENANT, DANS LES TOUTES PROCHAINES ANNÉES, ENTRERONT SUR LA TERRE UN GRAND NOMBRE DE CEUX QUI DOIVENT PRÉPARER LA VOIE POUR LA NOUVELLE RACE, LA NOUVELLE EXPÉRIENCE DE L'HOMME ; ET UNE PARTIE DE CETTE ACTIVITÉ CONCERNERA LA PRÉPARATION DU JOUR DU SEIGNEUR[1]. » (Lecture 3514-1)

Alors, pour ceux d'entre nous qui sont nés dans ces années d'après-guerre, attention ! Ils vont voir ce qu'ils vont voir ! La réincarnation de personnalités importantes de l'Histoire, et des tas d'autres choses extraordinaires !

---

1. Il s'agit du fameux « Jour du Seigneur », c'est-à-dire le Retour du Christ Cosmique (et de Marie), annoncé par tous les prophètes et tous les voyants — qui doit se produire à la fin de ce siècle, inaugurant l'Ère du Verseau et les années 2000. J'en ai longuement parlé dans un livre consacré à ce sujet : « *Les Prophéties d'Edgar Cayce* », Éd. du Rocher. (N.D.L.T.)

Chapitre 11

RAJEUNIR SES IDÉES

Mais voyons, tout est dans la tête !

C'est l'axiome préféré de Cayce, en américain « MIND IS THE BUILDER ».
Comprendre parfaitement ce principe de base n'est pas donné à tout le monde. Arrêtez-vous et réfléchissez-y à fond. Cayce l'explique en paraphrasant la Bible[1] :

---

1. Toujours un peu agaçant pour notre lecteur gaulois, cet abus de Bible mise à toutes les sauces. Il faut comprendre Cayce : en Amérique, on ne connaît que ça, et vraiment que ça. C'est pourquoi notre Edgar, s'adressant à ses concitoyens, met le paquet des versets bibliques ! Il ne pouvait faire autrement ! S'il s'était adressé à mes lecteurs français, il en aurait sûrement mis un peu moins. Car nous autres, nous n'avons pas QUE la Bible comme source de révélation : nous avons aussi l'immense corpus des Pères de l'Église, des révélations publiques et privées (en particulier, les apparitions mariales — qui sont pour nous très importantes). Nous avons aussi un fond de traditions celtiques et druidiques, qui subsistent. Notre voisinage historique avec l'Islam a certainement eu son influence, en particulier au temps des Croisades. Et enfin, les enseignements spirituels « païens » des Grecs et des Latins de l'Antiquité ont certainement joué un rôle important, quoique occulte, dans notre vision religieuse. (N.D.L.T.)

« LE PRINCIPE DE BASE, C'EST : SACHE, ISRAËL, QUE LE SEIGNEUR DIEU EST UN. DE CETTE BASE, IL FAUT DÉDUIRE LOGIQUEMENT QUE TOUTE PUISSANCE, TOUTE ÉNERGIE, TOUT MOUVEMENT, TOUTE VIBRATION, TOUT CE QUI FAIT MOUVOIR ET BOUGER, PROVIENT EN SON ESSENCE D'UNE SEULE FORCE ÉNERGÉTIQUE, UNE SEULE SOURCE, OÙ SE RETROUVE LE MÊME ÉLÉMENT (essentiel). » (Lecture 262-52)

A partir de là, il faut admettre que dans tout ce qui existe, on retrouve cet élément de base, cette énergie vitale. Le corps lui-même n'est que mouvements vibratoires :

« AINSI, IL Y A LES VIBRATIONS PRODUITES PAR LES ÉNERGIES ÉLECTRIQUES À L'INTÉRIEUR DU CORPS. ET LA VIE ELLE-MÊME EST ÉLECTRICITÉ ! » (Lecture 281-27)

Donc, pensons-y : si ce qu'on appelle la vie est un ensemble de phénomènes électriques, chaque atome (comme chaque organisme) a un pôle négatif et un pôle positif. C'est bien ce que savent depuis toujours les philosophies orientales, en particulier le Tao qui parle du Yin et du Yang :

« CE PRINCIPE DE LA VIBRATION UNIVERSELLE EST LA VÉRITÉ MÊME. AU COMMENCEMENT, DÉJÀ, EXISTAIT LA FORCE D'ATTRACTION ET LA FORCE DE RÉPULSION. » (Lecture 262-52)

Et encore :

« DIEU EST LA CAUSE PREMIÈRE, LE PRINCIPE PREMIER, LE MOUVEMENT INITIAL. IL EST ! » (Lecture 262-52)

Partant de là, si la Terre a une charge négative, c'est-à-dire réceptive, parce qu'elle est Yin (jusqu'à s'appeler la Terre Mère, symbole du féminin Yin réceptif), la force qui est la « cause première » est Yang ; elle a donc une charge positive. Le Ciel est donc Notre Père et il est Yang (masculin).

Chaque être humain appartient donc à la fois au Ciel et à la Terre, au Yin et au Yang, au positif et au négatif. Mais l'un ou l'autre domine, suivant le sexe, l'âge, l'époque, l'humeur...

> « ET LORSQUE CETTE CAUSE PREMIÈRE SE MANIFESTE À L'EXPÉRIENCE DE L'HOMME DANS SA VIE ACTUELLE SUR LA TERRE, QU'IL VOIT QU'IL PEUT AVOIR UNE INFLUENCE SUR CETTE FORCE COSMIQUE, SUR CE POUVOIR, ET L'UTILISER DANS TELLE OU TELLE DIRECTION, CELA LE REND PERPLEXE. ET POURTANT, C'EST CERTAIN ! MAIS LE PHÉNOMÈNE EST PLUTÔT COMPARABLE À LA RÉFLEXION DE LA LUMIÈRE DANS UN MIROIR. » (Lecture 262-52)

Autrement dit, si nous savions utiliser cette force cosmique à la façon dont on utilise les rayons lumineux réfléchis par un miroir, nous saurions utiliser de façon créatrice l'énergie Yang, c'est-à-dire positive, en projetant cette force à l'extérieur de nous-même, dans la direction voulue. Cayce a souvent fait référence à l'énergie atomique, avec cette notion moderne des particules chargées soit positivement soit négativement :

> « L'HOMME PREND MAINTENANT CONSCIENCE DE L'EXISTENCE D'UN MOUVEMENT À L'INTÉRIEUR DE L'ATOME. » (Lecture 262-10)

Apprendre à contrôler nos mécanismes physiques

Cette énergie mentale que l'on croyait autrefois localisée uniquement dans le cerveau, nous devons la considérer plutôt comme une impulsion électrique émise depuis le cerveau, et envoyée à chacune des cellules du corps. Cela nous permet de mieux comprendre Cayce lorsqu'il affirme que :

> « CHAQUE ENTITÉ, POSSÉDANT UN CORPS PHYSIQUE, UN CORPS MENTAL ET UN CORPS SPIRITUEL, EST UNE COPIE MINIATURISÉE DE L'UNIVERS. » (Lecture 262-10)

Comme la volonté est un élément directif agissant sur les éléments de polarité contraire (c'est-à-dire réceptifs), nous pouvons l'employer utilement pour agir sur les structures matérielles. *Dixit* Cayce :

> « RIEN N'EST PLUS FORT QUE LA VOLONTÉ INDIVIDUELLE ! ELLE EST UN HÉRITAGE, ELLE EST UN DON DES FORCES CRÉATRICES. C'EST ELLE QUI DÉFINIT L'INDIVIDUALITÉ D'UNE ENTITÉ, SA POSSIBILITÉ DE SE CONNAÎTRE, D'ÊTRE ELLE-MÊME, ET CEPENDANT, EN TANT QUE TELLE, D'ÊTRE UNIE AUX FORCES CRÉATRICES[1]. » (Lecture 2629-1)

En faisant usage de notre volonté, nous employons donc une force électrique positive, qui nous attire dans le champ électrique négatif

---

[1] « Forces Créatrices » = Dieu, dans le langage de Cayce. (N.D.L.T.)

de la Terre — ce qui nous y maintient. Inversement, si nous passons dans un champ électrique négatif (c'est-à-dire réceptif), nous pouvons nous dégager des liens qui nous lient à la Terre, et ainsi ne pas nous rebeller contre les Forces Créatrices. Les deux possibilités, actives et passives, nous sont offertes. Nous intégrons à la fois un corps physique, qui appartient à la Terre, un corps spirituel et un corps mental, qui appartiennent aux énergies cosmiques. Mais chaque atome de notre corps physique est mû par «LES ÉNERGIES COSMIQUES» (que Cayce appelle: «LA CAUSE PREMIÈRE», «LA FORCE», «LE PRINCIPE INITIAL» dans la lecture que nous avons vue ci-dessus).

Notre mental contrôle le champ électrique que représente l'ensemble de nos cellules. Car nous savons aujourd'hui que toute matière est immergée dans un champ électrique et le siège de phénomènes électriques, sans lesquels elle n'existerait même pas sous la forme que nous lui voyons. Tout ce qui est matériel est animé de mouvements vibratoires. Par exemple, les bruits extérieurs parviennent à notre corps sous forme de vibrations; et là, à travers l'ouïe et les nerfs auditifs, ces vibrations parviennent à cet ordinateur qu'est le cerveau; celui-ci les transforme en impulsions électriques, qui seront envoyées vers nos organes. Chacun de ceux-ci digérera le message, et chacune de nos cellules également. Il en va de même pour les vibrations lumineuses, tactiles, olfactives et gustatives. On comprend mieux alors ce que disait Cayce dans la lecture 262-10, que nous avons vue plus haut (au chapitre 4), sur le fait que l'inconscient n'est au fond qu'un stock d'habitudes, de réflexes, dont nous avons perdu conscience.

La force — et la faiblesse ! — de l'habitude

Il est facile de comprendre que nous réagissons spontanément, par réflexe, à des informations que nous avions emmagasinées dans notre corps physique et notre corps mental. C'est ce que l'on appelle une habitude.

Ces réponses routinières aux sollicitations de la vie quotidienne sont là pour nous aider, pour nous gagner du temps et de l'énergie (comme les réflexes de la conduite automobile, par exemple). Réflexes qui peuvent se maintenir indéfiniment si nous les laissons courir. Seulement voilà : il y a de bons réflexes, et il y en a de mauvais. Si c'est le cas, il faut savoir qu'il est toujours possible, si on le veut vraiment, de remplacer les vieux « programmes » de comportement par des nouveaux, mieux adaptés :

« IL Y A LÀ DES TENDANCES NÉGATIVES. POURTANT, CELLES-CI POURRAIENT ÊTRE SURMONTÉES EN AGISSANT JUSTE À L'OPPOSÉ ! » (Lecture 1580-1)

Certaines écoles de thérapie du comportement ont adopté comme « premier commandement » : « Agissez — ne réagissez pas ! » Sans prendre cet aphorisme au pied de la lettre, on pourrait tout de même réfléchir sur son utilité. Autrement dit, après avoir pris conscience de ces mécanismes, faire la différence entre l'action lucidement décidée et la réponse-réflexe installée par l'habitude, qui peut se révéler extrêmement inadaptée dans bien des cas. Nous pourrions ainsi améliorer

notre efficacité dans un grand nombre de situations difficiles de la vie, et avoir plus de succès.
Il y a aussi le danger de routine, d'usure : en utilisant toujours les mêmes cellules et de la même façon, celles qui sont inutilisées risquent d'être atrophiées. D'où l'intérêt de se rajeunir en ne se laissant pas piéger dans de mauvaises habitudes. C'est là que nous guette le karma, c'est-à-dire la mémoire des actions antérieures. Et ceci jusqu'à ce que nous ayons appris à nous libérer de nos mauvais réflexes tristement répétitifs. Voilà pourquoi il peut être utile d'identifier un événement d'une vie antérieure : cela nous fera comprendre comment la mémoire (plus ou moins inconsciente) que nous en avions était pour nous une pierre d'achoppement.

L'influence des émotions négatives sur la santé et la beauté

La première démarche est :

« D'ÊTRE CAPABLE DE S'OBSERVER SOI-MÊME COMME SI L'ON ÉTAIT LITTÉRALEMENT UN OBSERVATEUR EXTÉRIEUR. » (Lecture 262-9)

Efforçons-nous toujours d'agir en pleine conscience de ce que nous faisons :

« METTEZ EN PRATIQUE CE QUE VOUS SAVEZ », disait Cayce.

« IL FAUT VEILLER À APPROVISIONNER VOTRE MÉMOIRE INCONSCIENTE AVEC DE BONS RÉFLEXES. CE QU'UN INDIVIDU MET EN PRATIQUE DANS SA TÊTE ET DANS SON CORPS DEVIENDRA PARTIE INTÉGRANTE DE LA CONSCIENCE DE SON CORPS PHYSIQUE. CELA MANIFESTERA DE FAÇON ÉVIDENTE SES RELATIONS AVEC AUTRUI, À TOUS LES NIVEAUX DE SA PERSONNALITÉ ET DE SON INDIVIDUALITÉ. TOUT CELA TRADUIRA SES RELATIONS AVEC LES FORCES CRÉATRICES[1]. » (Lecture 2174-2)

La colère est un poison

Quelles sont les situations conflictuelles que nous affrontons habituellement dans la vie quotidienne ? Réagissons-nous toujours de la même façon désastreuse vis-à-vis d'un conjoint de mauvaise humeur ? d'un inconnu hostile ? Si l'on nous attaque, est-ce que nous avons tendance à « cogner d'abord, discuter ensuite » ? Est-ce que nous avons tendance à perdre notre sérénité dans les discussions ? Toutes ces perturbations émotionnelles affectent immédiatement la beauté, l'harmonie de notre visage et de notre corps.
Malheureusement, le monde moderne déséquilibre les gens et il n'y a pas de journée où l'on ne rencontre de pauvres égarés, qui bien souvent

---

1. Les « FORCES CRÉATRICES », c'est ainsi que Cayce appelle Dieu. Notez bien que Cayce distingue « l'Individualité », qui est l'entité globale avec toutes ses potentialités et son histoire karmique, de la « personnalité », qui est le « créneau » spécifique choisi pour cette incarnation-ci (une partie seulement de l'individualité). Voir à ce sujet « *L'Astrologie karmique d'Edgar Cayce* », Éd. R. Laffont. (N.D.L.T.)

nous agressent. Mieux vaut considérer chaque rencontre comme une magnifique occasion de progresser spirituellement en liquidant son karma[1].

« RAPPELLE-TOI QUE TU N'ES JAMAIS SUPÉRIEUR À CELUI QUI A RÉUSSI À TE FAIRE PERDRE LE CONTRÔLE DE TOI-MÊME ! » (Lecture 254-59)

N'offrez pas au public ce spectacle ! Mais attention : de même qu'il y a une façon gracieuse de s'asseoir ou de marcher, il y a une façon de se mettre en colère sans perdre sa dignité. Il suffit de contrôler le spectacle ! C'est parfois nécessaire, car la colère incontrôlée est comme toutes les émotions négatives, dangereuse pour la santé :

« VOTRE ÉNERGIE MENTALE EST SOUVENT PERTURBÉE, GASPILLÉE ! ET C'EST CELA QUI VOUS DONNE CES MIGRAINES, CETTE NERVOSITÉ, CES MAUX D'ESTOMAC, CES NAUSÉES, EN PROVOQUANT CHEZ VOUS UN EXCÈS D'ACIDE CHLORHYDRIQUE DANS L'ESTOMAC. C'EST POURTANT CLASSIQUE, ET TOUT LE MONDE DEVRAIT SAVOIR ÇA ! LA COLÈRE AGIT DANS CE CAS COMME UN POISON POUR L'ORGANISME. ELLE PEUT DÉTRUIRE LE CERVEAU, COMME UNE VRAIE MALADIE, CAR ELLE EST ELLE-MÊME UNE MALADIE MENTALE. » (Lecture 3510-1)

On a beaucoup parlé de l'attitude de la mère qui attend un enfant. Souvent pour l'accuser de ne pas avoir protégé le fœtus contre les influences perturbatrices venues de l'extérieur. Mais la

---

1. C'est Bouddha qui avait la solution quand il disait : « Protégez-vous par une armure de compassion ! » Autrement dit, la compassion désarmera votre agresseur et vous protégera émotionnellement et physiquement. La compassion, c'est bien sûr ce qu'on a traduit en Occident par ce mot si mal compris : « la Charité ». (N.D.L.T.)

future mère était-elle elle-même protégée comme elle aurait dû l'être ? Et informée ? Voici une lecture de Cayce sur l'influence que peut avoir l'état d'esprit d'une femme enceinte sur le futur petit homme. Il s'agissait d'une maman qui nourrissait un nouveau-né de 5 jours et voulait savoir ce qu'elle devait éviter de manger :

> « LES GRAISSES, C'EST CE QUI EST LE PLUS NUISIBLE AUX NOUVEAU-NÉS. ET À ÉVITER SURTOUT : LA COLÈRE ! » (Lecture 1208-2)

Bien entendu, ça ne veut pas dire qu'on doive traverser la vie comme une plaque de gélatine. Si tendre l'autre joue, comme dit l'Évangile, à celui qui vous offense peut être la meilleure solution, ça ne marche pas toujours. La colère est parfois nécessaire, comme le montre l'histoire de Jésus fustigeant les marchands du Temple :

> « LA JUSTE COLÈRE EST UNE VERTU. CELUI QUI EST INCAPABLE DE COLÈRE EST UN ÊTRE TRÈS FAIBLE, MAIS CELUI QUI NE CONTRÔLE PAS SA COLÈRE EST BEAUCOUP PLUS BAS ENCORE ! » (Lecture 3416-1)

Qu'est-ce que Cayce veut dire par « JUSTE » ?

> « ÊTRE JUSTE, C'EST QUOI ? JUSTE ÊTRE BON, JUSTE ÊTRE NOBLE, JUSTE ÊTRE OUBLIEUX DE SOI, DÉSIRER JUSTE AIDER LE PAUVRE AVEUGLE ET LE PAUVRE INFIRME ! » (Lecture 5753-2)

Alors, comment agir de façon « JUSTE » au lieu de réagir de façon perturbatrice ?

> « CES TENDANCES AGRESSIVES ELLES-MÊMES DOIVENT ÊTRE SPIRITUALISÉES. AINSI AMÈNERONT-ELLES UN GRAND PROGRÈS INTÉRIEUR. MÊME SI CELA DOIT PASSER PAR DES ÉPREUVES ;

VOUS EN TIREREZ JOIE, PAIX, BONHEUR, HARMONIE — VERTUS QUI SONT TOUT LE CONTRAIRE DE LA HAINE, DE LA MÉCHANCETÉ ET DE LA VIOLENCE, N'EST-CE PAS?» (Lecture 476-1)

La peur, mère de tous les vices

Autre sentiment négatif, qui nous enlaidit et nous vieillit: la peur. Si la crainte de Dieu est le commencement de la sagesse, la crainte d'affronter les réalités de la vie est autre chose. Cette sorte de peur ne peut amener que la disharmonie. La peur:

«APPORTE D'ABORD À CEUX QUI LA SÈMENT AUTOUR D'EUX DES RELATIONS FONDÉES SUR LE MÉPRIS, ET ENSUITE, LE MÉPRIS D'EUX-MÊMES, OU PIS ENCORE, LA CONDAMNATION DE SOI-MÊME.» (Lecture 2686-1)

La peur finit par marquer un visage et lui donner des rides... Cayce estime qu'elle est le premier ennemi du genre humain.

«N'AYEZ JAMAIS PEUR, JAMAIS.» (Lecture 1981-1)

«CAR LA PEUR ENGENDRE LE DOUTE.» (Lecture 2272-1)

«SACHEZ QUE SI VOUS DOUTEZ DES AUTRES, C'EST PARCE QUE LES AUTRES NE PEUVENT PAS AVOIR CONFIANCE EN VOUS! S'IL VOUS ARRIVE DE DOUTER AINSI, FAITES UN EXAMEN DE CONSCIENCE.» (Lecture 1668-1)

Comme toutes les émotions négatives, le doute enferme l'individu dans un cercle vicieux : il engendre, par ricochet, le doute chez les autres. Une attitude pessimiste s'exprime aussi par la manie de critiquer autrui, autre cercle vicieux qui revient en boomerang vers celui qui en use :

« POUR PRENDRE CONSCIENCE EN VOUS, EN VOS POSSIBILITÉS SPIRITUELLES, ARRÊTEZ DONC DE CRITIQUER LES AUTRES. AINSI VOUS NE SEREZ PAS CRITIQUÉ. ARRÊTEZ DE PARLER DES GENS DE FAÇON MALVEILLANTE. SI VOUS NE POUVEZ RIEN EN DIRE DE BIEN, N'EN DITES RIEN DU TOUT. ET CELA, MÊME SI LE MAL QUE VOUS POURRIEZ EN DIRE ÉTAIT VRAI. RAPPELEZ-VOUS QUE DANS LE PIRE DES HUMAINS, IL RESTE ENCORE ASSEZ DE BIEN POUR ENLEVER AU MEILLEUR D'ENTRE NOUS LE DROIT DE CRITIQUER QUI QUE CE SOIT ! » (Lecture 1722-1)

C'est un des grands principes spirituels que de s'attacher à magnifier les vertus de chacun, tandis que l'on essaiera d'en excuser les fautes.

« NE CRITIQUEZ PAS TOUJOURS ; LORSQUE VOUS DÉCOUVREZ UNE FAUTE, SOYEZ BIEN SÛR QUE LES AUTRES VOUS EN TROUVERONT UNE À VOUS AUSSI. LAISSEZ-VOUS DONC GUIDER DAVANTAGE PAR LA PAIX ET PAR LA PITIÉ, DANS VOS PAROLES ET DANS VOS ACTES, JOUR APRÈS JOUR ! » (Lecture 262-116)

Le ressentiment détraque l'estomac

Ainsi la peur perturbe notre santé et détruit notre beauté ; comme le dit le langage populaire : « avoir une dent contre quelqu'un », « se ronger les sangs », « avoir les foies », « se faire un sang d'encre ». La rancœur détruit plus négativement encore (« être dévoré de haine », « se ronger de jalousie... »). Attention, dit Cayce :

> « CULTIVER TON RESSENTIMENT, RUMINER TA VENGEANCE, ENTRETENIR EN TOI LES PENSÉES NÉGATIVES QUI AMÈNERONT LA VIOLENCE, TOUT CELA N'ABOUTIRA QU'À UN SEUL RÉSULTAT : CONSTRUIRE UNE BARRIÈRE QUI T'EMPÊCHERA DE JOUIR DE LA PAIX ET DU CONTENTEMENT INTIME. » (Lecture 1608-1)

Les conséquences physiques de tout sentiment négatif sont immédiates :

> « LE RESSENTIMENT (...) AMÈNE AUTOMATIQUEMENT DES SÉCRÉTIONS QUI DÉTRAQUENT TOUT CE QUI CIRCULE DANS L'ORGANISME, ET PARTICULIÈREMENT LE FONCTIONNEMENT D'ORGANES COMME LA RATE, LE PANCRÉAS, LE FOIE... » (Lecture 470-19)

Il vaut certes mieux « se dilater la rate » par une bonne séance de rigolade que se faire de la bile ou une crise de foie... Si vous ne « digérez pas » la méchante peau de banane que quelqu'un a glissée sous vos pieds, des troubles digestifs surviendront. En particulier au niveau gastrique (« ce qu'il m'a dit m'est resté sur l'estomac ») et intestinal (« un mec constipé », ou bien « Un tel nous fait ch... », dans le langage populaire). Selon Cayce :

> « LE RESSENTIMENT PRODUIRA DES INFLAMMATIONS LOCALES. LE DÉSIR DE VOUS VENGER, SI VOUS LE CULTIVEZ INTÉRIEUREMENT, PRODUIRA UN EFFET PSYCHOSOMATIQUE NOCIF SUR LE SYSTÈME NERVEUX, EN PARTICULIER AU NIVEAU DE L'ESTOMAC ET DU PLEXUS SOLAIRE. ALORS VOUS SAVEZ CE QU'IL VOUS RESTE À FAIRE ! VOUS N'AVEZ QU'À VOUS OBSERVER POUR VOIR

COMMENT ÇA SE PASSE! L'INFLAMMATION N'EST PAS ENCORE DANS L'APPENDICE MAIS SEULEMENT SUR LE CÆCUM, OÙ MENACE CETTE OCCLUSION INTESTINALE.» (Lecture 1005-7)

Le passage du bol alimentaire entre l'estomac et l'intestin peut aussi être bloqué par une constipation nerveuse, qui traduit un état émotionnel négatif. Il est donc essentiel d'arriver à liquéfier la peur, le ressentiment, la colère, le doute, le pessimisme, toutes les émotions négatives. C'est parfois un dur combat intérieur. On peut s'aider de considérations tirées des lectures :

«LA FAÇON DONT TU TRAITES LES AUTRES, C'EST EN RÉALITÉ LA FAÇON DONT TU TRAITES TON CRÉATEUR. GARDE CELA PRÉSENT À L'ESPRIT, CELA T'AIDERA À SURMONTER TES RESSENTIMENTS.» (Lecture 2982-1)

Se faire du souci tue...

L'angoisse, la peur sont devenues une production nationale en Amérique — hélas! C'est tout l'opposé du «CONTENTEMENT INTIME», dont parle Cayce. Le bonheur, c'est tout bête, ça consiste à vivre pleinement l'instant présent :

«QUEL QUE SOIT L'ÉTAT DANS LEQUEL TU TE TROUVES, ARRANGE-TOI POUR ÊTRE CONTENT. PAS FORCÉMENT SATISFAIT, MAIS CONTENT!» (Lecture 137-7)

Autrement dit, inutile de ruminer le passé ni de se tourmenter avec les angoisses du futur :

> « NE T'ENCOMBRE DONC PAS DE TRACAS INUTILES AVANT L'HEURE, CAR SE FAIRE DU SOUCI, CELA PEUT TUER. » (Lecture 900-435)

Le souci peut démolir la santé, beaucoup plus que le manque de sommeil :

> « VOTRE CORPS PREND UN REPOS QUI SERAIT SUFFISANT, S'IL N'Y AVAIT PAS CE MAUVAIS SANG QUE VOUS VOUS FAITES ! L'INQUIÉTUDE DÉMOLIT PLUS VOTRE SANTÉ QUE LE MANQUE DE REPOS. » (Lecture 1236-1)

> « PRENEZ CONSCIENCE DU FAIT QUE L'ANGOISSE NE SERVIRA À RIEN D'AUTRE QU'À VOUS METTRE DES BÂTONS DANS LES ROUES, EN VOUS EMPÊCHANT D'OBTENIR LE MEILLEUR POUR VOUS ET POUR LES AUTRES. » (Lecture 39-4)

Se battre pour ne pas se laisser aller :

> « GARDEZ VOTRE ÉQUILIBRE MENTAL. NE DÉPRIMEZ PAS ! » (Même lecture)

De toute façon, la déprime est le plus sûr moyen de détruire sa beauté (donc ses atouts pour réussir). A une dame qui se plaignait de cernes sous les yeux :

> « ÇA VIENT, dit Cayce, D'UN MAUVAIS ÉTAT NERVEUX ET DU MAUVAIS SANG QUE VOUS VOUS FAITES ! » (Lecture 1523-51)

Ce qu'il y a d'intéressant chez Cayce, c'est cette philosophie optimiste de l'existence, qui repose sur des principes de bon sens, accessibles à tous.

Principes qui émergent de l'immense corpus de ces « lectures » que l'on ne finit jamais de méditer. Par exemple, comment faire pour sortir de la déprime dont nous venons de parler ? Pour ne pas déprimer à l'idée qu'on pourrait déprimer ? Réponse :

> « NE VOUS EN FAITES PAS, C'EST CERTES FACILE À DIRE. MAIS À FAIRE ? EH BIEN, SACHEZ QU'IL EST ESSENTIEL DE GARDER LE CONTRÔLE DE SA PENSÉE, D'ABORD PARCE QU'ON LE VEUT, ENSUITE EN L'ORIENTANT VERS LE SERVICE DES AUTRES. » (Lecture 646-1)

Le crime de base : l'égoïsme

Cette lecture nous introduit au principe numéro un de l'enseignement Cayce : l'égoïsme. Qu'est-ce donc que le « péché », dont le catéchisme nous rebattait autrefois les oreilles ? Ou, pour parler de façon plus actuelle, l'erreur ? Pour Cayce, quelle qu'en soit l'appellation, contrôlée ou non, cela vient toujours de l'égoïsme — vieux monstre qu'il n'est pas toujours évident de débusquer dans la forêt quotidienne. Pour Cayce, la liste des péchés capitaux (et capiteux !) se ramène, en fin de compte, à une enflure de l'égo. Tout vient d'un égo qui veut ignorer les droits d'autrui. Mais il peut se dissimuler derrière des masques subtils, se parant d'une fausse vertu qui trompe son monde. Par exemple, la fausse humilité :

« L'ENTITÉ A SOUVENT TENDANCE À SE SOUS-ESTIMER (...). L'HUMILITÉ, CERTES, C'EST BIEN. MAIS ALLUME-T-ON UNE LAMPE POUR LA CACHER SOUS LE BOISSEAU ? SI LA GÉNÉROSITÉ SANS ARRIÈRE-PENSÉE EST EN ACCORD AVEC LA LOI DIVINE, LA DÉPRÉCIATION DE SOI-MÊME NE L'EST PAS. C'EST UNE FORME D'ÉGOÏSME, UNE FORME D'ATTACHEMENT À L'ÉGO. » (Lecture 2803-2)

Attention aux gens qui se cachent derrière une servilité obséquieuse, comme un truand derrière un masque : « Trop polis pour être honnêtes », dit le proverbe.

Autre exemple : la bonne tenue. Tous les pensionnats de jeunes filles d'autrefois se vantaient de leur enseigner les « bonnes manières ». Et pourtant celles-ci ne peuvent être acquises uniquement en apprenant à s'asseoir sans croiser les jambes... Nous savons bien que dans la véritable bonne éducation, dans la grâce des manières, dans la présentation raffinée, il y a davantage que l'art de manier le couteau et la fourchette. On a même posé la question à Cayce : que conseillait-il à un timide pour acquérir un peu d'aisance dans ses manières ?

« SOYEZ VOUS-MÊME » ! (Lecture 2936-2)[1]

Pour cela, il faut d'abord se connaître, comme disait l'ami Socrate. Il est important d'analyser d'abord ce qui ne va pas, les habitudes déplaisantes pour les autres, les réflexes égoïstes qui gênent autrui :

---

1. Saint François de Sales disait : « La politesse est la fleur de la charité. » Autrement dit, la véritable politesse vient du cœur. Et nous l'entendons ainsi dans la tradition française. (N.D.L.T.)

« Donc, apprenez à ne plus être égoïste. Renoncez à désirer quoi que ce soit qui gênerait quelqu'un et vous donnerait un avantage au détriment d'autrui. C'est cela l'égoïsme : s'attribuer un avantage qui ferait souffrir les autres ! C'est bien cela dont doit se débarrasser chaque entité, chaque âme, à travers ses différentes expériences de vie dans la matière terrestre. » (Lecture 2185-1)

Cayce propose une trilogie (à laquelle on ne pense pas toujours) : il associe le temps, l'espace et... la patience :

« Le Temps, l'Espace et la Patience sont les moyens qui permettent à l'Homme, en tant qu'esprit limité, de devenir conscient de l'Infini. » (Lecture 3161-1)[1]

Si l'expression « espace-temps » est souvent employée par les médias (qui reprennent et vulgarisent des notions scientifiques déjà anciennes, en croyant qu'il s'agit de découvertes de pointe !), on n'entend jamais parler du troisième élément « la Patience », associé aux deux premiers. Or c'est l'un des enseignements de base de Cayce. Voici pourquoi :

« Chaque moment du temps, chaque morceau de l'espace sont aussi étroitement dépendants l'un de l'autre que les atomes entre eux. Et le vide n'existe pas, car ce serait une chose impossible à Dieu, comme l'indique (la structure) de l'Univers. En conséquence de quoi, il n'y a ni Temps ni Espace qui fasse obstacle à l'Amour manifesté sous forme de Patience. » (Lecture 3161-1)

---

1. Lecture que j'ai déjà donnée dans le Tome I de « *L'Univers d'Edgar Cayce* », p. 136, Éd. R. Laffont. (N.D.L.T.)

Peut-être est-ce aussi le sens de ce verset du Sermon sur la Montagne : « Heureux les doux : ils auront la terre en partage. »
Nous devons apprendre les lois de l'Univers (qui sont, dit Hermès, les mêmes « en haut et en bas »). Et cela, de vie en vie :

> « TOUT MONTRE QUE L'ENTITÉ AFFRONTE DES PROBLÈMES QUI NE SONT PAS NOUVEAUX. ET QU'EST-CE QUI CRÉE CES PROBLÈMES DANS L'EXPÉRIENCE DE VIE TERRESTRE D'UNE ENTITÉ ? QUE CE SOIT SUR LE PLAN MENTAL OU SUR LE PLAN PHYSIQUE, C'EST LE NON-RESPECT DES LOIS, DES VOLONTÉS DIVINES, EN VUE DESQUELLES LES FORCES CRÉATRICES ONT DONNÉ SA CHANCE (de vivre) À CETTE ENTITÉ INDIVIDUELLE. » (Lecture 2427-1)

> « PLUS L'INDIVIDU EST ÉVOLUÉ, PLUS IL EST HEUREUX. PAS SEULEMENT COMME UN ANIMAL QUI AURAIT LE VENTRE BIEN PLEIN, MAIS SUIVANT CETTE SORTE DE CONTENTEMENT INTÉRIEUR QUI ILLUMINE CEUX QUI AGISSENT POUR EXPRIMER LEUR JOIE ; DE LA MÊME FAÇON QU'UN OISEAU S'EXPRIME EN CHANTANT OU EN VOLANT, OU N'IMPORTE QUEL ANIMAL EN PRENANT SOIN DE SES PETITS. VOILÀ, C'EST CELA LA JOIE. AUTREMENT, C'EST LA LÉTHARGIE... » (Lecture 347-2)

Parmi les lois de l'Univers que nous devons apprendre, il y en a une qui se traduit par : « chaque chose en son temps », ou bien « ici et maintenant », comme on dit en Orient. Madame 3564 prenait Cayce pour une diseuse de bonne aventure, en lui demandant s'il la voyait tomber malade en mars prochain. Cayce, refusant de jouer les Madame Irma, répondit :

> « SI VOUS VOUS ATTENDEZ À TOMBER MALADE, VOUS POUVEZ MÊME L'AVOIR EN FÉVRIER, VOTRE MALADIE ! ET SI VOUS VOULEZ L'ÉVITER EN MARS, MAIS L'ATTRAPER EN JUIN, COMPTEZ

DESSUS POUR JUIN! MAIS SI VOUS TENEZ LE COUP JUSQU'EN JUIN, POURQUOI NE PAS VOUS EN PASSER TOUTE L'ANNÉE?»
(Lecture 3564-1)

Autrement dit, on a la maladie qu'on cherche. Si l'on vous parle d'épidémie de grippe, prenez-vous quelques dispositions pour l'éviter? Un stock de tisanes dépuratives? de thym? d'oranges et de citrons? Vous mettez-vous au régime salades-fruits? Êtes-vous de ceux qui disent: «L'angine, je ne l'ai pas encore eue cette année, mais je ne vais pas y couper?»
Le grand secret n'est pas seulement de savoir attendre, mais aussi d'y croire, de croire en notre nature divine:

CHAQUE PERSONNE EST EN RÉALITÉ LA MANIFESTATION D'UNE IDÉE DIVINE, LA CONCRÉTISATION D'UN SCHÉMA INDIVIDUEL CONÇU PAR CETTE ÉTINCELLE INTÉRIEURE QUE L'ON PEUT APPELER DIEU, LA NATURE, LES FORCES COSMIQUES, L'ÉNERGIE VITALE, ETC.» (Lecture 900-234)

Nous sommes donc des étincelles divines, et notre réussite dépend de l'idée que nous nous faisons de Dieu.

«SI VOUS N'ATTENDEZ PAS DE GRANDES CHOSES DE DIEU, C'EST QUE VOUS EN AVEZ UNE BIEN PAUVRE IDÉE!» (Lecture 462-10)

Dans certains milieux, il est de bon ton de tout critiquer en disant: «Je déteste ceci ou cela.» Il faut faire attention, car la haine est une force destructrice. Si vous détestez une nourriture, évitez-la, mais ne focalisez pas votre dégoût sous forme de haine. Et de même pour un lieu, un groupe de gens, un pays. Essayez de toujours focaliser votre attention sur ce que vous aimez :

« NE CRITIQUEZ PAS, NE HAÏSSEZ PAS, CAR LA HAINE CRÉE LA GUERRE ET APPORTE LES RIVALITÉS FRATRICIDES. SI TU VEUX AVOIR DES AMIS, COMPORTE-TOI DE FAÇON AMICALE. CE QUI NE SIGNIFIE PAS QU'ON DOIVE SE LAISSER MARCHER SUR LES PIEDS, NI INVERSEMENT AGIR DE MÊME AVEC LES AUTRES ! MAIS SI TU VEUX ÊTRE AIMÉ, DONNE DE L'AMOUR À AUTRUI. » (Lecture 1537-1)

Aimez, ça embellit

L'amour, après quoi nous courons tous...
C'est l'amour qui fait courir le monde, dans tous les sens du mot. L'amour, c'est la loi divine. Mais de quel amour parle-t-on ? Notre vocabulaire est très pauvre, avec un même mot pour désigner des sentiments opposés, alors que les Grecs distinguaient « l'éros » (désir physique) de « philos » (l'attrait) et de « l'apage » (amour fraternel).
Par exemple, la consultante n° 1786 était un cœur solitaire qui rêvait au Prince Charmant. Cayce, pas dupe, lui demanda :

« EST-CE VRAIMENT L'AMOUR QUE TU DÉSIRES CONNAÎTRE, OU BIEN FAIRE L'EXPÉRIENCE D'UNE ÉMOTION AGRÉABLE ? EST-CE LE DÉSIR DE TE TROUVER TOI-MÊME ? DANS UN ACTE UTILE ET CONSTRUCTIF ? C'EST TOUT-À-FAIT POSSIBLE, MAIS IL FAUT POUR CELA COMMENCER PAR RENONCER À TOI-MÊME (...) ET TE METTRE AU SERVICE DE L'AUTRE (...).
IL FAUT QUE TU PRENNES CONSCIENCE D'UNE CHOSE : SI TU VEUX LA VIE, SI TU VEUX L'AMITIÉ, SI TU VEUX L'AMOUR, TU DOIS D'ABORD LES RÉPANDRE AUTOUR DE TOI. CAR ON NE POSSÈDE QUE CE QU'À QUOI ON RENONCE. » (Lecture 1786-2)

C'est bien entendu un principe de base, à la fois connu et méconnu... Ce qu'on traduit dans le langage populaire par l'expression : « Cours après moi que je t'attrape ! » Autrement dit, c'est en faisant mine d'abandonner l'objet de ses désirs qu'on le séduit !

Voici une petite leçon de Cayce sur l'art de réussir la vie conjugale :

« QUE CHACUN DE VOUS DEUX SE RAPPELLE QUE L'AMOUR EST DON DE SOI. ET C'EST AUSSI UN PROCESSUS DE CROISSANCE. CELA SE CULTIVE... OU BIEN SE REFUSE ! IL EST NÉCESSAIRE QUE CHACUN LUTTE CONTRE SON ÉGOÏSME. DANS LE MARIAGE, N'OUBLIEZ PAS QUE L'UNION DES CORPS, DES ÂMES ET DES ESPRITS NE DEVRAIT PAS AVOIR DE MOTIVATIONS ÉGOÏSTES, MAIS ÊTRE UN TOUT... L'AMOUR GRANDIT, L'AMOUR SUPPORTE, L'AMOUR PARDONNE, L'AMOUR COMPREND TOUT. CE QUE CERTAINS CONSIDÉRAIENT COMME UNE ÉPREUVE, L'AMOUR VRAI LE CONSIDÉRERA COMME UNE OCCASION DE GRANDIR.
ALORS, N'ATTENDEZ PAS QUE L'AUTRE FASSE TOUTES LES CONCESSIONS ET PARDONNE TOUJOURS TOUT. MAIS AGISSEZ PLUTÔT DANS UNE PERSPECTIVE D'UNITÉ ET DANS LE BUT DE VOUS COMPLÉTER TOUJOURS L'UN L'AUTRE. » (Lecture 1816-1)

Car le contrat de mariage n'est pas un certificat de propriété :

« QUE VIENNE LE TEMPS OÙ L'ON COMPRENDRA QUE L'AMOUR N'EST PAS SIMPLEMENT POSSESSION, MAIS QU'IL VA INFINIMENT PLUS LOIN, QU'IL EMBRASSE TOUT ! » (Lecture 1816-1)

Encore une lecture sur l'amour conjugal[1] :

---

1. Dans ce domaine, Cayce sait de quoi il parle : sa vie conjugale fut un long roman d'amour avec sa femme Gertrude. (N.D.L.T.)

« L'AMOUR RÉCIPROQUE DOIT ÊTRE SANS DISSIMULATION, C'EST-À-DIRE SANS ARRIÈRE-PENSÉE DE POSSESSIVITÉ. COMME L'A DIT LE CHRIST : « AIMEZ-VOUS LES UNS LES AUTRES COMME JE VOUS AI AIMÉS. » EN DÉSIRANT DONNER VOTRE VIE, VOTRE MOI PROFOND, POUR UN IDÉAL, UN BUT. SINON VOUS VOUS MÉPRISEREZ VOUS-MÊME ET BLÂMEREZ L'AUTRE. » (Lecture 413-11)

Et toujours contre la possessivité :

« L'AMOUR, À SON NIVEAU LE PLUS HAUT, NE CHERCHE PAS À POSSÉDER ! CE N'EST DONC PAS RÉALISTE QUE D'ÊTRE POSSESSIF. » (Lecture 1821-1)

« CHERCHEZ À COMPRENDRE CE QU'EST RÉELLEMENT L'AMOUR. CAR CEUX QUI APPORTENT LA LUMIÈRE DE L'ESPOIR, CE SONT SEULEMENT CEUX QUI CHERCHENT À RÉPANDRE L'AMOUR, QUE CE SOIT SUR LE PLAN SPIRITUEL, INTELLECTUEL, OU MÊME SEULEMENT MATÉRIEL. SANS VRAI AMOUR, IL N'Y A NI ESPOIR, NI STABILITÉ. » (Lecture 1946-1)

Car toute beauté sur la Terre n'est qu'un écho des beautés divines :

« DEVENEZ UN CANAL DE BÉNÉDICTIONS POUR LES AUTRES, CAR AINSI LA BEAUTÉ DES FORCES DIVINES [1] — SI ON LES APPELLE

---

1. FORCES CÉLESTES » OU « FORCES DIVINES », expression qui veut dire Dieu chez Cayce. Mon lecteur a pu remarquer que sa philosophie des relations amoureuses est totalement opposée à ce que nous en dit la sous-culture des médias. Ne parlons pas de « Dallas »... Étrange Amérique, dont la frustration sexuelle endémique remplit nos cabarets à Montmartre (faits tout exprès pour le touriste yankee). Et qui, d'autre part, par la bouche de Cayce, tient sur l'amour des propos angéliques, tout à fait conformes aux meilleures traditions françaises (relire « La Princesse de Clèves » ou « La Guirlande de Julie » !) Enfin, en l'an 2000, on pourra s'aimer sans que la télé et les psychiatres se croient obligés tous les jours de vous dire comment ! (N.D.L.T.)

AINSI — SERA VÔTRE. LA BEAUTÉ POUR LA BEAUTÉ. L'AMOUR QUI N'EST PAS SEULEMENT LA MANIFESTATION DES ÉMOTIONS DU CORPS, MAIS PLUTÔT LE TÉMOIGNAGE DE L'ACTION DE DIEU POUR UNIR LES HOMMES. » (Lecture 1189-1)

Essayons de méditer Cayce et d'appliquer la sagesse des lectures. Pour le résumer :

« QUE LA JOIE CHANTE TOUJOURS DANS VOTRE CŒUR !
GARDEZ L'ESPRIT CLAIR !
TOURNEZ LE VISAGE VERS LA LUMIÈRE
ET LES TÉNÈBRES SERONT DERRIÈRE VOUS ! » (Lecture 39-4)

Chapitre 12

SAVOIR UTILISER LES VIBRATIONS BÉNÉFIQUES

On sait que toute notre vie baigne dans des champs vibratoires. Tout n'est que vibrations. Or certaines d'entre elles, que nous en soyons conscients ou non, exercent une énorme influence sur notre comportement et notre santé quotidienne. Ignorer ces vibrations peut nous coûter cher: témoin la manipulation actuelle du public par les médias. Nous allons donc, dans ce chapitre, vous aider à reconnaître certains phénomènes vibratoires qui peuvent vous apporter une aide considérable dans la pratique de tous les jours: couleurs, sons, bijoux et pierres, parfums... Nous pouvons utiliser à notre profit leur puissance vibratoire, ou, du moins, ne pas permettre qu'elle soit utilisée à notre détriment.

La musique

C'est bien connu, elle adoucit les mœurs! Et pas seulement chez les charmeurs de serpents, mais aussi chez les humains... Partant de l'idée que la musique a d'heureux effets sur le comportement, on a pris l'habitude, depuis 20 ans, d'inonder de musique (la meilleure ou la pire!) tous les lieux publics et privés: bureaux, administrations, salles d'attentes, etc. Cayce a beaucoup parlé de la musique et de son emploi — tant positif que négatif — dans notre vie[1].

« APPRENDS DONC LA MUSIQUE, C'EST UNE PART DE LA BEAUTÉ SPIRITUELLE. CAR RAPPELLE-TOI, SEULE LA MUSIQUE PEUT FRANCHIR L'ESPACE ENTRE LE FINI ET L'INFINI. PAR L'HARMONIE DU SON, PAR L'HARMONIE DE LA COULEUR, PAR L'HARMONIE DU MOUVEMENT, CELUI QUI FAIT DE LA BELLE MUSIQUE EXPRIME TOTALEMENT SON INTELLIGENCE DE L'HARMONIE PAR SON ACCORD PHYSIQUE AVEC CETTE MUSIQUE. QUE TA VIE SOIT RÉGLÉE PAR CETTE MÊME HARMONIE QUE TU RETROUVES DANS LES MEILLEURES MUSIQUES. » (Lecture 3659-1)

Car il y a musique et musique. Le lecteur a probablement entendu parler des expériences scientifiques menées sur les plantes, dont l'une, exposée à certains rythmes d'« acid rock », dépérissait à vue d'œil, tandis qu'une autre s'épanouissait de façon extraordinaire aux accords de Debussy!

---

1. Voir « *Edgar Cayce, guérir par la musique* », aux Éditions du Rocher, 1989, dans lequel j'ai rassemblé et commenté l'essentiel des lectures de Cayce sur ce sujet si important. (N.D.L.T.)

« IL Y A LA MUSIQUE DES SPHÈRES CÉLESTES, IL Y A VRAIMENT LA MUSIQUE DE TOUT CE QUI SE DÉVELOPPE DANS LA NATURE. IL Y A UNE MUSIQUE POUR LA CROISSANCE DE LA ROSE, UNE MUSIQUE POUR CHAQUE PLANTE QUI PORTE SA COULEUR ET QUI FLEURIT POUR L'ÉDIFICATION, LA SANCTIFICATION MÊME DE SON ENVIRONNEMENT. » (Lecture 949-12)

Mais il y a des musiques malsaines :

« CAR LA MUSIQUE EST DU DOMAINE DE L'ÂME, ET L'ON PEUT DEVENIR MALADE DANS SON ESPRIT ET SON ÂME, À CAUSE DE LA MUSIQUE. C'EST-À-DIRE MALADE DANS SON ESPRIT ET SON ÂME, À CAUSE DE CERTAINES MUSIQUES. » (Lecture 5401-1)

Guérir par la musique

L'emploi de la musique dans les hôpitaux fait actuellement quelques progrès — mais il y a encore à faire ! On a commencé à utiliser la musicothérapie dans les hôpitaux psychiatriques, car la musique semble un moyen efficace pour guérir les malades mentaux[1]. Les enfants handicapés font de gros progrès si on emploie avec eux musicothérapie et psychophonie :

« LES SONS, LA MUSIQUE ET LA COULEUR. »

---

1. Voir, en France, les travaux de Marie-Louise Aucher, fondatrice de la psychophonie, ceux du Dr Tomatis et ceux du Dr Lefébure (cf. ouvrage cité ci-dessus), *Edgar Cayce, guérir par la musique*, Éd. du Rocher, 1989. (N.D.L.T.)

« LA MUSIQUE ET LA COULEUR PEUVENT JOUER UN RÔLE TRÈS IMPORTANT. LORSQU'ON VEUT CRÉER LES VIBRATIONS NÉCESSAIRES POUR RÉÉQUILIBRER LES MALADES MENTALEMENT ET/OU PHYSIQUEMENT. » (Lecture 1334-1)

Interrogé sur la formation scolaire que l'on devrait encourager dans les écoles primaires et secondaires, Cayce estimait que l'on devait d'abord enseigner aux enfants :

« DE LA MUSIQUE ! L'HISTOIRE DE LA MUSIQUE, L'HISTOIRE DES TECHNIQUES MUSICALES SOUS TOUTES LES FORMES. SI VOUS ÉTUDIEZ LA MUSIQUE, VOUS ÉTUDIEZ LES MATHÉMATIQUES. SI VOUS ÉTUDIEZ LA MUSIQUE, VOUS ÉTUDIEZ PRESQUE TOUT CE QUE VOUS AVEZ À ÉTUDIER... SAUF CE QUI EST MAUVAIS ! » (Lecture 3053-3)

La musique — et la bonne ! — devrait régner dans les hôpitaux, les écoles et les temples des loisirs. La musique est un don du ciel ! Chacun d'entre nous peut y avoir accès, elle ouvre la porte sur un monde de rêves, de perceptions, de paysages intérieurs qui peuvent nous revitaliser, guérir nos nerfs surmenés et réintroduire en nous l'harmonie perdue.

Au fur et à mesure que sont inventés de nouveaux instruments, notre oreille musicale se développe[1]. Cependant, il y a toute une forme de sons auxquels nous n'avons pas encore accès : les

---

1. L'auteur que je traduis est bien optimiste : ceci a été écrit il y a preque vingt ans. De récents sondages aux États-Unis estiment qu'au contraire, la perception acoustique des lycéens baisse dans des proportions inquiétantes depuis la génération du walkman. Nous sommes en train de fabriquer une génération de sourds avec cette overdose permanente de décibels. (N.D.L.T.)

infrasons et les ultrasons, alors que certains animaux, comme le chien, les perçoivent.

Dans tout travail sur la musique, il ne faut jamais perdre de vue que musique et couleur sont deux phénomènes vibratoires étroitement jumelés. Le consultant n° 2779, par exemple, voulait savoir de quel instrument il aurait le plus de profit de jouer :

« C'EST LE VIOLON ! L'ENTITÉ SAISIT LA COULEUR PLUTÔT QUE LES SONS, COMME ON APPELLE HABITUELLEMENT LES VIBRATIONS ACOUSTIQUES, VOYEZ-VOUS ? BIEN QUE, NATURELLEMENT, C'EST LA VIBRATION DU SON QUI PRODUISE LA COULEUR. CAR, BIEN ENTENDU, COULEUR ET SON NE SONT QUE DES VIBRATIONS D'UNE LONGUEUR D'ONDE DIFFÉRENTE » (Lecture 2779-1)

La couleur des fleurs

« IL Y A BIEN DES ÂMES QUI TROUVENT DIEU DANS UNE CHANSON, MAIS JAMAIS DANS UNE FLEUR — ET POURTANT DANS LES DEUX SE TROUVENT COULEUR ET SON, ET LES ÉNERGIES (créatrices) DE LA NATURE[1]. » (Lecture 5398-1)

---

1. Cayce parle dans un contexte américain, où le public est peu sensible aux fleurs : celles-ci ne sont pas intégrées dans la vie quotidienne comme en Europe (c'est ce que constatent les visiteurs européens). Par contre, Cayce lui-même adorait les fleurs et les cultivait avec amour. La tradition américaine a, en effet, bien davantage développé la sensibilité musicale — et reste toujours méfiante vis-à-vis de la Nature (N.D.L.T.)

« LA MUSIQUE ET LES FLEURS DEVRAIENT ÊTRE LE TERRAIN PROFESSIONNEL DE L'ENTITÉ PENDANT CETTE EXPÉRIENCE DE VIE ACTUELLE. (...) LES FLEURS VOUS AIMERONT COMME VOUS LES AIMEZ. TRÈS PEU DE FLEURS SE FANERONT LORSQUE VOUS LES PORTEREZ SUR VOUS (...). ADMIREZ LA COULEUR, LA BEAUTÉ DU LYS LORSQU'IL ÉMERGE DE LA GLAISE, OU BIEN LA VIBRANTE VIOLETTE QUI ÉMET SA COULEUR ET SON ODEUR, À LA JOIE DE DIEU LUI-MÊME !
ADMIREZ LA ROSE QUI SE DÉPLOIE EN MÊME TEMPS QUE LA COULEUR DU JOUR, S'OFFRANT AU SOLEIL ET À LA PLUIE (...). CAR LES FLEURS DEVRAIENT TENIR COMPAGNIE AUX CŒURS SOLITAIRES. ELLES PEUVENT PARLER À CEUX QUI SONT REPLIÉS SUR EUX-MÊMES. ELLES METTENT DE LA COULEUR AUX JOUES DES MALADES. À LA JEUNE MARIÉE, ELLES APPORTENT TOUTE L'ESPÉRANCE D'AMOUR, DE BEAUTÉ DU FOYER. CAR LES FLEURS AIMENT LES ENDROITS CALMES ET REMPLIS DE PAIX. SOLEIL OU OMBRE, OUI, CELA DÉPEND DES ESPÈCES. IL Y A LES FLEURS DES CHAMPS ET CELLES QUI PRÉFÈRENT LES TOURBIÈRES, MAIS QUEL QUE SOIT LEUR HABITAT, ELLES CROISSENT.
POURQUOI EST-CE QUE LES HOMMES N'IMITENT PAS LES FLEURS QUI CROISSENT EN AMOUR ET EN BEAUTÉ, QUEL QUE SOIT LEUR ENVIRONNEMENT ? (Lecture 5122-1)

L'influence de la couleur sur la créativité et la santé

Les couleurs ont un effet sur l'être humain — mais c'est très récemment que l'on a (re)découvert leur énorme influence sur la santé :

« CAR, COMME NOUS L'AVONS DIT, LA COULEUR N'EST QUE VIBRATION. LA VIBRATION EST MOUVEMENT. LE MOUVEMENT

EST L'ACTIVITÉ D'UNE FORCE QUI PEUT S'EXERCER DE FAÇON SOIT POSITIVE, SOIT NÉGATIVE. ET VOTRE ACTIVITÉ À VOUS, DANS QUEL SENS S'EXERCE-T-ELLE, EN RELATION AVEC LA COULEUR ? » (Lecture 281-29)[1]

Le consultant n° 967 travaillait professionnellement sur une question assez complexe d'harmonisation des couleurs. Il désirait contribuer par là à une plus grande harmonie de la vie sur la Terre. La réponse de Cayce fut :

« LA COULEUR EST VIBRATION, COMME EN MUSIQUE LES AIGUS QUE VOUS AVEZ DÉJÀ UTILISÉS OCCASIONNELLEMENT. ALORS UTILISEZ-LES ENCORE POUR BRANCHER VOS PERCEPTIONS PHYSIQUES SUR LES VIBRATIONS QUI VOUS ENTOURENT ET QUI PEUVENT SE TRADUIRE AUSSI PAR LA COULEUR, DANS CERTAINES CONDITIONS. FAITES PARTAGER CETTE EXPÉRIENCE À D'AUTRES — ET N'EN ABUSEZ PAS ! » (Lecture 967-3)

La couleur est liée à l'activité des glandes endocrines. Cayce a beaucoup parlé de celles-ci dans les lectures, il a donné tout un enseignement sur cette question capitale[2]. Cayce décrivit les glandes endocrines comme les points de contact

---

1. J'anime régulièrement des ateliers de lecture d'auras, où nous faisons une analyse des couleurs que portent chacun des participants. Il est certain qu'il n'est pas indifférent, sur le plan de la santé, de porter du rouge ou du bleu, du noir ou du gris... Ceux qui portent constamment des couleurs qui bloquent leur énergie finissent par tomber malades. C'est l'enseignement de Cayce. (N.D.L.T.)
2. Et bien entendu, très en avance sur son temps ! Les glandes endocrines majeures correspondent en gros à ce que la tradition indienne décrivait comme « chakras », c'est-à-dire ces tourbillons d'énergie qui commandent et contrôlent toute la vie du corps physique. Voir schéma et explication plus détaillés dans le Tome II de « *L'Univers d'Edgar Cayce* », Éd. R. Laffont. (N.D.L.T.)

entre le corps physique et les corps invisibles (le corps mental et le corps spirituel). L'activité vibratoire des glandes endocrines s'exprime (dans l'aura) par des vibrations colorées.

« COMME L'ON SAIT, LA VIBRATION EST L'ESSENCE MÊME, LA BASE DE LA COULEUR. EN TANT QUE COULEUR ET EN TANT QUE VIBRATION, ELLE PARVIENT À LA CONSCIENCE GRÂCE AUX DIFFÉRENTS CENTRES GLANDULAIRES, COMME L'INDIVIDU PEUT EN FAIRE L'EXPÉRIENCE AU COURS DE LA MÉDITATION, ET MÊME L'EXPÉRIENCE TRÈS PRÉCISE. JUSTE COMME LA COLÈRE EST ROUGE OU COMME LA DÉPRIME EST BLEUE... CEPENDANT DANS LEURS TEINTES, DANS LEURS NUANCES, LEURS INFLUENCES, CHACUNE EST UTILISÉE DIFFÉREMMENT SUIVANT LES DEGRÉS D'EXPÉRIENCE D'UN INDIVIDU. (Lecture 281-30)[1]

« PAR EXEMPLE, TANDIS QUE LE ROUGE, C'EST LA COLÈRE, LE ROSE ÉVOQUE DÉLICES ET JOIE POUR BEAUCOUP D'ÂMES. POUR D'AUTRES, CES COULEURS SE FORMENT PENDANT LE PARCOURS D'UN CENTRE GLANDULAIRE À L'AUTRE, ET ARRIVENT À EXPRIMER, À SIGNIFIER, CERTAINES FORMES DE JOIE. ET CELA, QUELLE QU'EN SOIT L'ORIGINE, LE CONTEXTE PHYSIQUE, MENTAL OU SPIRITUEL. » (Même lecture)

Les différentes formes de thérapie par la couleur se développent actuellement, et là encore, Cayce est un de ceux qui avaient ouvert la voie :

« L'ENTITÉ, MENTALEMENT, A PASSÉ À TRAVERS TOUS LES STADES VIBRATOIRES DE CE QUE L'ON APPELLE LA COULEUR[2]. CAR LA COULEUR EN ELLE-MÊME EST VIBRATION, JUSTE AUTANT

---

1. Lecture que j'ai traduite dans « *L'Univers d'Edgar Cayce* », Tome I, Éd. R. Laffont, p. 103. (N.D.L.T.)
2. Comme on dit en langage populaire de quelqu'un qui a traversé bien des expériences assez dures : « Il en a vu de toutes les couleurs ! » (N.D.L.T.)

QUE LA MUSIQUE. ON POURRAIT DIRE QU'À CHAQUE COULEUR CORRESPOND UNE NOTE DE MUSIQUE (...). AU MOYEN DES COULEURS QUE NOUS VOUS AVONS INDIQUÉES, VOUS POURREZ CONTRÔLER VOTRE CORPS PHYSIQUE, LE TENIR MIEUX EN MAIN. » (Lecture 3637-1)

Interpréter la couleur de votre aura

Edgar Cayce, à l'état éveillé, était capable de voir les auras, autrement dit les champs d'énergie colorée qui existent naturellement autour de chaque être vivant. Il n'était ni le premier ni le dernier à avoir ce don : d'innombrables voyants et mystiques les avaient décrites avant lui [1].
Pendant des années, Cayces crut avec innocence que tout le monde voyait les auras comme lui. Lorsqu'il en parla, il réalisa qu'il était le seul de son entourage à avoir ce don spécial. Parmi nous, seuls quelques-uns les voient spontanément, mais tous les pressentent — sans même s'en douter [2] !
Lorsque nous percevons les vibrations des gens avec lesquels nous sommes en contact, c'est déjà, probablement, une forme de perception de l'aura.

---

1. Pour tout ce chapitre concernant l'aura, voir « *L'Univers d'Edgar Cayce* », Tome I, Ed. R. Laffont, dans lequel je donne une traduction presque complète du petit livre écrit par Cayce lui-même, « *AURAS* » (le seul qu'il ait d'ailleurs écrit !). (N.D.L.T.)
2. Et l'on peut apprendre très facilement à les voir. Je l'enseigne dans nos ateliers du « Navire Argo », BP 674-08, 75367 Paris, Cedex 08. (N.D.L.T.)

Une dame vint trouver Cayce pour savoir quelle était la signification des couleurs habituelles de son aura, bleu et violet :

« CES COULEURS INDIQUENT : LE BLEU, LA PURETÉ ; ET LE VIOLET, UNE ATTIRANCE VERS LA SPIRITUALITÉ ! » (Lecture 275-31)

La dame demanda alors quelles couleurs elle devait porter :

« TOUTE LA GAMME DES TONS QUI VONT DU BLEU OUTREMER AU VIOLET CARDINAL. » (Lecture 275-31)

Et de quelles couleurs devait-elle s'entourer dans sa maison ?

« D'ORS ET DE BLEUS, QUI SONT DES COULEURS DE GUÉRISON, COMME LE VIOLET POUR VOTRE CORPS. » (Même lecture)

Bien sûr, la couleur de vos vêtements doit être en accord avec la couleur de votre aura :

« IL SEMBLE QUE DANS CETTE VIE, CERTAINES COULEURS, CERTAINES NUANCES CONVIENNENT BIEN À LA SENSIBILITÉ DÉVELOPPÉE PAR L'ENTITÉ DANS SON EXPÉRIENCE DE VIE. ET SI L'ENTITÉ PORTE DU BLANC, DU MAUVE OU UN CAMAÏEU DE VIOLETS, LES VIBRATIONS DE CES COULEURS LUI SERONT BÉNÉFIQUES. CAR CE QUE L'ON A CONSTRUIT DANS N'IMPORTE LAQUELLE DE SES INCARNATIONS TERRESTRES CRÉE COMME UNE HABITUDE DANS LA VIE PRÉSENTE ; CELA CONSTITUE UNE INFLUENCE PERMANENTE, QUI JOUE SUR LES APTITUDES DE L'ENTITÉ DANS CE DOMAINE, ET SUR SA SANTÉ. CES COULEURS N'ONT PAS DE POUVOIR EN SOI, MAIS SEULEMENT UNE RELATION AVEC CE QUI A ÉTÉ CONSTRUIT PAR L'ENTITÉ (dans ses vies antérieures ». (Lecture 3395-2)

Une consultante un peu sceptique demanda à Cayce quelles étaient les meilleures couleurs pour elle :
« Mais est-ce que cela a vraiment de l'importance ? » Réponse très nette de Cayce :

« CHAQUE CORPS, CHAQUE ACTIVITÉ, CHAQUE ÂME-ENTITÉ VIBRE PLUS OU MOINS À CERTAINES COULEURS. EN CONSÉQUENCE DE QUOI, IL Y A DES TONS DE VERT ET DE BLEU AUXQUELS CETTE PERSONNE RÉAGIT PARTICULIÈREMENT BIEN ! » (Lecture 288-38)[1]

Ensuite, elle demanda si l'on doit interpréter les couleurs dans une perspective spirituelle. Réponse :

« LES COULEURS SONT MATÉRIELLEMENT LA SPIRITUALISATION DU TON, C'EST-À-DIRE DU SON. » (Lecture 288-38)

« LE ROUGE CORAIL PROFOND, PORTÉ À MÊME LA PEAU, T'APPORTERA LE CALME DANS CES TEMPÊTES INTÉRIEURES OÙ TU TE DÉBATS ; COMME LE FERONT AUSSI DES TOUCHES DE BLEU, QUI T'APPORTERONT LES EFFLUVES, LES PARFUMS DE L'AMOUR, DE LA COMPASSION, DE LA VÉRITÉ, DE LA JUSTESSE INTÉRIEURE. » (Lecture 694-2)

« VOUS TROUVEREZ RAREMENT DES GENS INTOLÉRANTS PARMI CEUX QUI PORTENT SUR EUX QUELQUE CHOSE DE FINEMENT SCULPTÉ. C'EST PAREIL AVEC CEUX QUI PORTENT DU BLEU ! IL EST TRÈS RARE QU'ILS SOIENT FOUS DE COLÈRE... » (Lecture 578-2)

« C'EST AVEC LE VIOLET ET L'OR QUE L'ON PEUT OBTENIR LES PLUS HAUTES VIBRATIONS. » (Lecture 2087-3)

1. Lecture que j'ai traduite p. 104 du Tome I de « L'Univers d'Edgar Cayce », Éd. R. Laffont. (N.D.L.T.)

Nous sommes en train de découvrir de nouvelles perspectives sur la couleur, comme on le voit dans l'art actuel. Les tests de couleur effectués auprès des enfants montrent qu'en général, le rouge est la première couleur qui attire leur attention, le bleu étant la dernière. On a remarqué aussi que les arts dits « primitifs » employaient davantage de rouge, de jaune et de noir. L'écrivain Gérald Heard, qui a fait des recherches linguistiques sur les mots décrivant les couleurs dans différentes langues, a trouvé dans le texte grec d'Homère une demi-douzaine de mots pour décrire le rouge — mais rien pour le bleu ni le vert! On a peine à croire que les Grecs aient été aveugles au bleu de la Méditerranée qui baignait leurs cités. Mais comment expliquer l'expression d'Homère: « La mer sombre comme le vin »? En ce temps-là, la teinture rouge-violet était extraite d'un coquillage, le murex. Encore actuellement, bien que nous nous croyions très raffinés dans nos perceptions sensorielles, nous sommes en réalité encore limités: par exemple, la lecture des auras n'est encore accessible qu'à quelques-uns d'entre nous. La musique que font les roses en train de fleurir n'est pas encore audible à la plupart des gens. Quant à l'interprétation des odeurs, à leur influence sur la santé, sur le moral, nous connaissons encore si mal la question...

Voici quelques prescriptions de Cayce pour l'utilisation de la couleur comme médicament. Pour commencer, une combinaison de thérapies douces:

« LORSQUE TU TE REPOSES APRÈS LE HAMMAM ET LES MASSAGES, RELAXE-TOI SOUS UNE LAMPE À RAYONS ULTRAVIOLETS AU MOINS QUINZE MINUTES — MAIS EN AYANT TOUJOURS UNE

LUMIÈRE VERTE PLACÉE ENTRE TOI ET LES ULTRAVIOLETS. CEUX-CI DOIVENT ÊTRE PLACÉS À AU MOINS UN MÈTRE CINQUANTE DU CORPS, ET ÊTRE PRODUITS SEULEMENT PAR UNE LAMPE À MERCURE. QUANT À LA LUMIÈRE VERTE, ELLE DOIT SE TROUVER À ENVIRON 36 CM OU 46 CM DU CORPS, ET (les dimensions de la vitre verte qui sert d'écran coloré devraient avoir) 20,32 CM À 25,40 CM DE LARGE, PAR 25,40 CM À 30,48 CM DE LONG. CE SONT DES ÉLÉMENTS BÉNÉFIQUES QUI VIENNENT DES RAYONS INFRAROUGES, VOYEZ-VOUS ? » (Lecture 3008-1)

« LES COULEURS ONT UNE GRANDE INFLUENCE SUR L'ACTIVITÉ DE L'ENTITÉ, PARTICULIÈREMENT CELLES QUI NE SONT PAS TROP ÉCLATANTES, LE VIOLET, L'ULTRAVIOLET, CERTAINS TONS DE VERT, LE MAUVE, LE ROSE. LES AUTRES RISQUENT SOUVENT D'ÊTRE TROP DURES POUR L'ENTITÉ. MAIS LES TONS PASTELS, CEUX QUE L'ON PEUT QUALIFIER DE SPIRITUELS, INFLUENCERONT DAVANTAGE L'ENTITÉ. ET LORSQU'ELLE SERA SUR LE POINT DE TOMBER MALADE, CES TEINTES DOUCES CALMERONT SES MAUX, LÀ OÙ LA MÉDECINE ÉCHOUERAIT. » (Lecture 773-1)[1]

« Monsieur Cayce, voudriez-vous nous indiquer une couleur sur laquelle cette personne pourrait méditer pour se guérir ? »

« LA LUMIÈRE BLANCHE DU CHRIST, SI VRAIMENT LA PERSONNE ELLE-MÊME VEUT ÊTRE AIDÉE ! CE N'EST MÊME PAS EXACTEMENT LA COULEUR, NI LA VIBRATION COLORÉE, MAIS PLUTÔT LA PERCEPTION QUE L'ON SE BRANCHE SUR L'ESPRIT DE VÉRITÉ, SUR LA PUISSANCE DE L'AMOUR ! » (Lecture 1861-1)

---

1. Lecture que j'ai traduite dans le Tome I de « *L'Univers d'Edgar Cayce* », p. 104, Éd. R. Laffont. (N.D.L.T.)

L'importance des parfums

Dans l'industrie des cosmétiques, chaque marque essaie de trouver un parfum qui soit sa spécialité. Chaque maison de couture fait de même. En parfumerie, les spécialistes chargés de créer un nouveau parfum, en combinant les essences, s'appellent des « nez ». Ils sont capables, rien qu'en le respirant, de donner la composition exacte d'un parfum. Ils commencent par identifier la « note de base », et ensuite les notes secondaires données par d'autres essences. Ils peuvent déterminer la substance qui a été employée pour fixer le parfum. Certaines personnes ont ce don inné, c'était probablement le cas du consultant n° 274, auquel Cayce donna tout un enseignement sur l'importance capitale des odeurs :

« L'UNE DES PLUS GRANDES FORCES QUI PUISSENT INFLUENCER LE CORPS PHYSIQUE DE L'HOMME OU DE L'ANIMAL (...) EST L'ACTION DES PARFUMS SUR LES NERFS OLFACTIFS DU CORPS. » (Lecture 274-7)[1]

L'influence des parfums est toujours plus subtile :

« CAR L'ODEUR EST UN GAZ ; CONTRAIREMENT À LA MATIÈRE SOLIDE AVEC LAQUELLE LES INDIVIDUS COMMETTENT DES ACTIONS DÉGRADANTES. » (Même lecture)

Il y a des parfums qui poussent au vice :

---

1. Passage traduit dans le Tome I de « *L'Univers d'Edgar Cayce* », Éd. R. Laffont, p. 109. (N.D.L.T.)

« QUE FIT JÉROBAM[1] LORSQU'IL POUSSA LES ENFANTS D'ISRAËL AU PÉCHÉ, SINON OFFRIR (sur les autels) LE BOIS DE SANTAL (...) DES ÉGYPTIENS, QUI EXCITE LES BAS INSTINCTS ÉGOÏSTES DE L'ÊTRE HUMAIN ? » (Même lecture)

Et d'autres, qui ont l'effet contraire :

« QU'APPORTENT LES ODEURS DANS LA VIE QUOTIDIENNE DE L'HOMME ? EST-CE QUE LA LAVANDE, ELLE, A JAMAIS FAVORISÉ LES PLAISIRS CHARNELS ? ELLE A PLUTÔT TOUJOURS ÉTÉ L'AUXILIAIRE DES ANGES DE LUMIÈRE ET DE COMPASSION, LORSQU'ILS VOULAIENT AMENER L'ÂME DES HOMMES DANS UN LIEU DE PAIX ET DE COMPASSION. » (Lecture 274-10)[2]

Lors d'une lecture donnée pour quelqu'un d'autre, Cayce renifla, puis déclara :

« VOUS SAVEZ, CE SERAIT VRAIMENT MEILLEUR POUR CETTE PERSONNE DE NE PAS VIVRE DANS CETTE ODEUR. SA CHAMBRE SENT L'AMANDE. ESSAYEZ PLUTÔT DE LA PARFUMER À LA LAVANDE ! » (Lecture 1551-1)

La lavande est toujours la grande favorite de Cayce :

« VOUS DEVRIEZ TOUJOURS PORTER DU MAUVE À MÊME LE CORPS, ET SAVOIR QUE LES PARFUMS ONT UNE GRANDE IMPORTANCE, EN PARTICULIER LA LAVANDE. INUTILE D'EN EMPLOYER

1. Roi d'Israël, successeur de Salomon (Livre des Rois dans la Bible) (N.D.L.T.)
2. Passage traduit dans le Tome II de « *L'Univers d'Edgar Cayce* », Éd. R. Laffont, p. 67. Pour la lavande, dont notre pays est l'un des grands producteurs, la meilleure est la lavande de culture biologique des Alpes de Provence. (Famille Fra, lavandiculteurs, 84400 La GARDE-D'APT, France). On sait que Grasse est la capitale mondiale de la parfumerie, antiquissime tradition provençale qui remonte à l'Égypte ancienne... (N.D.L.T.)

DES TONNES — JUSTE CE QU'IL FAUT POUR VOUS BRANCHER! (sur la bonne longueur d'onde!)» (Lecture 688-2)

«UTILISEZ AUSSI LES PARFUMS QUI ÉLÈVENT LE NIVEAU DES VIBRATIONS — COMME PAR EXEMPLE LA LAVANDE ET LA RACINE D'IRIS.» (Lecture 379-3)[1]

La racine d'iris mériterait certainement d'être un peu mieux connue :

«VOUS DEVRIEZ VOUS PARFUMER PLUS SOUVENT, PARTICULIÈREMENT À LA RACINE D'IRIS, À MÊME LE CORPS — ET PORTER AUSSI UNE FLEUR D'IRIS EN CONTACT AVEC LA PEAU ET VOUS DEVRIEZ ÉGALEMENT PORTER DES FLEURS BLANCHES, DE N'IMPORTE QUELLE ESPÈCE!» (Lecture 1799-1)

«L'ESSENCE DE VIOLETTE ET CELLE D'IRIS, C'EST CE QUI CONVIENT À L'ENTITÉ! (Lecture 1489-1)

La rose reste une valeur sûre :

«CETTE PERSONNE EST EN TRAIN D'AFFINER PEU À PEU SON ODORAT, COMME SA PERCEPTION DES COULEURS. ELLE EST PARTICULIÈREMENT SENSIBLE AU VIOLET ET AU CORAIL — QU'ELLE DEVRAIT PORTER À MÊME LA PEAU —, ET À LA ROSE.» (Lecture 1877-1)

De façon générale, il ne faut pas négliger l'influence positive de certaines essences[2] :

---

1. Citée dans «*L'Univers d'Edgar Cayce*», Tome I, p. 110, Éd. R. Laffont. (N.D.L.T.)
2. Toute l'aromathérapie est fondée là-dessus. Voir «*L'Aromathérapie*» du Dr Valnet, Éd. Maloine, livre enchanteur (et très facile à lire!). (N.D.L.T.)

« VOUS DEVRIEZ UTILISER CERTAINS PARFUMS, EN PARTICULIER PLUS SOUVENT CELUI-LÀ, SUR VOUS (...); CELA APPORTERA À VOTRE ORGANISME DES VIBRATIONS TONIQUES QUI LE FORTIFIERONT ! » (Lecture 3416-1)

Certains parfums suscitent des souvenirs enfouis au plus profond du subconscient : la mémoire de certaines vies antérieures :

« L'ENTITÉ EST PARTICULIÈREMENT SENSIBLE AUX COULEURS ET AUX PARFUMS. IL Y EN A DEUX QUI SONT PARTICULIÈREMENT PUISSANTS SUR ELLE : LE LOTUS ET LE BOIS DE SANTAL. » (Lecture 504-3)

L'influence secrète des pierres précieuses

Dans les lectures, Cayce a souvent conseillé à l'un ou à l'autre de ses malades de porter certaines « pierres dures » ou précieuses, suggérant par là qu'elles ont une influence qui n'est pas à négliger. Cependant, chaque prescription de Cayce étant personnalisée, on peut difficilement en tirer des lois générales sur le port de telle ou telle pierre. Il faut essayer[1]... Par exemple :

« LES PIERRES (...), CELLES-CI NE SONT PAS DES MOYENS ABSOLUMENT FIABLES de guérison) — MAIS NÉANMOINS ELLES

---

[1]. Un bon outil pour vérifier si telle ou telle pierre vous convient ou non : le pendule. (Cf. « *Le Pendule, premières leçons de radiesthésie* », Éd. Solar, et comme enseignement pratique : les ateliers du « Navire Argo », BP 674-08, 75367 Paris, Cedex 08. (N.D.L.T.)

CRÉENT UNE ATMOSPHÈRE. TOUT COMME LE FAIT UN ARBRE, QUE CE SOIT UN CHÊNE OU UN PLAQUEMINIER (OU KAKILIER). L'EFFET (thérapeutique) DES PIERRES EST DÛ AUX ÉMANATIONS QU'ELLES DÉGAGENT, QUI AGISSENT SUR LES FORCES VITALES DE L'ORGANISME HUMAIN. » (Lecture 440-3)

On ne pense pas toujours qu'une pierre «DÉGAGE DES ÉMANATIONS», autrement dit qu'elle a un pouvoir d'irradiation certain. L'optique habituelle des bijoutiers est la beauté, et surtout le statut social lié à la pierre. Mais en cherchant vous-même celle qui vous convient, vous irez plus profondément dans un monde de découvertes. Par exemple, quelles sont les propriétés du rubis ?

«(PORTEZ-EN UN PARCE QUE) LA FAÇON DONT IL RÉFLÉCHIT LA LUMIÈRE, LORSQU'IL EST PORTÉ À LA MAIN OU SUR LE CORPS, VOUS AIDERA À VOUS CONCENTRER MENTALEMENT. TELLE EST L'INFLUENCE DE CETTE PIERRE SUR LA VIE QUOTIDIENNE MATÉRIELLE. COMMENT CELA ? CHAQUE ÉLÉMENT, CHAQUE PIERRE, CHAQUE MINÉRAL POSSÈDE UN MOUVEMENT ATOMIQUE SPÉCIFIQUE, ÉCHO DE CERTAINES UNITÉS D'ÉNERGIE DE L'UNIVERS ET QUE CONCENTRE EN ELLE CETTE PIERRE OU CE MINÉRAL. CELA VOUS EXPLIQUE POURQUOI CHACUN A UN EFFET SPÉCIFIQUE, COMPTE TENU DES COULEURS, DES VIBRATIONS QUI EN ÉMANENT[1]. » (Lecture 531-3)

Voyons maintenant le lapis-lazuli. Il semble qu'il ait un effet sur les gens qui manquent de

---

1. Ce que dit Cayce du rubis est intéressant à la lumière de l'astrologie, car la couleur rouge est celle du Bélier, signe qui régit traditionnellement la tête. Choisir des bijoux dont la couleur, la forme et la matière vous conviennent, est très important. Il faudrait que la personne qui vend les bijoux soit consciente de leur pouvoir — comme Neïla de Monbrison dans sa boutique du 6, rue de Bourgogne, 75007 Paris. Le bijou est une thérapie ! (N.D.L.T.)

confiance en eux. Mais il n'est pas conseillé à tout le monde : pour certains, il peut être trop fort. Dans certaines lectures, Cayce recommandait de le porter enchâssé dans du verre ou du cristal, autrement dit son rayonnement trop puissant risquait de perturber le travail cellulaire :

> « EN CE QUI CONCERNE LES PIERRES, METTEZ PRÈS DE VOUS, ET SI POSSIBLE À MÊME LE CORPS ET AUTOUR DU COU, UN LAPIS-LAZULI. MAIS DE PRÉFÉRENCE SERTI DANS DU CRISTAL. IL NE S'AGIT PAS SEULEMENT D'UN ORNEMENT, MAIS DE VOUS FORTIFIER GRÂCE AU RAYONNEMENT QUI S'EN DÉGAGE. CAR LA PIERRE EST EN ELLE-MÊME CONSTITUÉE D'ÉLÉMENTS QUI ÉMETTENT DES VIBRATIONS. ET CELLES-CI AUGMENTERONT VOTRE VITALITÉ, VOTRE INTUITION, VOTRE FORCE ET VOTRE CONFIANCE EN VOUS. » (Lecture 1981-1)

Quant aux vertus de la perle, elles sont évoquées plusieurs fois dans les lectures (bien que la perle ne soit pas exactement « une pierre précieuse ») :

« Et pour moi, Monsieur Cayce, quelle est la pierre précieuse qui me guérirait le plus ? »

> « LA PERLE, ET LA SANGUINE. » (Lecture 275-3)

Voici une lecture un peu plus longue sur les vertus de la perle (mise ainsi au rang des pierres précieuses), donnée pour une charmante femme :

> « TOUT CE QUI EST BEAU, SOUS QUELQUE FORME QUE CE SOIT, INTÉRESSE L'ENTITÉ — QUE CE SOIT UN OBJET EN MOUVEMENT, UN ANIMAL, LES NUANCES DU JOUR ET DE L'ATMOSPHÈRE, OU UNE PEINTURE, UNE CHANSON... À TOUT CELA L'ENTITÉ VIBRE PROFONDÉMENT (...).

LA PERLE DEVRAIT ÊTRE PORTÉE SUR LE CORPS, C'EST-À-DIRE AU CONTACT DE LA PEAU. CAR SES VIBRATIONS GUÉRISSENT[1]; ET ELLES SONT ÉGALEMENT STIMULANTES POUR LA CRÉATIVITÉ. ET CELA À CAUSE DE L'ORIGINE DE LA PERLE : CRÉÉE PAR LA RÉACTION DU MOLLUSQUE QUI SE DÉFEND CONTRE L'IRRITATION (...). L'ENTITÉ S'EST SOUVENT INCARNÉE : ET A, AINSI, ACQUIS DANS SON CORPS MENTAL ET SON CORPS PHYSIQUE UNE EXPÉRIENCE ÉMOTIONNELLE TRÈS VARIÉE. VOILÀ POURQUOI ELLE APPRÉCIE TANT LA BEAUTÉ SOUS TOUTES SES FORMES, QUE CE SOIT DANS LES COULEURS DE L'ARC-EN-CIEL OU DE L'AURORE BORÉALE, OU BIEN LE PUISSANT GRONDEMENT D'UNE LOCOMOTIVE, OU AU CONTRAIRE LE GRACIEUX MOUVEMENT D'UN CYGNE SUR L'EAU, ETC. TOUT CELA LUI RAPPELLE L'UNE OU L'AUTRE DE SES NOMBREUSES INCARNATIONS, ET MOTIVE SON COMPORTEMENT ! » (Lecture 951-4 et 2)

Le chant des pierres est semblable à celui des arbres — pour ceux qui sont capables de l'entendre...

« ÉCOUTEZ LE CHANT DU LAPIS, C'EST COMME SI VOUS ÉCOUTIEZ LE CHANT D'UN ARBRE EN TRAIN DE GRANDIR D'UN JOUR À L'AUTRE ! » (Lecture 440-11)

Est-ce que les arbres ont une influence sur l'inspiration de l'écrivain ? »

« OUI, ILS L'INFLUENCENT ! CHEZ VOUS ET CHEZ LA PLUPART DES GENS ! » (Lecture 954-4)[2]

---

1. Traduit dans le Tome I de «*L'Univers d'Edgar Cayce*», p. 101, Éd. R. Laffont (N.D.L.T.)
2. Que j'ai donnée dans « *Edgar Cayce, guérir par la musique* », Éd. du Rocher, Paris 1989. (N.D.L.T.)

Le retour de l'astrologie[1]

Quand le soleil tourne le dos à Uranus et que la Lune joue à cache-cache avec ces petits lutins de Gémeaux, rien ne va plus, vous dit-on. L'astrologie, après une longue éclipse, nous est revenue. Enfin, les Terriens redécouvrent l'existence des « étoiles errantes », autrement dit ces « planètes » qui, disait Saint Thomas d'Aquin, « influencent tout ce qui est à la surface de ce monde sublunaire » ! La redécouverte a commencé d'ailleurs par les « étoiles fixes », qui forment les douze constellations du zodiaque. Et notre vocabulaire quotidien est en train de s'enrichir d'expressions astrologiques, qui font la joie des dîners en ville. Si « votre Vénus en Vierge est mal aspectée », autrement dit, si la pauvre chérie oublie de faire risette à mon Mars en Sagittaire, nous n'irons pas loin ensemble... Enfin tout de même, il ne faudrait pas abuser de l'astrologie[2]. Cayce :

> « LA DESTINÉE DE L'HOMME SE JOUE DANS LES LIMITES ET LA GAMME DES PLANÈTES. TOUTE ENTITÉ DOIT PASSER À TRAVERS LA SPHÈRE, ON PEUT DIRE AUSSI LA GAMME, OU LE PLAN, DE CHACUNE DES PLANÈTES ; ET IL EST NÉCESSAIRE QUE CHAQUE EXISTENCE SE VIVE EN RELATION AVEC CES PLANÈTES. » (Lecture 900-24)

---

1. Voir « *L'Astrologie karmique* », Éd. R. Laffont. (N.D.L.T.)
2. C'est bien mon avis, en tant que vieille astrologue... Depuis des lunes que j'apprends l'astrologie, sans en avoir fait le tour (puisque, comme dit André Barbault, en astrologie nous sommes toute la vie étudiants), je suis navrée de l'usage médiatique qui en est fait. Les rubriques de certains journaux ne donnent guère une haute idée de cette très antique et respectable science ! (N.D.L.T.)

« Mais comment, pourquoi, et par quel mécanisme les planètes influencent-elles un individu à la naissance ? »

> « LORSQU'UNE ENTITÉ NAÎT SUR LE PLAN TERRESTRE, CE QUI A LA PLUS GRANDE INFLUENCE C'EST LA RELATION QU'AVAIT CETTE ENTITÉ SPIRITUELLE AVEC LA PLANÈTE, LA SPHÈRE, D'OÙ ELLE A PRIS SON ENVOL. » (Lecture 900-24)

Autrement dit, la planète — que nous venons de quitter juste avant de naître — a une influence majeure sur notre caractère dans cette vie-ci. Mais celle-ci décidera du lieu et de la qualité de notre prochain stage planétaire — qui sera en accord avec le niveau d'évolution de notre prise de conscience.

« Est-ce l'âme choisit la planète où elle va après chaque incarnation ? Et sinon, qu'est-ce qui l'en empêche ? »

> « DANS LA CRÉATION, TOUTES LES FORCES SONT EN RELATION LES UNES AVEC LES AUTRES, ET AVEC CELLES DE LA CHAIR SUR LE PLAN TERRESTRE. EN SE DÉVELOPPANT DE PLAN EN PLAN, ON SUIT LES RAMIFICATIONS DES CONDITIONS TRACÉES PAR LA VOLONTÉ PENDANT SON EXISTENCE (précédente). ET CELA À TRAVERS LES ÉTERNITÉS. » (Lecture 900-10)[1]

Déclaration étonnante de Cayce, que les étudiants qui se penchent sur les lectures ont parfois du mal à encaisser. Ils lisent et relisent les lectures, et, peu à peu, évoluent. Puisque :

---

1. Que j'ai citée dans le Tome I de « *L'Univers d'Edgar Cayce* », p. 339-340, Éd. R. Laffont. (N.D.L.T.)

« VOUS SAVEZ BIEN QU'UN ESPRIT LIMITÉ NE PEUT PAS SAISIR LA TOTALITÉ DE LA VÉRITÉ ! » (Lecture 282-4)

L'espace de temps compris entre deux vies — que Cayce appelait « LES SÉJOURS PLANÉTAIRES » (c'est-à-dire sur différents lieux astraux) — semble aussi important que les séjours terrestres[1]. Ce sont des périodes d'apprentissage, destinées à préparer l'âme à ses prochains « séjours » terrestres. Dans ceux-ci, l'âme devra mettre en pratique ce qu'elle a appris en théorie ailleurs.

« LA PERSONNE, CETTE ÉNERGIE IRRADIANTE, SE MANIFESTE SUR LE PLAN TERRESTRE SELON LE DÉVELOPPEMENT QU'ELLE A ACQUIS SUR LES PLANS SPIRITUELS.
PRENONS LE CAS SUIVANT : DEUX ENTITÉS INCARNÉES SUR LE PLAN TERRESTRE, DANS LES MÊMES CONDITIONS, AVEC LE MÊME HÉRÉDITAIRE (familial). L'UNE PEUT MONTRER UNE PERSONNALITÉ RAYONNANTE, QUI SE MANIFESTE À TRAVERS CHAQUE PENSÉE OU ACTION ; L'AUTRE POMPANT L'AIR À TOUS CEUX QU'ELLE RENCONTRE ! CETTE DIFFÉRENCE VIENT DU FAIT QUE CES DEUX PERSONNALITÉS SONT À DIFFÉRENTS NIVEAUX DE DÉVELOPPEMENT. CAR LA PERSONNALITÉ EST LE RÉSULTAT DU DÉVELOPPEMENT ACCOMPLI DANS LE PASSÉ, TERRESTRE OU EXTRA-TERRESTRE. CETTE PERSONNALITÉ A ÉTÉ ACQUISE À TRAVERS LA VIE PHYSIQUE, ELLE EST LA CONSÉQUENCE D'UN TRAVAIL DE DÉVELOPPEMENT NATUREL. ET CECI EST COMPARABLE AUX RADIATIONS QUI EXISTENT DANS LES CONDITIONS DE VIE SUR LES CORPS CÉLESTES, CAR L'ENVIRONNEMENT PLANÉTAIRE RENTRE DANS LE SCHÉMA GÉNÉRAL DES LOIS DE L'UNIVERSEL, QUI JOUENT SUR LE DÉVELOPPEMENT D'UNE ENTITÉ. DE LÀ, LE FAIT QUE NOUS TROUVONS, PAR EXEMPLE, DES PERSONNES NÉES SOUS CERTAINES POSITIONS ASTROLOGIQUES DU SOLEIL, QUI MANIFESTENT UN RAYONNEMENT SOLAIRE ; TANDIS QUE

---

1. Voir ce même tome I, chapitre consacré à ces « séjours planétaires ». (N.D.L.T.)

D'AUTRES, SELON (leur histoire karmique déterminant) LEURS CONDITIONS D'EXISTENCE INDIVIDUELLES, VONT ÊTRE D'UNE NATURE COMPLÈTEMENT DIFFÉRENTE — CAR ELLES EN SONT À UN NIVEAU DIFFÉRENT DE DÉVELOPPEMENT. ON LE VOIT BIEN DANS LA DIFFÉRENCE DES CONDITIONS DE VIE DE DEUX INDIVIDUS NÉS AU MÊME MOMENT, PAR EXEMPLE L'UN À L'EST, L'AUTRE À L'OUEST. DANS CE CAS, LA DIFFÉRENCE DES CONDITIONS D'EXISTENCE DANS LESQUELLES CHACUNE DE CES ENTITÉS A VOULU SE MANIFESTER N'EMPÊCHE PAS CERTAINS POINTS COMMUNS DANS LA VIE MATÉRIELLE DE CHACUNE. » (Lecture 900-22)

Cette notion des « SÉJOURS PLANÉTAIRES » est le grand apport de Cayce à l'astrologie. Il est par là l'un des « pères fondateurs » (le plus important) de l'astrologie karmique[1].

« CERTAINES ENTITÉS S'INCARNENT EN BOUCLANT UN CYCLE COMPLET. ELLES RENTRENT SUR LE PLAN TERRESTRE À LA MÊME PÉRIODE DE L'ANNÉE, ET DONC SOUS LES MÊMES INFLUX ASTROLOGIQUES, QUE DANS LEUR VIE IMMÉDIATEMENT PRÉCÉDENTE, C'EST-À-DIRE QU'ELLES NAISSENT LE MÊME JOUR DU MÊME MOIS, À QUELQUES DÉCALAGES PRÈS DU CALENDRIER. ELLES VONT DONC TROUVER DES PÉRIODES D'ACTIVITÉ TRÈS SEMBLABLES À CELLES QU'ELLES ONT CONNUES DANS LA VIE D'AVANT, AVEC LE MÊME AXE DE CROISSANCE ET LES MÊMES PULSIONS, SOIT LATENTES, SOIT EXTÉRIORISÉES. » (Lecture 2814-1)

Autrement dit, si vous ratez votre coup une première fois, vous pouvez toujours essayez une seconde !

---

1. Voir dans « *L'Astrologie Karmique d'Edgar Cayce* », manuel pour débutants (Éd. R. Laffont), l'exemple de Molière réincarné à la même date de naissance (même jour, même mois, mais au XVIIe et au XXe siècle). (N.D.L.T.)

N'oubliez jamais que (selon le mot de saint Thomas d'Aquin — déjà cité) « si les astres régissent notre monde sublunaire, le sage domine les astres ». Les aspects astrologiques ne sont qu'une indication des situations qui ne doivent pas être prises absolument au pied de la lettre, comme parole d'Évangile, car :

> « CES SOI-DISANT ASPECTS ASTROLOGIQUES, QUE PEUT-ON EN DIRE ? SINON CONSEILLER SURTOUT D'EN TIRER LE MEILLEUR PARTI ! TOUT CELA EST EXTRÊMEMENT VARIABLE SELON LES INDIVIDUS, QUI RÉAGISSENT DE FAÇON TRÈS DIVERSE, SELON LES DIVERS CYCLES ASTROLOGIQUES ET LES PÉRIODES ZODIACALES QU'ILS TRAVERSENT. EN PLUS, POUR BEAUCOUP DE GENS, IL Y A UN DÉCALAGE D'UNE PÉRIODE DE TEMPS, QUI SE TRADUIT PAR TROIS OU QUATRE DEGRÉS DANS LEURS RÉACTIONS ASTROLOGIQUES À CES ASPECTS (...). CE N'EST PAS QUE NOUS VOULIONS MINIMISER LES INFLUENCES ASTROLOGIQUES, MAIS SEULEMENT MONTRER QUE PARFOIS, ELLES SONT INCONSISTANTES. » (Lecture 3688-1)

Quant aux aspects astrologiques[1], leur influence n'est pas aussi simple que l'on croit :

> « SI L'ON FAISAIT UNE MOYENNE DE TOUS LES TRAITS DE CARACTÈRE QUI VIENNENT DES SÉJOURS PLANÉTAIRES — OU PÉRIODES INTÉRIMAIRES ENTRE DEUX INCARNATIONS TERRESTRES —, ON TROUVERAIT CERTAINES TENDANCES, C'EST-À-DIRE DES ASPECTS ASTROLOGIQUES. CAR CES ASPECTS REPRÉSENTENT LES « INTÉRIMS » ENTRE DEUX RÉVEILS SUR LA TERRE. BIEN SÛR, L'ÂME — SOYEZ-EN SÛR — EST CONSCIENTE ET

---

1. Pour le non-astrologue, il s'agit des positions respectives des planètes sur le thème astrologique. Celui-ci étant représenté comme un cercle de 360°, les planètes sont situées sur des arcs de cercle, qui se mesurent en degrés d'angle. Exemple : deux planètes face à face sont dites « opposées à 180°. (N.D.L.T.)

ACTIVE DANS D'AUTRES RÉALITÉS QUE NOS TROIS DIMENSIONS (de la Terre). L'ÂME, DANS CE SYSTÈME SOLAIRE QUI EST LE NÔTRE, EST RÉGIE PAR SES LOIS, ET ACTIVE À TOUS LES STADES DE CONSCIENCE QU'ELLE Y TRAVERSE. CERTAINS DISENT QUE L'ASTROLOGIE, C'EST ÇA. D'AUTRES DIRONT QUE C'EST FOLIE ! POURTANT, COMME NOUS L'AVONS DÉJA DIT, CES INFLUENCES ASTRALES NE SONT JAMAIS PLUS FORTES QUE LA VOLONTÉ HUMAINE. » (Lecture 3062-2)

Mais si c'est vrai, pourquoi serions-nous obligés de courir ce rallye planétaire ? Cayce répond que personne n'y échappe :

« ON N'ATTEINT PAS EN UNE SEULE FOIS LA VIBRATION EXACTE QUI, NOUS METTANT SUR LA MÊME LONGUEUR D'ONDE QUE LE CRÉATEUR, PERMET L'UNION AVEC LUI (...). D'OÙ LES NOMBREUSES ÉTAPES DE DÉVELOPPEMENT EXISTANT DANS L'UNIVERS, DANS LE GRAND SYSTÈME DES FORCES UNIVERSELLES. CHAQUE ÉTAPE DU DÉVELOPPEMENT DOIT SE MANIFESTER À TRAVERS LA CHAIR, QUI PERMET DE TESTER NOS VIBRATIONS DANS L'UNIVERS. DE CETTE MANIÈRE, ET POUR CETTE RAISON, TOUS LES ÊTRES DOIVENT SE MANIFESTER DANS LA CHAIR ET AINSI SE DÉVELOPPER À TRAVERS LES ÈRES DU TEMPS ET LES IMMENSITÉS DE L'ESPACE, CE QU'ON APPELLE L'ÉTERNITÉ. » (Lecture 900-16)[1]

Chose plus surprenante encore pour nous, Cayce dit que l'homme Jésus était une incarnation du principe christique, de l'entité Christ qui a cheminé à travers le Cosmos avant d'arriver comme Jésus sur le plan terrestre. Il a également par-

---

1. J'ai donné cette lecture 900-16 et la suivante 900-10 dans le Tome I de « *L'Univers d'Edgar Cayce* » (Éd. R. Laffont), p. 339-340, ouvrage qui contient aussi d'autres lectures sur le thème des incarnations du Christ, p. 263 et suivantes. (N.D.L.T.)

ru notre système solaire avec une étape dans
que planète, et voici ce qu'en dit Cayce :

« QUAND SON ÂME EUT ATTEINT LE NIVEAU DE DÉVELOPPEMENT DANS LEQUEL ELLE PARVINT SUR LA TERRE, (...) ELLE DEVINT, DANS SON INCARNATION CHARNELLE, COMME LE MODÈLE DE TOUS, AYANT PASSÉ PAR TOUS LES STADES DU DÉVELOPPEMENT SUR CES DIVERS SYSTÈMES, C'EST-À-DIRE SUR LES PLANÈTES, COMME ON LES CONNAÎT SUR LA TERRE. ET AINSI, RÉSUMANT TOUT EN UN.
SUR MERCURE, (ayant maîtrisé) TOUT CE QUI TOUCHE À L'INTELLIGENCE
SUR MARS, À L'AGRESSIVITÉ, À LA COLÈRE
SUR LA TERRE, À LA CHAIR
SUR VÉNUS, À L'AMOUR
SUR JUPITER, À LA FORCE
SUR SATURNE, AU COMMENCEMENT DES ÉPREUVES TERRESTRES. CAR SATURNE EST LE LIEU OÙ TOUTE MATIÈRE IMPARFAITE EST REJETÉE EN VUE D'UNE REFONTE
SUR URANUS, AUX FACULTÉS « PSI »
SUR NEPTUNE, À L'AMOUR MYSTIQUE
SUR SEPTIMUS (Pluton), À LA PRISE DE CONSCIENCE. » (lecture 900-10) [1]

Autrement dit, une voie de prise de conscience progressive, entraînant un développement de tout l'être. Cette voie qui est la nôtre nous ramène vers Dieu.
En ce qui concerne l'influence des diverses planètes, Cayce était d'accord et pas d'accord avec les astrologues de son temps. Dans ce domaine, il fut un pionnier, pas toujours bien compris à son époque, et les progrès de l'astrologie aidant,

---

1. Parus dans le Tome I de « *L'Univers d'Edgar Cayce* » (Éd. R. Laffont).

on redécouvre dans ses lectures astrologiques de nouvelles perspectives :

« QUE LES SÉJOURS PLANÉTAIRES FASSENT PARTIE DE L'EXPÉRIENCE GLOBALE D'UNE ENTITÉ A SOUVENT ÉTÉ DÉMONTRÉ PAR LES SAGES (de la Tradition) DANS LEURS ÉTUDES ET LEURS RECHERCHES SUR LES FORCES VITALES ; CEPENDANT, LES TENDANCES (astrologiques) QUI EN PROVIENNENT NE SONT JAMAIS PLUS FORTES QUE LA VOLONTÉ D'UNE ENTITÉ DANS SA VIE. TOUT CE QUI EST CONSTRUCTIF ET QUI APPORTE QUELQUE CHOSE SUR LE PLAN SPIRITUEL DOIT ABSOLUMENT ÊTRE INTÉGRÉ PAR L'INDIVIDU ET SE MANIFESTER À TRAVERS LA PERSONNALITÉ D'UNE ENTITÉ. USEZ-EN (de ces influences astrologiques) MAIS N'EN ABUSEZ JAMAIS. CAR CE SONT SEULEMENT DES SIGNES SUR NOTRE ROUTE POUR NOUS INDIQUER LE CHEMIN. » (Lecture 824-1)

« Monsieur Cayce, conseillez-moi sur les influences astronomiques, celles des nombres, ainsi que les vibrations des métaux et des pierres, auxquelles je suis sensible. Comment utiliser cela au mieux dans ma vie ?

« CONSIDÈRE TOUT CELA COMME DES SIGNES, COMME DES LUMIÈRES DANS TON EXPÉRIENCE PERSONNELLE. CE SONT DES LAMPES DESTINÉES À T'EMPÊCHER DE TRÉBUCHER DANS LA NUIT. MAIS NE TE METS PAS À ADORER LA LUMIÈRE DE TA LAMPE, QUI N'EST QU'UN OUTIL À TON SERVICE POUR TE GUIDER. DONC, QU'IL S'AGISSE DES NOMBRES, DES MÉTAUX, DES PIERRES, TOUTES CES VIBRATIONS SONT SIMPLEMENT DESTINÉES À T'INFLUENCER POSITIVEMENT, EN T'AIDANT À TE BRANCHER SUR LES FORCES CRÉATRICES [1], À T'UNIR À ELLES [2]. C'EST COMME UN CHANT DE LOUANGE : SON BUT N'EST PAS LA MUSIQUE EN ELLE-MÊME, NI MÊME LE MESSAGE, MAIS D'AIDER CEUX

---

1. « CRÉATIVE FORCES » = Dieu, en caycien. (N.D.L.T.)
2. Les « CRÉATIVE FORCES ».

QUI VEULENT SE FORTIFIER AU SERVICE DU SEIGNEUR. ON L'UTILISE POUR BRANCHER SON ÊTRE PROFOND SUR LUI. ET VOUS DEMANDEZ COMMENT? METTEZ-VOUS Y D'ABORD, ET VOUS SAUREZ ENSUITE CE QUE VOUS DEVEZ FAIRE!» (Lecture 707-2)

Nous ne pouvons pas ici parler de toutes les «INFLUENCES VIBRATOIRES», qui jouent sur notre vie de tous les jours. Sur notre planète, tout se tient: chaque atome de matière est en relation avec les autres — je parle seulement des atomes avec lesquels il compose une forme matérielle — mais ces formes de la matière visible sont toutes liées entre elles. Les Hindous qualifient de «maya» ce monde visible, qu'on traduit peut-être un peu vite par «illusion». L'idée, c'est que les atomes qui vibrent sur la même longueur d'onde créent des formes visibles. Celles-ci sont moins des «illusions» que des «effets d'optique» (ou d'acoustique, ou olfactifs, ou tactiles, ou gustatifs, selon celui de nos sens concerné). Puisque, comme dit Cayce:

«LA MATIÈRE EST L'EXPRESSION DE L'ESPRIT (divin) EN MOUVEMENT.» (Lecture 262-78)

Ne jamais désespérer de ses protecteurs invisibles!

«Est-ce qu'il existe en nous, et autour de nous, dans notre vie, des dispositifs intérieurs de protection?»

« CE QUI VOUS PROTÉGERA, EXPRIMÉ DE DIVERSES MANIÈRES, C'EST LE CONSEIL DONNÉ PAR AMOUR. C'EST CELA QUI EST IMPORTANT ; CAR TOUT HOMME BÉNÉFICIE DE CE QUE L'ON A APPELÉ « UN ANGE GARDIEN » DANS LE LANGAGE TERRESTRE, QUI EST SA PROTECTION. VOUS ÊTES GARDÉE PAR L'AMOUR, ET SES EFFETS PROTECTEURS. TOUT DÉPEND DE LA PUISSANCE DE CET AMOUR. » (Lecture 2670)

Cette lecture de Cayce laisse entendre que « l'ange gardien » n'est pas toujours une personnalité du monde des désincarnés. Dans le cas de la consultante ci-dessus, c'était d'abord son attitude qui la protégeait. L'amour, oui. Mais il y a certainement bien d'autres facteurs de protection, dont nous ne sommes pas conscients... N'ayez pas peur des mauvaises influences, car :

« RIEN N'EST PLUS FORT QUE L'INFLUENCE DE VOTRE PENSÉE SUR LES CIRCONSTANCES (extérieures). » (Lecture 5377-1)

L'astrologie vous permet de mesurer vos points forts et vos faiblesses. Fortifiez-vous, protégez-vous en portant votre pierre préférée, votre parfum spécialement choisi — et mettez une fleur fraîche à la boutonnière, tout près de votre cœur ! Habillez-vous et vivez les plus belles couleurs de votre aura. Fredonnez un air joyeux et semez autour de vous le sourire et le bonheur. Usez de votre influence, de votre pouvoir, pour rendre le monde autour de vous plus brillant !

Chapitre 13

LES RÊVES

« Vos fils et vos filles prophétiseront, les vieillards feront des rêves, les jeunes auront des visions. »
La Bible (Joël, II, 28)

L'école de la nuit

Freud avait, en son temps, étonné le monde en donnant tout un enseignement sur les rêves, auxquels il attachait une grande importance. Son message ouvrait une époque d'exploration scientifique du mental, époque où l'on tournait le dos à tout ce qui avait été considéré, jusque-là, comme « mystique ».
Mais, aujourd'hui, Freud a été vulgarisé — et s'est usé ! Et nous voilà repartis dans la direction inverse : le retour aux traditions mystiques. Comme on peut le voir dans la Bible, les rêves et leur interprétation étaient de la compétence des

prophètes[1]. Les exemples abondent, par exemple dans l'histoire de Joseph, puis dans celle de Salomon. Enfin le rêve fameux de Nabuchodonosor, roi de Babylone. Rêve que ses mages et ses astrologues avaient été impuissants à interpréter. Il en était si furieux qu'il était prêt à faire exécuter tous ces devins incompétents! Le prophète Daniel comprit que le rêve n'était explicable qu'avec l'aide de Dieu. Après l'avoir sollicitée dans une prière nocturne, il put éclairer le roi, tout en ajoutant: « *Il y a un Dieu au ciel qui révèle les secrets (...) et peut nous éclairer sur le futur.* » (Daniel, II, 28).

Dans les rêves, nous communiquons avec les intelligences célestes qui voient les choses de bien plus haut que nous-mêmes, dans notre état conscient habituel. C'était la pensée de Cayce — très ouvertement déclarée dans les lectures —, que tout ce que nous demandons pourrait être obtenu si nous ne mettions pas constamment des barrières entre nous-mêmes et les Forces Créatrices Divines. Nous n'accédons aux pouvoirs « psi » que lorsque nous sommes arrivés à un stade d'éveil de conscience qui nous rend capables de les utiliser. Tout cela est un cadeau de Dieu, qui donne — mais qui peut reprendre aussi, si ces dons sont employés avec égoïsme. Car, dans ce cas, ils conduisent très sûrement à la

---

[1]. En particulier des Esséniens, qui en avaient gardé cette tradition égyptienne; voir le Tome I de « *L'Univers d'Edgar Cayce* » (Éd. R. Laffont), et aussi un merveilleux livre de fond sur toutes les techniques « psi » égyptiennes: « *Le Pharaon ailé* » de Joan Grant (même éditeur) — en anglais: « *Winged Pharaon* ». Sur les rêves, voir un chapitre entier du Tome I de « *L'Univers d'Edgar Cayce* », qui leur est consacré, avec des lectures essentielles de Cayce sur cette question. (N.D.L.T.)

destruction de la personne qui en ferait mauvais usage.
La volonté humaine, le libre arbitre de l'Homme ont tendance à repousser Dieu. Même ceux d'entre les humains qui recherchent l'aide divine, la volonté divine, n'arrivent que très rarement à renoncer à leur volonté propre pour obéir aux suggestions divines. Et pourtant, un jour on y arrivera, puisque, dit Cayce :

« DIEU VEUT QU'AUCUNE ÂME NE PÉRISSE [1]. »

Pour Cayce, c'était le message le plus important de la Bible. Partant de là, Dieu est prêt à nous guider à n'importe quel moment, si nous le désirons. Le moment privilégié où l'Homme accepte d'écouter, et d'effacer son ego, est la méditation. C'est également vrai du sommeil où l'on est plus réceptif.
Voilà pourquoi les intelligences célestes trouvent plus efficace de nous aider à travers les rêves. Certains sont des encouragements, d'autres des avertissements ; et cela sur tous les plans : santé, travail, vie affective...
Les scientifiques ont actuellement pris conscience de l'importance des rêves, et de nombreux travaux de recherches sont en cours. Il existe toute une littérature là-dessus, aussi bien scientifique que vulgarisée pour le grand public. Cependant, Cayce ayant été un pionnier en ce domaine (comme dans tant d'autres), nous donnerons quelques échantillons de ses lectures sur les rêves. Et d'abord, qu'est-ce que le sommeil ?

---

[1]. Déjà citée dans le Tome I de « *L'Univers d'Edgar Cayce* », Éd. R. Laffont, p. 157, et dans « *Les Prophéties d'Edgar Cayce* », Éd. du Rocher. (N.D.L.T.)

« LE SOMMEIL EST LE MOMENT OU L'ÂME ENGRANGE CE QU'ELLE A ACCUMULÉ ENTRE DEUX PÉRIODES DE REPOS ; ELLE COMPARE ALORS CES INFORMATIONS, CE QUI LA MÈNE À UNE RÉFLEXION SUR LA VIE ELLE-MÊME, DANS SON ESSENCE. »
(Lecture 5754-2)

Le rêve, sonnette d'alarme de la santé

Les processus physiques, comme la digestion des aliments, interviennent souvent dans les rêves. Par exemple, tout ce qui n'est pas assimilé au point de vue digestif, tout ce qui ne s'intègre pas dans les circuits électriques qui font marcher le corps, peut produire des rêves qui préviennent le dormeur que sa « machine » est encrassée :

« IL Y A DES RÊVES QUI SONT PROVOQUÉS PAR UN TROUBLE DIGESTIF DANS LE CORPS PHYSIQUE, ET QU'IL NE FAUT PAS INTERPRÉTER AUTREMENT, EN CHERCHANT MIDI À QUATORZE HEURES ! ILS INDIQUENT SEULEMENT UN MALAISE PHYSIQUE, SIGNALÉ AINSI À L'ENTITÉ QUI RÊVE. » (Lecture 900-13)

Le rêve est en effet très souvent une sonnette d'alarme pour la santé. Dans les groupes d'étude de rêves de la Fondation Cayce, de nombreux cas physiques ont été ainsi étudiés. Les dormeurs y ont trouvé des avis concernant leur régime alimentaire, leur hygiène de vie, des prescriptions médicales ; et surtout, chose très importante, des avis utiles sur leur attitude mentale qui se répercutait sur la santé.

Le sommeil est un médicament

Dans le sommeil, certaines fonctions du corps sont mises au ralenti. Quoique, selon Cayce, l'ouïe reste tendue et l'intuition en alerte. Qu'est-ce que cette intuition, que l'on appelle parfois le « sixième sens » ?

> « IL S'AGIT DES FACULTÉS DE L'ÂME ELLE-MÊME (...) CAR, L'ÂME EST LE CORPS SPIRITUEL DE L'ENTITÉ DONT ON VOIT LA MANIFESTATION MATÉRIELLE SUR LE PLAN TERRESTRE. » (Lecture 5754-2)

Le sommeil est donc d'une importance majeure pour la santé. A cet égard, les boîtes de nuit qui ferment à l'aube et les télés tardives sont plutôt malsaines : les gens ne s'en rendent pas compte !

> « L'ORGANISME HUMAIN REPOSE ENTIÈREMENT SUR UN ENSEMBLE DE CIRCUITS ÉLECTRONIQUES QUE LE SOMMEIL SUFFIT NORMALEMENT À RECHARGER COMPLÈTEMENT. » (Lecture 1800-4)

Avertissement à ces travailleurs jusqu'au-boutistes qui ne tiennent pas compte des protestations de leur corps. S'ils saisissaient l'occasion que leur offre la grippe de rester au lit pour dormir, ils iraient beaucoup mieux (et ne contribueraient pas à propager l'épidémie !). On nous raconte qu'il y a une pilule qui coupe la grippe et nous permet de continuer à travailler. Mais c'est mal connaître le langage du corps : s'il a la grippe, c'est qu'il crie : « mes organes ont besoin de se reposer ». Arrêt pour réparation... On revise bien les machines ! Je ne veux pas dire que tout se soigne par le lit, mais enfin...

Un ami d'Atlanta me rappelait que dans le vieux Sud, autrefois, les dames avaient l'habitude de passer au moins un jour par semaine au lit. C'était le « jour de lit de Missy », et Missy le passait allongée dans sa chambre, malade ou pas. Elle s'y faisait porter ses repas, et y recevait les invités qui passaient [1].

Ces dames du vieux Sud avaient bien raison. Après tout, la Bible dit bien que Dieu se reposa le septième jour, après la Création. Alors ?

Dans le sommeil, ce n'est pas seulement notre corps physique qui se repose, mais notre corps mental qui se remet dans l'ordre :

« LORSQUE LE CORPS PHYSIQUE SE REPOSE, LES ORGANES SONT REPRIS EN MAIN PAR LES FORCES VITALES ET LE SUBCONSCIENT, ET LES ÉNERGIES DE L'ÂME SE PRÉPARENT À AGIR. » (Lecture 900-10)

---

1. Usage comparable à celui que nous avons connu autrefois en France, par exemple au XVIIe siècle, où les « précieuses » tenaient salon dans la « ruelle », c'est-à-dire allongées sur un lit. Usage qui était aussi celui des rois et reines en maintes circonstances (maladie, accouchement, mort, etc.). (N.D.L.T.)

Comment interpréter les rêves

Première condition : s'en souvenir ! Il y a des gens qui prétendent qu'ils ne rêvent jamais, mais les scientifiques affirment que l'on rêve au moins deux heures toutes les nuits. Dans les laboratoires, après avoir posé des électrodes sur le dormeur, on obtient des électroencéphalogrammes, c'est-à-dire des graphiques représentant la courbe d'activité du cerveau. A certains moments du sommeil, le dormeur manifeste par de rapides mouvements des yeux (REM) qu'il a une activité mentale inconsciente, autrement dit qu'il rêve. La fréquence de ces mouvements indique la fréquence des rêves.

Car, bien que nous n'en soyons pas conscients, notre activité mentale continue pendant le sommeil. La meilleure preuve en est la programmation du réveil : faites l'expérience de mettre votre réveil pour huit heures du matin, par exemple. Si avant de dormir vous estimez qu'il n'est pas question de faire semblant de l'ignorer, autrement dit que vous devez impérativement vous réveiller, vous constaterez que vous vous réveillez spontanément quelques minutes avant la sonnerie.

De même, si vous vous concentrez avant de vous endormir sur votre volonté de vous rappeler vos rêves, cela marchera, et vous vous en rappellerez. D'ailleurs, ce sont en général les détails les plus frappants du rêve (donc les plus faciles à se remémorer) qui contiennent le message.

Il faut toujours avoir à portée de la main papier et crayon pour écrire son rêve en se réveillant. Si on ne le fait pas tout de suite, on l'oublie. Il est important de noter tout de suite le maximum de détails : paysages, personnages, impressions.. Certains rêves sont clairs, d'autres nébuleux. Pourquoi ? C'est que très souvent le message du rêve est exprimé sous forme symbolique. Le subconscient, préférant ne pas être limité par des mots, utilise plutôt des images. Le message doit être déchiffré à travers une analyse des images, qui nous permet ainsi d'explorer notre inconscient :

« IL Y A TOUTES SORTES DE RÊVES. LES RÊVES NOUS SONT DONNÉS, SOIT COMME UNE MANIFESTATION DE L'ÉNERGIE DE CHAQUE INDIVIDU DANS SES ACTIVITÉS MATÉRIELLES, QU'IL FAUT DONC ASSIMILER ; SOIT COMME SIGNE DES CONFLITS INTERNES DE L'ORGANISME, CE QUI AMÈNE LES VISIONS APPELÉES CAUCHEMARS. IL S'AGIT D'EXPÉRIENCES VÉCUES QUE TRAVERSE LE SUBCONSCIENT, LEQUEL RESTE CONSTAMMENT EN ÉVEIL ET CONSCIENT DE CE QUI A ÉTÉ VÉCU. C'EST POURQUOI LE RÊVE PEUT ÊTRE PRÉMONITOIRE OU PROPHÉTIQUE (...). C'EST ALORS, DANS CES EXPÉRIENCES VÉCUES EN RÊVE, QUE L'ÂME S'ÉVEILLE À LA CONNAISSANCE DE CE QUI A ÉTÉ INSCRIT EN ELLE AU COURS DE SES VIES EN TANT QU'ENTITÉ DANS SES PRÉCÉDENTS SÉJOURS (terrestres ou astraux)[1] (...). ET CEUX-CI LUI SONT MONTRÉS SOUS FORME DE VISIONS SYMBOLIQUES. CELA FAIT PARTIE DU "BAGAGE MENTAL" DE L'ENTITÉ. » (Lecture 281-27)

Cela nous permet de comprendre certaines situations vécues dans les rêves, qui nous paraissent si naturelles — et pourtant, une fois réveillés, si loin de notre vie actuelle. Nos rêves nous transmettent des messages sur des conflits actuels

---

1. Voir le chapitre sur les « séjours planétaires » dans l'« *Univers d'Edgar Cayce* », Tome I, Éd. R. Laffont.

créés dans des vies antérieures, et que nous devons dénouer présentement.

Quelques lois générales

Dans les lectures, Cayce donne quelques principes d'interprétation — principes qui, d'ailleurs, rejoignent tout à fait les découvertes des psychologues et des scientifiques modernes. La première chose, c'est d'analyser les sentiments que vous, le rêveur ou la rêveuse, éprouvez dans le rêve. Ces sentiments, ces sensations sont ce qu'il y a de plus important.
Si vous vous réveillez avec un sentiment de danger, alors faites attention : le rêve a voulu vous avertir. Si c'est un sentiment de joie, alors profitez-en tout au long de votre journée. C'est certainement une partie importante du message donné par le rêve.
Les personnages qui apparaissent souvent dans les rêves peuvent avoir une signification en eux-mêmes, mais plus souvent ils symbolisent une partie de vous-même[1]. S'il s'agit d'une personne que vous connaissez déjà, interrogez-vous sur ce qu'elle représente pour vous.
Bien qu'il y ait des symboles universellement compris, et auxquels vous puissiez faire appel pour expliquer le rêve, votre impression est plus importante que toutes les clés symboliques faites

---

[1]. Comme en astrologie où les « significateurs » des personnes de votre entourage représentent également une facette du caractère du natif. (N.D.L.T.)

pour et par autrui. Vous pouvez d'ailleurs étudier un dictionnaire des symboles, comme si vous étudiiez la grammaire d'une langue étrangère. Il semble que, lorsque votre désir d'apprendre est très fort, votre subconscient vienne alors enrichir vos rêves de nombreux symboles.

La mort dans les rêves

La plupart des gens redoutent les rêves de mort. Et pourtant, il s'agit en général non de la mort au sens matériel, mais de sa signification symbolique : la fin d'un cycle, l'ouverture de nouvelles portes. Cela peut être la mort d'une mauvaise habitude, la fin d'une situation karmique, la fin d'une illusion, etc.
Une naissance, c'est joyeux, dans la vie comme dans les rêves. Si un bébé y figure, c'est une promesse d'avenir, un nouvel idéal, une nouvelle situation, de nouvelles perspectives. Si l'enfant est superbe, il peut symboliser un nouvel idéal : alors, il faut s'y accrocher. Si l'enfant a triste mine, ou s'il vous semble monstrueux, alors interrogez-vous sur ce qui ne va pas.

L'eau dans les rêves

Très fréquente, et sous diverses formes, cela n'a rien d'étonnant. L'eau est source de vie. Est-elle, dans votre rêve, propre ou sale ? Et comment y avez-vous réagi ? Se présentait-elle sous une forme menaçante ? ou amicale ? Ou était-elle une partie de vous-même ? Étiez-vous dans un bateau, et celui-ci était-il un petit youyou ou un grand paquebot ?

Toute vie est née dans l'eau. Et les poissons qui l'habitent symbolisent l'esprit. Les premiers chrétiens utilisaient le poisson comme symbole de reconnaissance. D'ailleurs, l'Ère des Poissons avait commencé avec la venue du Christ Jésus, après l'Ère du Bélier. Le signe zodiacal des poissons est représenté par deux pauvres petites sardines liées tête-bêche, parce que c'est aussi le signe du sacrifice. Il y a deux poissons, pour manifester l'ambiguïté, l'ambivalence ou la duplicité du signe, ses deux pôles négatif et positif.

Donc, lorsque vous analysez un rêve, commencez par examiner votre propre impression, avant de vous précipiter sur un dictionnaire des symboles. Par exemple, vous rêvez d'un palmier. Comment ressentez-vous cet arbre ? Donne-t-il de l'ombre ? De la nourriture ? Des dattes ? Dans le désert, il signifie l'oasis, la présence de l'eau...

Votre rêve se déroulait-il dans le brouillard ? Alors, que signifie pour vous ce mélange d'air et d'eau ? Le mot lui-même évoque un mystère, un secret... Au cinéma, les metteurs en scène l'emploient pour évoquer le passé, la nostalgie, la rêverie, souvent associé à un étang ou à un vieux château...

Correspondance entre la symbolique des rêves et celle de l'astrologie

Si vos rêves ne sont pas forcément prophétiques, ils contiennent en général des prémonitions, des intuitions sur le déroulement des événements. Ce qui vous permet d'être averti des problèmes avant qu'ils ne surgissent ouvertement... Le rêve préventif peut vous aider à temps à éviter la maladie, en vous conseillant un changement de régime alimentaire; il peut vous avertir à temps que votre attitude pourrait avoir des conséquences catastrophiques. Le rêve donne des clés pour percer à jour les brumes de l'avenir. Dans ce travail d'interprétation, il faut toujours se familiariser avec les symboles. Toute une gamme d'activités humaines utilise le langage symbolique; il est très important d'apprendre à le maîtriser. L'astrologie, par exemple, est entièrement fondée dessus et a de multiples correspondances avec le langage des rêves:

« DANS L'ÉTUDE ASTROLOGIQUE, NOUS RETROUVONS LES TENDANCES PROFONDES QUI SE MANIFESTENT DANS LES VISIONS, LES RÊVERIES ET LES RÊVES NOCTURNES DE CETTE ENTITÉ. CE SONT LÀ LES MOYENS OFFERTS À L'ÂME HUMAINE, PAR LESQUELS ELLE PREND CONSCIENCE DE CE QUI PEUT L'UNIR AUX FORCES CRÉATRICES (divines).
PAR LÀ, NOUS TROUVONS UNE INDICATION SUR LA MANIÈRE

DONT L'ENTITÉ, EN TANT QUE PERSONNE, A UTILISÉ SES CHANCES ET SES ATOUTS. CE SONT DES INFLUENCES RELIÉES AUX DIFFÉRENTES SPHÈRES QUE TRAVERSE L'ENTITÉ DANS SES SÉJOURS ASTRAUX ENTRE LES INCARNATIONS TERRESTRES ; CES SPHÈRES (qui correspondent à un niveau) D'ÉVOLUTION DE LA CONSCIENCE DONNENT DES INDICATIONS SUR LE DEGRÉ D'ÉVEIL D'UNE ENTITÉ ET SUR CE QUI A CONTRIBUÉ À FORMER SON CARACTÈRE. » (Lecture 2345-1)

Quelles que soient les références plus ou moins « ésotériques », dont nous parlent les dictionnaires de symboles (la Tête d'Horus ou la Voie lactée, etc.), inutile d'aller chercher midi à quatorze heures ! Restez toujours au niveau simple et concret qui permet d'expliquer la grande majorité des rêves.

Les moyens de transport... nocturnes !

Qui n'a jamais rêvé d'une voiture ? En général, le véhicule qui apparaît dans le rêve symbolise notre corps, qui est le véritable véhicule de notre vie terrestre. Interrogez-vous : est-il en assez bon état pour vous permettre de continuer le voyage ? Faudrait-il le réparer ? Était-il confortable ? Et la route, comment était-elle ? large, étroite, facile ou rocailleuse ? Était-ce une grand'route ou un chemin de campagne ? Chose importante, est-ce que c'était vous qui conduisiez, ou quelqu'un d'autre ? Et qui ? Avez-vous essayé de vous garer ? de freiner ? Avez-vous pu freiner à temps ?

La maison de vos rêves...

Thème qui revient fréquemment dans les rêves. A un premier niveau, la maison représente votre état de conscience. Ici encore, expertisez-la! Chaumière ou château? Hôtel, qui n'est qu'un lieu de passage? Étiez-vous propriétaire ou locataire? La maison était-elle sale ou propre? Moderne ou ancienne? Et de quel type d'architecture? Était-ce votre maison idéale ou un meublé d'occasion? Avait-elle des étages, et dans lequel se situait l'action? Il faut savoir qu'en général le grenier symbolise les plus hautes facultés mentales, tandis que la cave représente plutôt le subconcient: c'est le lieu où s'accumulent des choses que l'on ne voit pas, dont on n'a pas toujours conscience.
Le mobilier a son importance. Le lit peut symboliser... «les joies du lit», ou la maladie, ou le repos, ou d'autres choses encore. Un lit d'hôpital, c'est clair, il faut vous soigner! Le lit peut vous suggérer que vous avez besoin de repos, ce qui est après tout le meilleur médicament, et le meilleur produit de beauté.
Avez-vous jamais rêvé de rentrer à la maison? Et que vous cherchiez désespérément un autobus, ou un taxi, ou un avion pour y arriver? Dans ce cas, c'est que vous n'avez pas encore trouvé votre voie, votre base spirituelle.
La maison était-elle sur les hauteurs? La chute verticale au fond d'un puits, ou d'un abîme, est fréquente dans les rêves. Parfois, il s'agit de la peur des responsabilités nouvelles qui amènera un progrès (que celui-ci soit professionnel,

social, etc.). Car, plus haute est la position, plus dure est la chute! Cela peut être un test de foi.
On peut rêver aussi de bâtiments publics: théâtres, cinémas, tribunaux, mairies... S'il s'agit des premiers, cela veut dire que nous sommes les acteurs d'une grande représentation, qui s'appelle la vie... Dans ce cas, il faut en analyser les personnages, et leurs rôles, avec soin.

Les animaux de la nuit

Ils sont l'expression de notre nature physique, qui est en étroite résonance avec la grande Nature. Le comportement de chaque animal vu en rêve reprend souvent un archétype immémorial: les animaux ont toujours symbolisé une qualité ou un défaut: le renard est rusé, le lion majestueux, l'anguille insaisissable[1]. Les oiseaux sont toujours liés à l'air, et incarnent des courants spirituels, «l'Esprit qui souffle où il veut». Ils sont eux-mêmes des esprits incarnés, comme tous les êtres vivants. Dans les rêves, ils peuvent symboliser les aspirations spirituelles de l'individu, ou annoncer certains événements. Il y a bien la colombe, messagère de paix, mais aussi l'aigle rapace, le corbeau signe de mort, la chouette de malheur, etc.[2]

---

1. Voir les merveilleuses «*Fables*» de la Fontaine, qui illustrent ces archétypes millénaires, reprenant les «*Fables*» du vieil Ésope. (N.D.L.T.)
2. Dans nos pays d'Europe existent de très anciennes et solides traditions là-dessus. Que l'on pense en Bretagne aux goélands qui portent l'âme des marins perdus en mer,

Les différentes parties du corps humain

La chevelure se rapporte à la pensée. S'agit-il d'une coupe de cheveux ? On vous invite à retrancher de vous certaines pensées négatives. Bien observer dans le rêve certaines opérations capillaires comme frisage ou bigoudis, coloration, arrangement, etc. toujours significatifs.
La bouche amène... bien des embêtements ! Il y a ceux qui l'ouvrent si grande que les mouches rentrent dedans ! Ceux qui ont « la dent dure », ou les « dents longues » ! Les fausses dents peu-

par exemple. Chaque type d'oiseau est relié à un message particulier (l'hirondelle qui ramène le printemps, le rossignol l'amour ; le « chat-huant » fut le symbole des « Chouans », etc.). Nous sommes les héritiers des Gaulois, des Grecs, des Romains, grands experts en divination par le vol des oiseaux. Nous devrions les regarder un peu mieux et essayer de comprendre leur langage.
Je voudrais également mettre mon lecteur et ma lectrice en garde contre les livres sur l'analyse des rêves traduits de l'américain : la symbolique des animaux est très différente sur chaque rive de l'Atlantique ! Les promoteurs du film « *Batman* » (L'Homme Chauve-Souris) s'en sont finalement aperçus : la symbolique de cet animal n'est pas la même en Europe et en Amérique. « L'éléphant rose » ou le « skunks » ne sont pas pour nous des symboles significatifs. Même les animaux les plus répandus, comme le chien, sont perçus très différemment en Amérique, en France et en Suisse. Ce qui est naturel pour les uns est objet de scandale pour les autres, témoin les réflexions horrifiées des touristes américains qui voient chiens et chats autorisés dans nos trains ! Interpréter les animaux dans votre perspective quotidienne et locale, c'est essentiel. (N.D.L.T.)

vent signifier des paroles hypocrites. La langue peut être trop pointue, ou parfois, aïe! on se la mord! Dans le rêve, les expressions populaires s'associent avec une grande liberté aux images et aux jeux de mots.

Les besoins physiques sont également significatifs: besoin d'aller aux toilettes, par exemple. Cela peut vouloir dire qu'on a besoin d'un nettoyage profond (physique ou moral), ou qu'une tendance profonde, jusque-là refoulée, cherche à s'exprimer. Les envies physiques sont très fréquentes dans l'imagerie des rêves!

Rêver qu'on est au lit avec un monsieur ou une dame peut vouloir dire exactement ça... Mais cela peut aussi vouloir dire qu'on a besoin de se mettre d'accord avec soi-même; l'intégration harmonieuse de toutes les parties de soi-même est quelque chose d'essentiel à la santé et à la beauté. Il arrive souvent que des désirs sexuels refoulés apparaissent dans les rêves — mais comme nous avons eu déjà bien des vies dans bien des circonstances différentes, cela peut être un souvenir karmique qui réapparaît. Il ne faut pas se censurer là-dessus, mais plutôt réfléchir comment on peut l'intégrer harmonieusement dans sa vie actuelle.

Parmi les possibilités physiques que nous n'avons pas actuellement, il y a celle de voler comme un oiseau. Bien des gens rêvent qu'ils s'envolent, et y prennent grand plaisir. Comment l'interpréter? Souvenir de possibilités qui ont existé dans d'autres circonstances? Ou bien désir de planer au-dessus de nos actuels soucis terre à terre? Cela peut vouloir dire qu'en effet, «on» nous suggère de dominer de plus haut nos problèmes. Il y a aussi ceux qui, en rêve, font un voyage dans l'astral (cas fréquent), au cours duquel ils flottent au-dessus de leur corps.

Conseils pratiques

Si vous avez décidé d'analyser vos rêves, écrivez-les tout de suite, avec le maximum de détails, même idiots! Plus tard, dans la matinée, après avoir pris votre petit déjeuner, relisez ce que vous avez écrit, en y ajoutant votre interprétation, c'est-à-dire votre sentiment profond sur ce rêve. Vous verrez bien souvent vos rêves vous conseiller avec une étonnante finesse d'analyse, un extrême à-propos et beaucoup d'humour!
N'allez pas croire qu'il faut être un psy à lunettes diplômé pour être capable d'analyser ses propres rêves. Le matériel de base, c'est seulement un crayon et un papier, et la ferme résolution de s'y attaquer. Vous verrez comme c'est intéressant, et comme on fait vite des progrès. N'oubliez pas de dater vos rêves: en les relisant plus tard, vous serez étonné de voir combien ils étaient prophétiques!
Le plus grand expert en rêves est le rêveur qui interprète son rêve sans se réveiller. Il paraît que le sage chinois Chen Chi Chang avait dit: «Celui qui est capable de garder le contrôle de ses rêves en dormant est capable de contrôler aussi son évolution après la mort.»
Cela vous paraît peut-être étrange, mais un de mes amis qui a visité le Dalaï-Lama à Darhamsala l'a entendu dire la même chose.

Maurice Maeterlinck [1], dans son conte sur « *L'Oiseau bleu du bonheur* », était déjà remarquablement branché : on peut courir le monde à sa recherche, pour découvrir, en rentrant chez soi, qu'il était chez soi...

---

1. Ce qu'a écrit Maurice Maeterlink lui fut souvent inspiré par son amie Georgette Leblanc, femme extraordinaire, et tout à fait inspirée ; elle était la sœur de l'écrivain Maurice Leblanc (auteur d'« *Arsène Lupin* ») et la tante de Mme de Jouvenel, qui transcrira plus tard les messages *post mortem* de son fils Roland.

Chapitre 14

OUI, ON PEUT RAJEUNIR !

Les lecteurs de Cayce et les recherches scientifiques actuelles

Quel prix seriez-vous prêt à mettre pour : « *réparer des ans l'irréparable outrage* », c'est-à-dire retrouver votre jeunesse ? Pour elle, Faust a vendu son âme au Diable. Et pensez aux innombrables recherches menées par l'homme moderne pour trouver un antidote au vieillissement...
Ceux qui sont assez riches pour se payer les derniers traitements à la mode y consacrent au moins une journée entière, chaque semaine, s'imposant mille et un traitements pénibles pour retrouver jeunesse et beauté. Que se passe-t-il, en réalité, dans les instituts de beauté ? Peelings, ponçages, teintures, masques, régimes, gymnastiques épuisantes, tout cela paraîtrait peut-être une torture moyenâgeuse au vieux Dr Faust...
Le client ou la cliente doivent se soumettre à un ponçage corsé pour éliminer les cellules mortes de la peau — traitement qui existait déjà dans la

Grèce antique. Ensuite, certains instituts pratiquent de mini-électrochocs, afin de tonifier les muscles! Les procédés chimiques utilisés pour teindre les cheveux ne sont pas non plus tellement agréables; le bigoudis, le brushing, etc. non plus. L'étirage de la peau de la figure, les agrafes que l'on pose sur le cuir chevelu pour la tirer, les différents masques à la moelle de bœuf, etc., n'ont rien de tellement plaisant à subir!
Quant à la chirurgie esthétique, appelée autrefois chirurgie plastique[1], elle remonte les seins, les gonfle, efface les poches sous les yeux, tire la peau de la figure, efface les doubles mentons, modifie la forme du nez, etc. Nulle partie du corps humain n'échappe à la chirurgie esthétique.
Mais pourquoi? Pourquoi vouloir se changer, sinon parce que l'on est mécontent de soi? Si le bonheur consistait à accepter le quotidien, voudrait-on se changer? La question est: «Est-ce qu'un changement dans mon apparence physique m'amènera le bonheur? Est-ce que cela résoudra quelques-uns de mes problèmes? Est-ce que cela m'amènera la sécurité et la paix que je désire?»
Si le rajeunissement est votre désir profond, écoutez Cayce qui dit que:

«IL N'Y A PAS EN SOI DE NÉCESSITÉ DE VIEILLIR.» (Lecture 1299-1)

Comment alors interpréter les suggestions de Cayce pour se rajeunir, dans le contexte moderne? Face aux habitudes modernes? En

---

1. Inventée au début de ce siècle par le Dr Henri Koechlin, v. p. 48.

relisant ses lectures, on s'émerveille qu'elles soient toujours si actuelles, ayant pourtant été données il y a plus de quarante-cinq ans. La sagesse de Cayce n'a pas pris une seule ride !
Le consultant n° 2533 cherchait à vivre le plus longtemps possible :

> « EN DONNANT UNE RÉPONSE À CETTE ENTITÉ SUR LA POSSIBI-LITÉ DE PROLONGER SA DURÉE DE VIE, EN CONSERVANT LONG-TEMPS UNE ACTIVITÉ DU CORPS ET DE L'ESPRIT COMME L'ENTITÉ L'ESPÈRE, IL FAUT DIRE D'ABORD QUE CHAQUE PER-SONNE EST À ELLE-MÊME SA PROPRE LOI. C'EST ENCORE PLUS VRAI DES ACTIVITÉS ET DES RÉGIMES QUI PROLONGENT OU RACOURCISSENT L'ESPÉRANCE DE VIE. » (Lecture 2533-6)

Un régime alimentaire, d'abord !

S'il est bien connu que « l'on creuse sa tombe avec ses dents », alors pourquoi ne pas ralentir ce travail de croque-mort en croquant quelques fruits secs ?

> « LES NOIX, COMME LES AMANDES, POSSÈDENT UN TYPE DE VITAMINE QUI EST TRÈS UTILE POUR EMPÊCHER LE VIEILLISSE-MENT. IL EXISTE AUSSI DANS LES ŒUFS DE TORTUE DES ÉLÉ-MENTS QUI INFLUENT SUR LA LONGÉVITÉ DES CELLULES DU CORPS. » (Lecture 659-1)

La vitamine E, que l'on appelle parfois la vita-mine de la virilité, a connu récemment un grand succès en diététique. Commencer tout de suite à consommer au petit déjeuner :

« DES FRUITS FRAIS AVEC DIVERSES CÉRÉALES, EXTRAORDINAIREMENT RICHES EN VITAMINES E ET D ; ET PLUS SPÉCIALEMENT LA VITAMINE E, CE QUI AIDERA À RÉGÉNÉRER LES FORCES VITALES DE L'ORGANISME. » (Lecture 4246-1)

Beaucoup d'hommes cherchent à prolonger une virilité défaillante. Les malheureux se shootent aux hormones, aux vitamines ou à Dieu sait quoi. Qu'on se rappelle des heurs et malheurs de Voronoff : au début de ce siècle, Serge Voronoff se fit une clientèle de gens âgés et riches, qu'il traitait aux extraits de testicules de singes pour augmenter leur activité sexuelle. Voronoff connut des déboires : il avait importé des singes d'Afrique dans son laboratoire de la Riviera, et ces singes transportaient avec eux la syphilis[1]. Voronoff, violemment critiqué, dut se cacher pour échapper à ses accusateurs et mourut peu après, dans la honte.

Aujourd'hui, on a trouvé bien d'autres choses : la thérapie cellulaire, entre autres, où l'on injecte au patient des cellules fraîches d'embryon de matou. Est-ce bon ? Qu'en aurait pensé Cayce ?

« LA GUÉRISON DOIT VENIR DES PROFONDEURS DE L'ÊTRE, C'EST-À-DIRE DE LA FORCE VITALE, DES UNITÉS CELLULAIRES ; ELLE DOIT SE CONSTRUIRE À PARTIR DE L'INTÉRIEUR, EN SOLLICITANT L'ÉNERGIE VITALE, EN L'AMENANT À RÉANIMER DE NOUVEAU TOUT L'ORGANISME. » (Lecture 5440-1)

---

1. La même histoire vient de se produire avec les malheureux singes verts d'Afrique, importés dans les laboratoires Parke Davis, en Californie, qui sont à l'origine de la diffusion du SIDA. Honte à ceux qui font des expérimentations sur l'animal... Voilà ce qu'on gagne à ce crime contre la Nature. (N.D.L.T.)

Mais il ne semble pas qu'il ait tout à fait approuvé les méthodes de rajeunissement qui existaient déjà en son temps :

« DE CES INJECTIONS, DE CES EXTRAITS (de cellules fraîches), DE CES COMPOSÉS DIVERS, IL NE FAUT PAS TOUT ATTENDRE POUR RÉGÉNÉRER L'ORGANISME. MIEUX VAUT COMPTER SUR LE DÉVELOPPEMENT PROGRESSIF DE L'EXPRESSION ET DE LA COORDINATION DES SYSTÈMES NERVEUX ; AINSI QUE DE L'ENSEMBLE DES RÉPONSES PHYSIQUES AUX FORCES VITALES CRÉATRICES ET RÉGÉNÉRATRICES ANIMANT LES FONCTIONS DU CORPS. » (Lecture 2248-1)

Car nous avons des possibilités insoupçonnées :

« CAR CHACUNE DES FONCTIONS DU CORPS EST CAPABLE DE SE RENOUVELER ELLE-MÊME. ET AUSSI LONGTEMPS QUE LE PROCESSUS CONTINUE, LE CORPS SE MAINTIENT NON SEULEMENT JEUNE, MAIS ACTIF INTELLECTUELLEMENT, PHYSIQUEMENT ET SPIRITUELLEMENT — SAUF S'IL EST DROGUÉ PAR SON PROPRE ÉGO ! » (Lecture 3043-1)

Hygiène et exercices : toujours indispensables !

Les cellules d'une femme qui n'est plus en âge de procréer ne perdent cependant pas leur activité régénératrice :

« Si les femmes avaient une alimentation correcte et une hygiène de vie adaptée, est-ce que la ménopause pourrait être repoussée jusqu'à soixante-dix ans, ou même complètement évitée ? »

« CES PHÉNOMÈNES SONT NATURELS, ILS DÉCOULENT DE LA CRÉATION PAR LES FORCES DIVINES ; ET ILS SONT AUSSI LA CONSÉQUENCE NATURELLE DE CERTAINS PROBLÈMES NÉS AU COMMENCEMENT (du Monde). QUOIQU'AVEC UN EFFORT CONTINU SUR DIX GÉNÉRATIONS, ON FINIRA PAR OBTENIR, EN EFFET, CELA (de repousser ou de supprimer la ménopause). MAIS ENFIN, POURQUOI, SI DIEU A PRÉVU LES CHOSES AINSI ? » (Lecture 1158-33)

Cayce répétait souvent que nos cellules travaillent continuellement à se renouveler. Partant de ce principe, il proposa des traitements qui, encore aujourd'hui, étonnent les médecins. C'est que, dans la perspective caycienne, on doit travailler à la fois sur le corps physique, le corps mental et le corps spirituel.

Le rajeunissement, disait Cayce, est lié à un plan de sept ans... mais ne vous découragez pas, les résultats peuvent se faire sentir dès les premières années !

« CHAQUE PARTIE DU CORPS EST SOUS L'INFLUENCE D'UN CYCLE DIFFÉRENT, QUI LUI AMÈNE DES CHANGEMENTS. CAR LE CORPS CHANGE COMPLÈTEMENT EN SEPT ANS. IL Y A DONC EN PERMANENCE UN CHANGEMENT EN COURS, ET DIFFÉRENTES PARTIES QUI SE RENOUVELLENT AUTOMATIQUEMENT À CERTAINES PÉRIODES. » (Lecture 3688-1)

Nous devons y croire et activer consciemment ce processus, en collaborant avec notre corps.

« RAPPELLE-TOI QUE LE CORPS SE RENOUVELLE DE LUI-MÊME PROGRESSIVEMENT ET CONSTAMMENT. NE CONSIDÈRE PAS QUE LA MALADIE QUI A EXISTÉ CHEZ TOI SOIT DÉFINITIVE ; ELLE

PEUT ÊTRE CHASSÉE DE TON ORGANISME. N'OUBLIE JAMAIS QUE TU SAIS CELA, ET N'Y PENSE PAS COMME S'IL S'AGISSAIT JUSTE D'UN TRAITEMENT! TU SAIS QUE LE CORPS PEUT SE RENOUVELER DE LUI-MÊME, ET QU'IL LE FAIT VRAIMENT [1].

ALORS, MAINTIENS EN FORME LES ORGANES DE TON CORPS QUI Y TRAVAILLENT. ET NOUS VERRONS QUE CES DOULEURS NE SERONT PLUS QU'UN MAUVAIS SOUVENIR!» (Lecture 1548-3)

Et voici encore une autre lecture encourageante :

«SACHEZ QUE CHAQUE ATOME DU CORPS, ET LE CORPS LUI-MÊME, SE RENOUVELLE TOUS LES SEPT ANS. COMMENT AVEZ-VOUS VÉCU LES SEPT DERNIÈRES ANNÉES? ET LES SEPT PRÉCÉDENTES? ET À QUOI UTILISERIEZ-VOUS VOTRE ESPRIT ET VOTRE CORPS S'ILS ÉTAIENT COMPLÈTEMENT REMIS À NEUF DANS CETTE VIE? POUR ASSOUVIR D'ABORD VOS APPÉTITS ÉGOÏSTES, OU BIEN POUR MAGNIFIER L'AMOUR (du Dieu) INFINI, ET MIEUX L'APPRÉCIER? CAR QUI A GUÉRI TOUTES LES MALADIES?» (Lecture 3684-1)

Question : «Est-il possible de rajeunir nos corps dans cette incarnation?»

«OUI, C'EST POSSIBLE! CAR LE CORPS EST UNE STRUCTURE ATOMIQUE, COMPOSÉ D'UNITÉS D'ÉNERGIE, ANIMÉES DE MOUVEMENT, ET DISPOSÉES SUR LE MODÈLE DE L'UNIVERS. CES ATOMES, CES ÉNERGIES STRUCTURELLES, VOUS POUVEZ COMPTER DESSUS, SI VOUS LES BRANCHEZ SUR LEUR SOURCE SPIRITUELLE, EN UNION AVEC UNE ACTIVITÉ SPIRITUELLE. ALORS, VOUS LES REVIVIFIEZ ET LEUR PERMETTEZ D'EMPLOYER LEURS FORCES DE FAÇON CONSTRUCTIVE.» (Lecture 262-85)

---

1. J'ai déjà traduit cette lecture dans «*Les Remèdes d'Edgar Cayce*», Éd. du Rocher p. 39-40. (N.D.L.T.)

« Pourquoi est-ce qu'on a si peur de la vieillesse ? Qu'est-ce que l'on peut en attendre ? » demande une dame terrifiée à l'idée de vieillir et de se retrouver toute seule.

Cayce la rassura :

« SORTEZ ET ESSAYEZ DE FAIRE QUELQUE CHOSE POUR LES AUTRES, C'EST-À-DIRE POUR CEUX QUI NE PEUVENT SE TIRER D'AFFAIRE EUX-MÊMES ; EN RENDANT LES AUTRES HEUREUX, EN VOUS OUBLIANT ENTIÈREMENT, EN AIDANT QUELQU'UN D'AUTRE, VOUS VOUS DÉBARRASSEREZ DE CETTE PEUR QUI EST UNE MANIFESTATION DE MATÉRIALISME. » (Lecture 5226-1)

« Et comment, moi, je pourrais aider les autres ? »

« TON SERVICE, TA LUMIÈRE POUR ÉCLAIRER LES AUTRES (c'est à toi de le trouver). QUI PEUT DIRE À LA ROSE CE QU'ELLE DOIT FAIRE POUR ÊTRE BELLE ? QUI PEUT DIRE AUX ÉTOILES ET À LA LUNE OÙ ALLER DANS LEUR COURSE CÉLESTE ? COMMENT INSPIRER À L'HOMME LE DÉSIR DE CONNAÎTRE LE CRÉATEUR DE TOUTES CHOSES ? » (Lecture 2600-1)

« CAR CE QUI AIDERA LE PLUS CETTE PERSONNE, C'EST D'EMPLOYER SES TALENTS À AMÉLIORER LE SORT D'AUTRUI. CAR TOUTE ÂME DOIT APPRENDRE À S'AIDER ELLE-MÊME EN MÊME TEMPS QU'ELLE AIDE QUELQU'UN D'AUTRE. POUR RECEVOIR DE L'AMOUR, COMMENCEZ PAR EN DONNER. POUR AVOIR DES AMIS, DONNEZ VOTRE AMITIÉ. POUR ÊTRE GUÉRI, DÉBARRASSEZ VOTRE MOI DE TOUT CE QUI A PROVOQUÉ LA MALADIE. » (Lecture 5042-1)

« Et comment faut-il se préparer à la vieillesse ? »

« EN VOUS PRÉPARANT AU PRÉSENT ! LAISSEZ SEULEMENT LA VIEILLESSE VOUS MÛRIR. CAR ON EST AUSSI JEUNE QUE SON CŒUR ET SON ENTHOUSIASME. RESTEZ AMICAL, RESTEZ AIMANT, SI VOUS VOULEZ RESTER JEUNE ! » (Lecture 3420-1)

« Est-ce que j'aurai une longue vie dans ce plan terrestre ? »

« AUSSI LONGTEMPS QUE VOUS L'UTILISEREZ DANS UNE VOIE CONSTRUCTIVE, VOUS POURREZ L'AVOIR AUSSI LONGUE QUE VOUS LE DÉSIREZ ! » (Lecture 2326-1)

« Et combien de temps pourrai-je continuer ce travail ? »

« COMBIEN DE TEMPS VOULEZ-VOUS LE CONTINUER ? ET QUAND VOUS NE SEREZ PLUS LÀ, D'AUTRES LE REPRENDRONT. QUE CECI NE VOUS TROUBLE PAS, PARCE QUE VOUS POUVEZ VIVRE AUSSI LONGTEMPS QUE VOUS DÉSIREREZ FAIRE DU BIEN AUX AUTRES ! » (Lecture 5223-1)

Ces extraits de dialogues ne laissent aucun doute quant à la philosophie de Cayce sur le vieillissement. Plus nous travaillons à aider les autres, plus nous sommes détachés de notre égoïsme, plus aimants nous sommes, et moins les autres auront conscience de notre âge. Nous pouvons vivre aussi vieux que nos projets constructifs, si nous canalisons dessus notre enthousiasme et notre énergie. Nos corps peuvent rester opérationnels aussi longtemps que nous en avons besoin.

« UN CORPS PEUT RESTER VIVANT SUR LE PLAN PHYSIQUE AUSSI LONGTEMPS QU'IL A LE POUVOIR D'UTILISER LES FORCES EXTÉRIEURES ET INFÉRIEURES POUR SE CONSTRUIRE OU RESSUSCITER TOUTES SES FORCES PROFONDES. ET, COMME LE DÉSIR EST LE PÈRE DE L'ACTIVITÉ, SI ON LE MAINTIENT EN ACTIVITÉ, ON LE MAINTIENT EN VIE. CAR SEULE LA MORT EMPÊCHE LA CROISSANCE ET CRÉE L'ISOLEMENT. UN ESPRIT OU UN CORPS QUI SE PLONGE DANS L'ISOLEMENT, RESTE EXTÉRIEUR (aux activités du monde) ET NE DONNE PAS SES RICHESSES INTÉ-

RIEURES À L'EXTÉRIEUR, FINIT PAR S'ENCRASSER. CAR SE DÉVELOPPER, C'EST ACCEPTER LE CHANGEMENT. LE CHANGEMENT, C'EST LÀ-DESSUS QUE PORTE L'ACTIVITÉ DE LA CONNAISSANCE PROFONDE. APPRENDS À VIVRE! AINSI TU NE MOURRAS PAS, TU TRANSITERAS SEULEMENT; ET QUAND TU LE DÉSIRERAS..., VOIS-TU?» (Lecture 900-465)

Lorsque vous vous sentez au bout du rouleau, vos batteries complètement à plat, voici un petit truc pour vous aider:

«RELAXEZ-VOUS BIEN COMPLÈTEMENT AVANT DE COMMENCER. ENSUITE, FAITES QUELQUES EXERCICES DE LA TÊTE ET DU COU[1]. LÀ-DESSUS, À NOUVEAU, RELAXATION COMPLÈTE. BUVEZ PLEIN D'EAU PURE, ET ENCORE QUELQUES EXERCICES DE LA TÊTE ET DU COU. ET VOUS VERREZ COMMENT VOTRE CORPS VA RÉAGIR EN REPRENANT DES FORCES!

CAR, DANS LES ACTIVITÉS PHYSIQUES, ON GASPILLE SOUVENT BEAUCOUP D'ÉNERGIE NERVEUSE AVEC LES MOTS, LA COMMUNICATION D'UN INDIVIDU À L'AUTRE; ET CETTE DÉPERDITION D'ÉNERGIE SE LOCALISE AU NIVEAU DES VERTÈBRES CERVICALES SUPÉRIEURES, ET DANS LE COU, ENTRE LES ÉPAULES, ET DANS LA TÊTE.

DANS LES EXERCICES EN GÉNÉRAL, APPLIQUEZ-VOUS À CES MOUVEMENTS CIRCULAIRES DE LA TÊTE, EN AVANT, EN ARRIÈRE, SUR LE CÔTÉ. ET AVEC L'EAU QUE VOUS BOIREZ, VOUS RECHARGEREZ LES BATTERIES DE VOTRE CORPS PHYSIQUE!» (Lecture 1554-4)

Le meilleur exercice, bien sûr, c'est la marche à pied. C'est Cayce qui le dit:

«ET LE PLUS POSSIBLE AU GRAND AIR! PAS TANT LA COURSE QU'UNE ACTIVITÉ SUFFISANTE POUR EMPÊCHER LES TOXINES ET

---

[1]. Exercice préféré de Cayce: trois rotations de la tête et du cou, dans tous les sens. (N.D.L.T.)

DÉCHETS, C'EST-À-DIRE TOUT CE QUI A ÉTÉ USÉ PAR L'ORGANISME, DE S'INSTALLER EN ENCRASSANT LES ORGANES ! »
(Lecture 4633-1)

« Et pourquoi "LE PLUS POSSIBLE AU GRAND AIR" ? »

« L'ENTITÉ DEVRAIT S'INTÉRESSER DE PRÈS À TOUT CE QUI EST ACTIVITÉ AU GRAND AIR – C'EST LE MEILLEUR MOYEN DE RESTER JEUNE ! RESTER PRÈS DE LA NATURE, ÊTRE FAMILIER DES SPORTS QUI TE FONT RESPIRER, RESPIRER TON ÂME, COMME TU LE FERAIS AU COUCHER DU SOLEIL OU AU LEVER DU JOUR. ET QUELQUEFOIS ASSISTER À CE SPECTACLE (le point du jour) : C'EST AUSSI BEAU QUE LE COUCHER DU SOLEIL ! »
(Lecture 3374-1)

L'électrothérapie au service du rajeunissement

Ce qu'on appelle électricité est partout dans la nature :

« ET SACHE QUE CETTE FORCE NATURELLE QUE L'ON APPELLE L'ÉLECTRICITÉ EST LA MÊME CHOSE QUE CE QUE TU APPELLES L'ÉNERGIE CRÉATRICE DE DIEU EN ACTION ! »
(Lecture 1299-1)

Cayce avait recommandé certains appareils électriques construits de son temps, dans certaines formes de thérapie. Il avait donné des instructions pour en construire d'autres [1] (dans les lec-

---

1. Cf. les travaux sur l'électrothérapie de l'école de Nancy, dont parle Simone Brousse dans « *La Vie est énergie* », Éd. du Rocher et Press-Pocket. (N.D.L.T.)

tures 5326-1, 1480-1 et 1800-28, entr'autres). Car, disait-il, :

« TOUTE ÉNERGIE, DANS SA MANIFESTATION ET SON ACTIVITÉ, EST ÉLECTRIQUE. » (Lecture 735-1)

Le but d'un appareil d'électrothérapie est :

« DE CRÉER DES VIBRATIONS QUI AGISSENT SUR LA CIRCULATION SANGUINE ET LE SYSTÈME NERVEUX — PUISQUE LA VIE ELLE-MÊME EST DE NATURE VIBRATOIRE —, DE FAÇON À REMETTRE DE L'ORDRE DANS L'ORGANISME EN RECOORDONNANT SES VIBRATIONS. » (Lecture 4309-1)

Dans la lecture 5557-1, Cayce décrivait un système — qui a été perfectionné depuis — où les vibrations du corps étaient aussi égalisées.

« Comment soigner mon système nerveux ? »

« UTILISEZ UN IONISATEUR, ET (...) L'APPAREIL ÉLECTRIQUE QUE L'ON VOUS A CONSEILLÉ. CELA REVITALISERA COMPLÈTEMENT VOTRE SYSTÈME NERVEUX EN RECOORDONNANT LES IMPULSIONS NERVEUSES. » (Lecture 1472-2)

L'électrothérapie était conseillée par Cayce en complément d'autres traitements, pour augmenter, justement, la réceptivité de l'organisme à ces traitements. La dame n° 1016 avait la peau du visage affaissée sur le côté droit, avec une rupture du tissu cutané. Elle demanda à Cayce ce que l'on pouvait faire. Il répondit :

« UN MASSAGE AVEC UN VIBROMASSEUR ÉLECTRIQUE, SUIVI IMMÉDIATEMENT D'UN MASSAGE SUR LE COU, LE CÔTÉ DU VISAGE, LES YEUX, LES TEMPES ET L'ATTACHE DES ÉPAULES (...), AVEC UNE PRÉPARATION DONT VOICI LES INGRÉDIENTS :

1 CUILLERÉE À CAFÉ DE BEURRE DE CACAO FONDU
AUQUEL VOUS AJOUTEREZ, PENDANT QUE CELUI-CI EST ENCORE
LIQUIDE
1 CUILLERÉE À CAFÉ D'EAU DE ROSE
1 CUILLERÉE À CAFÉ DE TEINTURE DE BENJOIN.
MASSEZ LES TISSUS EN PROFONDEUR AVEC CE MÉLANGE. SES
DIVERS COMPOSÉS AGIRONT EN REVITALISANT LES TISSUS. DE
TOUTE FAÇON, CETTE RECETTE SERAIT POUR TOUT LE MONDE
EXCELLENTE, POUR NETTOYER LA PEAU ET L'ENTRETENIR!
ALORS FAITES-LE. ET À CE MOMENT-LÀ, N'OUBLIEZ PAS NON
PLUS DE GARDER UN ÉTAT D'ESPRIT CONSTRUCTIF (...), OU BIEN
MÉDITEZ, EN ESSAYANT DE VISUALISER LA RECONSTRUCTION
INTÉRIEURE, LA RECOORDINATION DE VOS FORCES PRO-
FONDES, DE VOS ÉNERGIES VIBRATOIRES, À LA FOIS DANS
VOTRE MENTAL ET DANS VOTRE PHYSIQUE. CELA CONTRIBUERA
AU SUCCÈS MATÉRIEL DU TRAITEMENT!» **(Lecture 1016-1)**

La métallothérapie

Cayce parlait aussi beaucoup de l'or et de l'argent

«QUI, EMPLOYÉS COMME IL CONVIENT, PEUVENT DOUBLER LA
DURÉE D'UNE VIE». (Lecture 120-5)
Il faudra encore des recherches pour comprendre exactement ce qu'il entendait par: «EMPLOYÉS COMME IL CONVIENT[1]». Sans oublier l'effet

---

1. Cependant, nous utilisons avec succès en France l'or et l'argent en homéopathie (*Aurum metallicum et Argentum*), ainsi qu'en oligo-éléments. Le port de bijoux d'or et d'argent est également une thérapeutique. Voir dans «*Le Guide de l'Anticonsommateur*», Éd. Seghers-Laffont, p. 41, la décoction d'or. (N.D.L.T.)

relaxant du «matelas d'argent» (ou d'or), qui apaise les inquiétudes de certains:

«COMBIEN ON TROUVE PEU D'HOMMES QU'UNE POIGNÉE DE DOLLARS NE CALME PAS! NE GUÉRIT PAS AFFECTIVEMENT (...) ET, AU MOINS, NE SÉCURISE PAS! DOMMAGE QUE LA CONNAISSANCE DE LA FORCE SPIRITUELLE CONTENUE DANS L'ESSENCE DE L'ARGENT, ET QUE L'ON APPLIQUE AUX SOINS DU CORPS PHYSIQUE, NE SOIT PAS EMPLOYÉE D'UNE MANIÈRE SPIRITUELLE, POUR AMENER D'EFFICACES RÉSULTATS SPIRITUELS! L'ESSENCE DE L'OR, C'EST LE RENOUVELLEMENT, EN GÉNÉRAL; TANDIS QUE L'ARGENT, C'EST PLUS SPÉCIALEMENT CELLE DE LA «CORDE D'ARGENT»: UN RENOUVELLEMENT DES ÉNERGIES VITALES PROFONDES DU SYSTÈME NERVEUX ET DU CERVEAU. C'EST ÉGALEMENT LE RENOUVELLEMENT DES SÉCRÉTIONS DES GLANDES ENDOCRINES.» (Lecture 381-27)

Heureusement, les médecines actuelles commencent à redécouvrir la métallothérapie, plus particulièrement celle de l'or. Par exemple, à l'Université de Georgetown à Washington DC, on a utilisé la feuille d'or pour guérir les ulcères, les brûlures, les escarres, les blessures ouvertes. Résultats miraculeux!
Il faudrait y songer davantage pour guérir les ravages de l'alcoolisme:

«DE NOMBREUSES MALADIES PROVIENNENT DE L'ABUS DE L'ALCOOL. CERTAINS TISSUS DE L'ORGANISME PROFOND ONT ÉTÉ DÉTRUITS, PARFOIS DANS LES ORGANES PRODUCTEURS DE CELLULES, OU MÊME DANS LE CERVEAU OU AILLEURS. DANS CES CAS-LÀ, L'OR ET L'ARGENT SONT EXCELLENTS, CAR ILS PEUVENT RÉGÉNÉRER L'ORGANISME.» (Lecture 1800-6)

Le meilleur élixir de jouvence :
le repos !

Les chercheurs ont finalements trouvé que le plus important facteur de rajeunissement était la relaxation. Les appareils, électriques ou mécaniques, qui apportent cette relaxation sont recommandés :

« ILS APPORTENT UN REPOS AUX GENS FATIGUÉS, SURTOUT CEUX QUE LA FATIGUE A AMENÉS À DÉPENDRE DE TRANQUILLISANTS ET DE SOMNIFÈRES ; À CEUX QUI TRAVERSENT DE GRANDES PÉRIODES DE DÉPRESSION ET DE TENSION (...). CES APPAREILS LES AIDERONT À RECOORDONNER LEURS ÉNERGIES PHYSIQUE ET MENTALE AVEC LES ONDES SPIRITUELLES. » (Lecture 1800-28)

Mais :

« LORSQUE VOUS SEREZ GUÉRI, NE NÉGLIGEZ PAS CES MOMENTS DE REPOS OÙ REMONTENT DES PROFONDEURS DU CORPS CES ÉNERGIES CRÉATRICES, CES FORCES QUI LE RESTAURENT. » (Lecture 1663-1)

Avec le repos, l'électrothérapie est donc un excellent traitement d'appoint pour éviter le vieillissement :

« CAR CES APPAREILS FONT APPEL À DES ÉNERGIES NATURELLES ; LES VIBRATIONS QU'ILS CRÉENT PERMETTENT À L'ORGANISME DE SE REBRANCHER SUR LES VIBRATIONS DU MONDE EXTÉRIEUR. CELA L'AIDE À GUÉRIR ET PERMET DE RÉGULARISER LA CIRCULATION SANGUINE (...), L'ACTIVITÉ DES DIVERS ORGANES

ET GLANDES, AINSI QUE LES FONCTIONS ÉLIMINATOIRES DU CORPS. BREF, TOUT CE QUI MAINTIENT LA SANTÉ !

ET SI CETTE PERSONNE VEUT BIEN UTILISER L'APPAREIL QU'ON LUI A RECOMMANDÉ, EN L'APPLIQUANT AUX EXTRÉMITÉS DE SES MEMBRES, ELLE POURRA ALORS OBTENIR LA SANTÉ PARFAITE, OU PRESQUE, ET PRESQUE INDÉFINIMENT [1] ! »

L'importance vitale des massages

« Est-ce que c'est bon pour la tonicité des muscles faciaux de les tapoter régulièrement pour empêcher leur relâchement ? Ou bien est-ce la gymnastique faciale qui est plus efficace ? »

« TAPOTER LES TISSUS DU VISAGE EST EFFICACE. C'EST CE QU'IL Y A DE MIEUX. » (Lecture 811-4)

Il s'agit, bien entendu, d'un traitement pratiqué dans les instituts de beauté, mais que l'on peut faire soi-même tous les jours, matin et soir. Com-

---

1. Cependant la prudence s'impose dans l'usage des appareils électriques, de façon générale. Il y a des appareils plus ou moins bien conçus, à la mode, mais néfastes — ou bénéfiques pour les uns, désastreux pour les autres —... (Ne pas oublier que les prescriptions de Cayce sont toujours personnalisées !). Il y a aussi les appareils électriques ménagers ou professionnels, qui sont extrêmement néfastes pour la santé (réfrigérateurs, congélateurs, radars, etc.), comme l'ont montré les travaux du Dr Maschi, à Nice, sur la sclérose en plaques et la pollution électrique. Presque inconnue du temps de Cayce, elle est devenue aussi grave que la pollution chimique (celle dont on parle le plus), et contribue aujourd'hui, pour une part très importante, au développement des « maladies de civilisation ». (N.D.L.T.)

mencez par travailler les muscles faciaux avec quelques grimaces devant la glace! Ensuite, faites un peu de relaxation, et, enfin, tapotez le visage pour le stimuler.

Mais, avant tout, éliminer les déchets

« Comment peut-on éviter d'avoir l'air vieux? » demanda la même dame 1947.
Réponse: « (Tout vient de) LA TÊTE! »

Autrement dit, l'âge, les rides, sont la conséquence de notre état d'esprit. Une des lois de l'Univers, c'est qu'il nous arrive ce que nous désirons, ce que nous attendons. Il faut désirer garder sa jeunesse physique:

« AFIN QUE LE CORPS PUISSE SE RECONSTRUIRE, S'ÉVEILLER DANS SES TISSUS ET SES ÉNERGIES VITALES, IL FAUT LE DÉSIRER. CES ÉNERGIES ONT UN POUVOIR D'ÉLIMINATION QUI PERMET AU CORPS PHYSIQUE DE SE RENOUVELER, OU DE SE RECONSTRUIRE DE FAÇON ADÉQUATE. » (Lecture 900-21)

« SACHEZ QUE, MÊME À CETTE PÉRIODE (la vieillesse) DE L'EXPÉRIENCE VITALE DU CORPS, IL PORTE EN LUI CE QUI EST NÉCESSAIRE POUR SE RENOUVELER, SI L'ORGANISME EST NETTOYÉ DES IMPURETÉS DUES À UNE MAUVAISE ÉLIMINATION. » (Lecture 1464-1)

Observer la Nature

Cette loi universelle qui nous accorde ce que nous attendons peut jouer aussi pour la durée de la vie, c'est certain. N'est-il pas vrai que chacun a son idée sur la durée de sa vie ? Et pourquoi donc ? La Bible abonde en exemples de vieillards centenaires, dont le plus célèbre est évidemment Mathusalem — et même Moïse, dont le Deutéronome assure qu'il mourut à cent vingt ans, encore très présentable. Il avait souhaité voir la Terre Promise avant de mourir, et cela lui fut accordé, selon cette loi universelle qui peut se formuler ainsi : « Aussi, qu'il te soit fait selon ton désir ». Et donc, aussi longtemps que vous avez un but dans la vie, une motivation, rien ne devrait vous arrêter... Votre pire ennemi est vous-même, si vous court-cicuitez vos propres mécanismes physiques avec un comportement destructeur. Par exemple, Cayce répète qu'il faut vivre au grand air et respirer à pleins poumons[1]. Voulait-il par là nous encourager à regarder la Nature, à étudier ses leçons ? Chaque cellule de notre corps en a besoin, et chaque cellule, dit Cayce, contient l'Univers ! Si l'on réfléchit — ce que certains n'aiment point faire ! — on verra bien que :

---

1. Hélas, l'« American way of life », dont l'un des dogmes est l'air conditionné, transmet à tous ceux qui y vivent d'innombrables maladies dites « de civilisation » (!). Bien au contraire, notre tradition européenne était de vivre au grand air, de prendre nos repas dans le jardin ou à la terrasse du restaurant (chose inconnue en Amérique) et de marcher le plus possible (*idem*, hélas !). (N.D.L.T.)

« LA FONTAINE DE VÉRITÉ, LA FONTAINE DE VIE ÉTERNELLE, EST EN NOUS-MÊMES ! » (Lecture 1580-1)

Le problème, c'est que les besoins fondamentaux de nos cellules, de notre organisme, peuvent être mal orientés :

« CES BESOINS FONDAMENTAUX PEUVENT CHANGER. CAR, SI L'ON OBSERVE LA NATURE ET SES LOIS, ON VOIT BIEN QUE C'EST UN MONDE EN ÉTERNEL CHANGEMENT. RIEN NE RESTE IMMOBILE, MAIS SOIT AVANCE EN UTILISANT LES LOIS UNIVERSELLES À SON PROPRE NIVEAU DE DÉVELOPPEMENT, SOIT RÉGRESSE ET FINIT PAR ÊTRE REJETÉ PAR LA LOI DE LA DÉGRADATION NATURELLE. AUTREMENT DIT, TOUT CE QUI N'EST PAS EN EXPANSION, EN ACTIVITÉ, EN PROGRESSION ÉNERGÉTIQUE, FINIT PAR ÊTRE FRAPPÉ PAR LES FORCES QUE VOUS APPELEZ LA MORT. AUTREMENT DIT, LA MORT POUR RENAÎTRE : QUESTION DE MANIÈRE ET DE VOCABULAIRE ! » (Lecture 1499-1)

L'un des consultants de Cayce, Monsieur 539, était tout particulièrement

« CAPABLE DE COMPRENDRE LA BEAUTÉ DE LA NATURE DANS TOUTES SES EXPRESSIONS, QUE CE SOIT CELLE DE L'INSECTE QUI, PAR SON HUMBLE ACTIVITÉ, SE CHARGE DE NETTOYER LES LIEUX OÙ VIT L'HOMME ; OU LA BEAUTÉ DU CHANT, D'UN INSTRUMENT DE MUSIQUE, QUE CE SOIT À VENT OU À CORDES ; OU BIEN LA BEAUTÉ DE LA ROSE, CELLE DU COUCHER DE SOLEIL, CELLE DU RUISSEAU ; OU L'ÉVEIL NATUREL DE L'HOMME LORS DE SA NAISSANCE DANS UNE NOUVELLE EXPÉRIENCE DANS LA VIE MATÉRIELLE ». (Lecture 539-2)

« ET PENSEZ-VOUS QUE LA NATURE PUISSE OUBLIER LES LOIS SELON LESQUELLES ELLE S'EXPRIME ? REGARDEZ CE QUE VOUS VOYEZ AUTOUR DE VOUS, QUE CE SOIT LE GLAND, LE CHÊNE, L'AULNE, LA VIGNE, ETC. SEUL, L'HOMME EST AFFLIGÉ D'OUBLI ! » (Lecture 294-189)

Le gland contient le chêne : que diriez-vous si l'un d'eux donnait un glaïeul ?
De toutes les lois données à l'Homme pour l'aider à faire son chemin, la plus importante, la règle d'or, est certainement :

> « FAITES À AUTRUI CE QUE VOUS VOUDRIEZ QU'IL VOUS FASSE. C'EST SI SIMPLE À DIRE, ET POURTANT ÇA VA SI LOIN ! C'EST CAPITAL À TOUS LES NIVEAUX DE L'EXPÉRIENCE HUMAINE ! »
> (Lecture 2170-1)

C'est peut-être l'explication profonde des êtres qui dégagent une beauté rayonnante :

> « CAR SELON LA VÉRITABLE LOI DE L'ESPRIT, LES SEMBLABLES S'ATTIRENT. AINSI, LORSQUE L'HARMONIE ET LA GRÂCE RÈGNENT DANS LE CŒUR DE QUELQU'UN, CELA RAYONNE À L'EXTÉRIEUR ET LES AUTRES SE DEMANDENT POURQUOI CELUI-LÀ LES REND DIFFÉRENTS, MÊME SANS PARLER, ET MET TANT DE SÉRÉNITÉ AUTOUR DE LUI. C'EST LÀ QU'ON RECONNAÎT L'ACTION DE L'ESPRIT PARMI LES ENFANTS DES HOMMES. »
> (Lecture 3098-2)

La beauté, telle qu'elle est décrite dans les lectures d'Edgar Cayce, est accessible par n'importe quelle voie. On peut commencer par ravaler la façade, soigner le cheveu, adopter un régime sain et veiller à l'élimination des déchets. Il ne faudra pas non plus oublier de faire suffisamment d'exercice et ne pas négliger saunas, hammams et massages. Mais le travail intérieur sera essentiel : s'aimer, se vouloir belle et beau, comprendre la puissance de l'imagerie mentale sur votre corps physique. Et, en plus, faire appel à tout ce qui peut vous aider : couleurs et musiques qui guérissent et embellissent, etc. Vous pouvez commencer par un bout ou par l'autre, peu importe — à condition de ne pas vous noyer dans un programme de bonnes résolutions impossible à tenir. La beauté est beaucoup plus importante qu'on ne le pense et vaut bien que l'on s'impose une discipline — mais sans exagérer! C'est en fait tout un mode de vie et qui nous ramène vers la Nature et une existence en harmonie avec celle-ci.

Rappelez-vous que Cayce a recommandé de démarrer là où nous étions, avec ce que nous avions sous la main. Par exemple, votre régime alimentaire, que vous pouvez modifier aujourd'hui même! Et qu'est-ce qui vous empêche de commencer dès demain matin à prendre cette saine habitude: boire un verre d'eau tiède en se levant? Ou encore de renoncer à assaisonner votre café de crème? A méditer[1] régulièrement? Méditation dont l'effet régénérateur sur le physique commence à être prouvé!

Et n'oubliez jamais que nous ne sommes que des pèlerins, des voyageurs sur le chemin de la vie. Embellissez le monde autour de vous et en vous! La Beauté est un attribut de Dieu[2]!

---

1. Cours de méditation de l'Association « *Le Navire Argo* », BP 674-08, 75367 Paris Cedex 08.
2. Comme le dit la Kabbale, dans laquelle la Beauté, « Tiphéret », est d'essence divine. (N.D.L.T.)

RENSEIGNEMENTS PRATIQUES SUR LES PRODUITS MENTIONNÉS DANS CE LIVRE

ACIDE BORIQUE — le commander en pharmacie.

ALUN (de potasse) — sous forme de cristaux en pharmacie ou en droguerie. On peut le commander.

ARGILE VERTE — se la procurer en boutique de diététique (argile verte concassée) et argile prête à l'emploi, en tube — marque « *Pierre Cattier* ». En pharmacie, on trouve en général de l'argile prête, en poudre, ce qui revient beaucoup plus cher.

ATOMIDINE — chaque fois que Cayce a recommandé ce produit — version américaine de notre *teinture d'iode* —, c'est que son malade manquait de cet élément important. L'iode se trouve dans toutes les pharmacies françaises, suisses et belges, sous d'innombrables formes, y compris en homéopathie (iodum), oligo-éléments (Io), bains d'algues, poudre d'algues, poudre de coquilles d'huîtres, etc. Et surtout, sous forme de fruits de mer chez votre poissonnier. Et également sous une forme inconnue en Amérique, même à l'heure où j'écris : la thalassothérapie.

ALCOOL A 90º — toutes pharmacies et drogueries.

BENJOIN (TEINTURE DE) — sur commande, dans toutes les pharmacies.

BEURRE DE CACAO — sur commande chez le pharmacien ou aux adresses recommandées plus loin.

CAMPHRE — produit très important, que vous trouverez en tablette chez le droguiste, sous l'emballage «Product of China». Ça sent bon, c'est tonicardiaque et désinfectant, excellent pour tout ce qui est respiratoire. Vous pouvez faire fondre les tablettes en les chauffant dans un peu d'huile, ou un peu de vin (ou d'alcool, mais allez-y doucement!).

COCA-COLA — Cayce recommande d'en boire le sirop — introuvable en Europe, sinon additionné d'eau gazeuse (ce qui est justement fortement déconseillé par Cayce!).

CRISTAUX DE SOUDE — autre produit très important pour la vie quotidienne, que ce soit l'entretien ménager, la santé ou la beauté! Se trouve en principe chez tous les droguistes, souvent même dans les épiceries et rayons ménagers des grandes surfaces.

CURES THERMALES — aussi bien sources thermales que thalassothérapie (eau de mer), c'est l'un des meilleurs moyens qui soient de préserver ou de retrouver la beauté. Si l'auteur de ce livre, Lawrence Steinhart, ne les mentionne pas, c'est qu'en Amérique, on les ignore: ce pays est très en retard par rapport à ce qui se fait en Europe. France, Belgique, Suisse, Allemagne ont magnifiquement développé le thermalisme, et je citerai particulièrement l'Italie pour ses stations thermales consacrées à la remise en forme, non seulement générale mais encore esthétique. Particulièrement les «*Termes de Saturnia*», avec leur institut de beauté. (Adresse: Terme di Saturnia, 58050 Saturnia, province de Grosseto, tel: 0564 — 601061). L'eau thermale soufrée est le meilleur «embellisseur» qui soit: on en sort avec les cheveux plus brillants, le teint plus clair et les ongles fortifiés... C'est très, très efficace, croyez-moi!

EAUX DE FLEURS — *Eau de Rose*: produit de beauté très employé tout autour de la Méditerranée. Je l'achète dans les magasins de produits d'Afrique du Nord, entre le couscous et le henné... mais vous pouvez aussi en trouver de l'excellente en boutique de diététique, en droguerie ou en pharmacie.
Eau d'Hamamélis: toutes pharmacies, parfumeries, maisons diététiques.

EAU DE JAVEL — drogueries, épiceries, grandes surfaces.

ESSENCES — voir Huiles essentielles.

GLYCÉRINE — toutes pharmacies.

GLYCO-THYMOLINE — produit que Cayce aime beaucoup; il le cite tout le temps, le met à toutes les sauces! Ce produit, vendu en Suisse et en France en pharmacie, est présenté comme un antiseptique de la peau et des mycoses. Pas étonnant qu'il soit efficace : il contient une proportion importante d'huiles essentielles (de pin et de bouleau), du thymol (extrait de l'huile essentielle de thym), de l'eucalyptol (extrait de l'huile essentielle d'eucalyptus), du menthol (extrait de l'huile essentielle de menthe), etc. La formule actuelle mentionne le colorant E 124, en assez forte proportion, ce qui n'était sûrement pas le cas du temps de Cayce. D'où ma réserve sur le produit dans son état actuel, ce colorant E 124 (rouge) n'étant pas dépourvu de toxicité (comme l'ont démontré les travaux récents inspirés par les associations de défense du consommateur). Comme quoi on gâche les meilleurs produits...

HUILES ESSENTIELLES NATURELLES — essentielles pour la beauté et la santé. Notre auteur n'en fait guère mention, puisque c'est une denrée introuvable ou hors de prix en Amérique (je parle d'huiles essentielles naturelles à 100 %). Cela s'explique par le fait que c'est... essentiellement à Grasse, capitale mondiale de la parfumerie, et dans sa région qu'on les distille à partir des plantes aromatiques méditerranéennes et exotiques. Si la parfumerie grassoise s'est prostituée un temps avec les parfums synthétiques (dont Cayce dit qu'ils sont aussi efficaces qu'une ombre !), elle revient maintenant à la production des huiles essentielles naturelles — les seules employées par l'aromathérapie, bien entendu ! Je fabrique moi-même mon huile de massage en mélangeant des huiles essentielles de lavande, eucalyptus, romarin, thym, niaouli, pin, à une base d'huile d'olive. Chacun et chacune peut en faire autant, en y mettant la quantité d'huiles essentielles qui lui plaît, et les variétés de son choix. L'important est de choisir ce qui vous convient et d'avoir des huiles essentielles de qualité (si possible provenant de plantes bio). Je les demande à la famille Fra, lavandiculteurs, 84400 La Garde-d'Apt, dans le midi de la France, que je connais et qui sont de confiance.

HUILES DIVERSES — *Huile d'amandes douces*: pharmacie et maisons diététiques. Attention, choisir une huile bio en provenance d'amandes provençales non traitées, c'est bien meilleur.
Huile d'arachide: ne pas acheter ce qui est vendu en épicerie ou grandes surfaces; il s'agit d'huiles industrielles archi-traitées, ayant perdu toutes leurs vertus. Les acheter dans les boutiques de diététique et produits «bio» sérieuses; sinon, remplacer par huile de noix ou de noisette.
Huile de noix ou noisette: son grand avantage est d'être produite localement en France et en Suisse. Les magasins bio, les marchés locaux, les boutiques de produits régionaux et locaux en vendent d'excellentes. J'achète notamment de l'huile de noix sur les marchés de Lausanne, excellente parce que de fabrication familiale; j'en ai trouvé également en Dordogne et en Savoie — et de l'huile de noisette en Bourgogne. Ces huiles locales peuvent remplacer l'huile d'arachide dans toutes les recettes où Cayce conseille celle-ci. Car le grand principe de Cayce est de se soigner avec ce qui pousse sur le sol où l'on vit. L'arachide, typique de la Virginie, où habitait Cayce, est pour nous un

produit exotique, et qui a donc perdu ses pouvoirs pendant le voyage... L'huile de noix et l'huile de noisette locales sont donc beaucoup moins traitées industriellement que l'huile d'arachide importée ; elle sont bien plus saines à tous points de vue, pour l'usage externe et interne.

Huile de paraffine : c'est une huile minérale, extraite du pétrole. Toutes pharmacies.

Huile d'olive : la merveille des merveilles. Cayce l'a recommandée environ 500 fois par voie interne et 900 par voie externe (massages et cataplasmes). D'autant plus merveilleuse qu'elle est bien de chez nous... Nous sommes, au sud de la Loire, la civilisation de l'olivier (et que dire de nos voisins italiens !). La choisir vierge, de première pression à froid. Il y a d'excellentes marques dans le midi de la France, dont la qualité correspond en tous points à ce que recommandait Cayce (production agrobiologique). De préférence : huile d'olive corse, huile d'olive des moulins locaux de la région de Nice, etc. Bons magasins d'alimentation et de diététique, et marchés locaux.

Huile de ricin : le ricin est un petit arbuste (ravissant !), tropical et subtropical (c'est-à-dire méditerranéen aussi). Il pousse dans les jardins du Midi. Malheureusement, aucun pharmacien de France, de Navarre ou de Suisse n'a réussi à me procurer de l'huile de ricin bio, non traitée, non désodorisée, non expurgée de ses principes guérisseurs... A Virginia Beach, il y en avait pour le public de la Fondation Cayce. Alors la faire venir de là-bas ? Trop cher. Et puis Cayce préfère qu'on utilise les produits de chez soi. J'ai fini par prendre le parti d'utiliser l'huile de ricin codex, c'est-à-dire ordinaire du pharmacien. Elle est plus claire que celle de Virginia Beach, puisque le « Codex » a cru bon de l'épurer, hélas ! mais enfin cela marche tout de même : j'ai eu de bons résultats avec (mais moins rapides qu'à « la Beach » évidemment !). Une solution meilleure : l'huile de ricin à usage vétérinaire, — si votre pharmacien peut vous en trouver !

KAKI — voir PLAQUEMINIER DU JAPON

LANOLINE — corps gras extrait de la laine de mouton ; se trouve dans toutes les pharmacies. Devient liquide à la chaleur.

LISTÉRINE — antiseptique en vente aux U.S.A., que recommandait Cayce : il est à base d'alcool, de thymol, d'eucalyptol, de salicylate de méthyle, de menthol et d'acide benzoïque, composition donc très proche de la Glyco-Thymoline mentionnée plus haut. L'un comme l'autre sont des versions américaines des vieilles formules de la pharmacopée d'Europe : le Baume du Commandeur, l'Eau d'Arquebusade, le Vinaigre des quatre voleurs (j'en donne la composition dans « *Le Guide de l'anticonsommateur* », Éd. Seghers-Laffont, p. 53), ou l'Élixir du Suédois, populaire en Belgique, Hollande, Suisse, Autriche. La listérine peut être remplacée par les antiseptiques usuels que l'on trouve en pharmacie (Synthol, Lactacyd) ou en boutique de diététique (Dermarome, Tegrome, etc.).

PÉTROLE — en pharmacie. On vend de très bons shampoings au pétrole.

PLAQUEMINIER DU JAPON parfois dit KAKILIER — (famille des Aurantiées ou Ébenacées). Arbre très décoratif acclimaté chez nous dans le Midi. Son fruit est appelé kaki et apparaît de plus en plus souvent sur nos marchés. J'en ai fait des confitures lorsque j'avais un plaqueminier dans mon jardin, au Maroc. Le kaki ressemble à une petite tomate et est considéré comme médicinal dans la pharmacopée chinoise (affections des voies urinaires, de l'intestin, des voies respiratoires; pour la peau : astringent, antihémorragique). Il pousse en Virginie, c'est pourquoi Cayce en parle.

POMME DE TERRE — on oublie que la tubercule popularisée chez nous par Parmentier est aussi une plante médicinale ! Si la pomme de terre n'était pas indigène, elle l'est devenue. Cayce recommandait très souvent les épluchures de pommes de terre (voir « *L'Univers d'Edgar Cayce* », Tome I, Éd. R. Laffont, et « *Les Remèdes d'Edgar Cayce* », Éd. du Rocher). Attention, n'utilisez pas de pommes de terre badigeonnées de produits chimiques. Préférez absolument les pommes de terre bio (Bretagne, île de Ré et marchés locaux dans toute la France).

SAFRAN — jaune — en herboristerie —. Mais lorsque Cayce parle du « American saffron », c'est une autre espèce, que nous n'avons pas en Europe.

SAVON — Cayce recommande pour le visage l'emploi du savon blanc ordinaire. Celui-ci était appelé en Amérique « Castile soap », parce que les Américains l'importaient d'Espagne où il était fabriqué à l'huile d'olive (exactement comme chez nous à Marseille). Pour rester fidèle à l'esprit de Cayce, choisissez des savons de toilette à l'huile d'olive, de fabrication artisanale (toutes les boutiques de produits locaux, les parfumeries, les magasins de diététique, et même les pharmacies). Ce qui correspond le mieux aux recommandations de Cayce, ce sont les savons doux à l'huile d'olive fabriqués par les artisans de Provence.

SEL DE CUISINE — (chlorure de sodium) Il y a sel et sel. Le meilleur, au point de vue diététique, est le gros sel gris récolté à ciel ouvert dans les salines de la côte Atlantique (sel de Guérande, sel de l'île de Ré) et du Midi. Ce gros sel gris contient des substances comme le magnésium, l'iode, qui sont protectrices de la santé. En le raffinant, on élimine ces éléments, baptisés à tort « impuretés ». Il devient blanc — mais appauvri de ses oligo-éléments marins.

SHAMPOING AU GOUDRON — voir pharmacies et boutiques de diététique. Le plus proche de ce qu'a recommandé Cayce est le shampoing à l'huile de cade (genévrier).

SON (FARINE DE) — boutiques de diététique.

SOUFRE — pharmacies, drogueries.

TANIN — (ou acide gallo-tannique), en pharmacie.

TEINTURE DE MYRRHE — en pharmacie spécialisée dans l'homéopathie et l'herboristerie, herboristeries.

TEINTURE D'IODE — voir ce qui est dit plus haut à « ATOMIDINE ».

TÉRÉBENTHINE — (essence de) : la choisir naturelle, en herboristerie, pharmacie homéopathique ou boutique de produits bio. Elle est extraite du pin.

VASELINE — huile minérale, en pharmacie.

MES ADRESSES DE BEAUTÉ
par Dorothée Koechlin de Bizemont

Voici quelques adresses sûres de produits que j'utilise personnellement, et parfois depuis des années, et créés par des gens dont je connais le sérieux :

Huiles essentielles bio et eaux de fleurs

Famille Fra, lavandiculteurs, 84400 LA GARDE D'APT (cultivent la lavande en montagne, mais récoltent, extraient et vendent d'autres huiles essentielles (pin, thym, romarin, sauge, etc.). tél. : 90.75.00.46.

Bons produits pour gens pressés

(Si on n'a pas le temps de les faire soi-même. Mais c'est bien utile ! Shampoings, crèmes anti-rides, masques, démaquillants, etc.) :
La vie naturelle
– Jean-Pierre Régnier, 101, rue du Bac, 75007 PARIS, tél. : (1) 45.48.90.58. Vend d'excellents produits de beauté fabriqués par des artisans.
– La marque *WELEDA,* 9, rue Eugène-Young, 68330 HUNINGUE, fabrique d'excellents produits à partir de plantes cultivées en bio.
– Les laboratoires *VIOLET,* 28, rue de Châteaudun, 75008 PARIS, font eux aussi, quelques très bons produits de beauté et de santé.

En Suisse : Sylvie Pollien à LAUSANNE.
En Italie : produits « Saturnia », (Terme di Saturnia, 58056 SATURNIA, province de Grosseto, tél. : 0564/601061, ITALIE).

Cures thermales

1) En France, voir l'excellent guide de Philippe Lauce :
« *Le Thermalisme pratique* » et « *Le Guide de la Thalassothérapie* », Éditions Philippe Lauce, 26, rue Montpensier, 75001 PARIS, tél. : (1) 40.15.95.95.
2) En Italie, j'ai pratiqué les « *Terme di Saturnia* », spécialisées dans tous les problèmes de beauté, à tous les niveaux. C'est sensationnel !

TABLE DES MATIÈRES

AVANT-PROPOS DE LA TRADUCTRICE À SES LECTEURS ET LECTRICES FRANÇAIS ET FRANCOPHONES 11
PRÉFACE 16
INTRODUCTION DE L'AUTEUR POUR LA PREMIÈRE ÉDITION (1973) 19
REMERCIEMENTS 24
NOTE DE L'AUTEUR POUR L'ÉDITION DE 1988 (quinze ans après)......................... 25
AVERTISSEMENT 36
QUI ÉTAIT EDGAR CAYCE? 37

Ire PARTIE : L'APPARENCE PHYSIQUE

Chapitre 1 : UN VISAGE RADIEUX 47
Si vous devez vous maquiller, maquillez-vous !

Chapitre 2 : LA BEAUTÉ OFFERTE AUX REGARDS 52
Comment soigner votre peau. Le savon. Démaquillants et nettoyants. Lotions rafraîchissantes, astringentes et toniques. Une merveille : les huiles ! Les masques de beauté. Attention aux bains de soleil !

Chapitre 3 : LES REMÈDES DE CAYCE POUR
LA PEAU 72
Acné, psoriasis et herpès. Points noirs.
Taches de rousseur et taches de son.
Les marques de naissance. Les verrues. Grains de beauté, nævus, paillomes, taches de vieillesse, etc. Cicatrices. Résumé.

Chapitre 4 : VOS ATOUTS : YEUX, DENTS,
MAINS ET PIEDS, ONGLES... 109
Les yeux. Les dents. Les mains et les
ongles. Les pieds. Résumé.

Chapitre 5 : LA GLOIRE D'UNE BELLE CHEVELURE 148
L'importance de la chevelure. Le cheveu triste... et le cheveu qui tombe.
Les shampoings. Cheveux secs, cheveux gras, pellicules. Sus aux poils
superflus. Faut-il se teindre les cheveux ? Résumé.

IIe PARTIE :
SOIGNER LE TERRAIN EN PROFONDEUR

Chapitre 6 : LA BEAUTÉ DANS VOTRE ASSIETTE 169
Le point de vue de Cayce. Vive notre
mère l'eau. Les mélanges explosifs.
Le petit déjeuner « anglais » : une
hérésie alimentaire. La vertu des laitues... et la pêche des tomates ! Des
légumes de saison et de chez nous.
Cayce ne fut jamais un passionné de
viande rouge... Fritures et graisses
cuites : le désastre ! Alors, quel est le

meilleur mode de cuisson ? Il y a casserole et casserole ! Alors, faut-il être végétarien ? Les aliments-remèdes de Cayce. Parmi les aliments nuisibles : les boissons gazeuses. L'équilibre acidité-alcalinité (pH). Et vive le jus de la treille. Comment maigrir ? Les vitamines. Le dessert de la momie.

Chapitre 7 : L'IMPORTANT, C'EST DE BOUGER   202
Un stimulant indispensable. Les exercices de base recommandés par Cayce. Choisir le sport qui convient à votre genre de beauté. Les exercices respiratoires : attention aux apprentis sorciers !

Chapitre 8 : COMMENT SE REMETTRE EN FORME : MASSAGES, BAINS, CATAPLASMES..   218
Massages. Avec quoi masser ? Quelques recettes. Les bains. Les cataplasmes.

Chapitre 9 : PAS DE BEAUTÉ NI DE SANTÉ SANS ÉLIMINATION DES TOXINES   246
Se désintoxiquer en profondeur : appendicites, allergies, artériosclérose, arthrite, calvitie, laryngite, mauvaise haleine, migraine, teint brouillé, vertige. La désintoxication par le yaourt et les ferments lactiques : toxémie, troubles de l'assimilation et mauvaise évacuation digestive, asthme, cancer, tuberculose, paresse intestinale, diabète, anémie. La cure de pommes et autres fruits. Les lavements. Les laxatifs. L'élimination des

toxines autrement que par les voies intestinales.

IIIe PARTIE : GUÉRIR L'ÊTRE HUMAIN TOUT ENTIER

Chapitre 10 : LA RÉINCARNATION 273
Une façon de comprendre la théorie de l'évolution. Comment se fait-il que nous ayons perdu la mémoire ? Le but de la réincarnation. Nous nous réincarnons depuis l'Égypte ancienne. Se réincarner en homme ou en femme ? La nouvelle race d'hommes et l'Age du Verseau.

Chapitre 11 : RAJEUNIR SES IDÉES 284
Mais voyons, tout est dans la tête ! Apprendre à contrôler nos mécanismes physiques. La force — et la faiblesse — de l'habitude. L'influence des émotions négatives sur la santé et la beauté. La colère est un poison. La peur, mère de tous les vices. Le ressentiment détraque l'estomac. Se faire du souci peut vous tuer. Le crime de base : l'égoïsme. Aimez, ça embellit.

Chapitre 12 : SAVOIR UTILISER LES VIBRATIONS BÉNÉFIQUES 308
La musique. Guérir par la musique. La couleur des fleurs. L'influence de la couleur sur la créativité et la santé. Interpréter la couleur de votre aura. L'importance des parfums.

L'influence secrète des pierres précieuses. Le retour de l'astrologie. Les séjours planétaires. Ne jamais désespérer : il y a des protecteurs invisibles, toujours prêts à vous aider !

Chapitre 13 : LES RÊVES...................... 338
L'école de la nuit : le rêve sonnette d'alarme de la santé. Le sommeil est un médicament. Comment interpréter les rêves. Quelques lois générales. La mort dans les rêves. L'eau. Correspondance entre la symbolique des rêves et l'astrologie. Les moyens de transport. La maison. Les animaux. Les différentes parties du corps humain. Conseils pratiques.

Chapitre 14 : OUI, ON PEUT RAJEUNIR ! 357
Les lectures de Cayce et les recherches scientifiques actuelles. Régime alimentaire d'abord ! Hygiène et exercices : toujours indispensables ! L'électrothérapie au service du rajeunissement. La métallothérapie. Le meilleur élixir de jouvence : le repos ! L'importance vitale des massages. Avant tout, éliminer les déchets. Observer la nature.

RENSEIGNEMENTS PRATIQUES 377

MES ADRESSES DE BEAUTÉ....................... 387

Cet ouvrage a été réalisé par la
SOCIÉTÉ NOUVELLE FIRMIN-DIDOT
Mesnil-sur-l'Estrée
pour le compte des Éditions du Rocher
en février 1995

Éditions du Rocher
28, rue Comte-Félix-Gastaldi
Monaco

Imprimé en France
Dépôt légal : février 1990
CNE section commerce et industrie Monaco : 19023
N° d'impression : 28910